# 临床妇产科疾病诊断与治疗

张同梅　张保霞　汪浩　王海霞　胡美荣　王兆红◎主编

吉林科学技术出版社

**图书在版编目（CIP）数据**

临床妇产科疾病诊断与治疗 / 张同梅等主编. -- 长春：吉林科学技术出版社，2022.4

ISBN 978-7-5578-9256-2

Ⅰ．①临… Ⅱ．①张… Ⅲ．①妇产科病－诊疗 Ⅳ．①R71

中国版本图书馆 CIP 数据核字（2022）第 091576 号

# 临床妇产科疾病诊断与治疗

| | | |
|---|---|---|
| 主　　编 | 张同梅等 | |
| 出 版 人 | 宛　霞 | |
| 责任编辑 | 刘建民 | |
| 封面设计 | 济南皓麒信息技术有限公司 | |
| 制　　版 | 济南皓麒信息技术有限公司 | |
| 幅面尺寸 | 185mm×260mm | |
| 字　　数 | 305 千字 | |
| 印　　张 | 12.75 | |
| 印　　数 | 1-1500 册 | |
| 版　　次 | 2022年4月第1版 | |
| 印　　次 | 2023年3月第1次印刷 | |

| | |
|---|---|
| 出　　版 | 吉林科学技术出版社 |
| 发　　行 | 吉林科学技术出版社 |
| 地　　址 | 长春市福祉大路5788号 |
| 邮　　编 | 130118 |
| 发行部电话/传真 | 0431-81629529 81629530 81629531 |
| | 81629532 81629533 81629534 |
| 储运部电话 | 0431-86059116 |
| 编辑部电话 | 0431-81629518 |
| 印　　刷 | 三河市嵩川印刷有限公司 |

| | |
|---|---|
| 书　　号 | ISBN 978-7-5578-9256-2 |
| 定　　价 | 98.00元 |

# 编 委 会

主　编　张同梅（山东省枣庄市中医医院〈北京中医药
　　　　　　　　大学枣庄医院〉）
　　　　张保霞（冠县新华医院）
　　　　汪　浩（滕州市妇幼保健院）
　　　　王海霞（临朐县人民医院）
　　　　胡美荣（昌乐县妇幼保健院）
　　　　王兆红（冠县清泉街道办事处社区卫生服务中心）

# 目　　录

# 第一章　生殖系统炎症

## 第一节　外阴及阴道炎

外阴炎主要指外阴的皮肤与黏膜的炎症。女性外阴皮肤比较薄,外阴部暴露于外,又与阴道、尿道、肛门毗邻,经常受阴道分泌物、月经血、尿液和粪便的刺激,使外阴比较湿润,容易感染产生炎症。各种病原微生物如病毒、细菌、真菌、原虫等都可以引起女性外阴的炎症。婴幼儿和老年人由于生理上的特点,外阴部也容易产生炎性变化。

### 一、非特异性外阴炎

由一般化脓性细菌引起的外阴炎称为非特异性外阴炎,多为混合性细菌感染,常见的病原菌有金黄色葡萄球菌、乙型溶血性链球菌、大肠杆菌、变形杆菌、厌氧菌等。临床上可分为单纯性外阴炎、毛囊炎、外阴脓疱病、外阴疖病、蜂窝织炎及汗腺炎等。

#### (一)单纯性外阴炎

单纯性外阴炎症是指外阴部皮肤在各种致病因子的作用下,外阴部皮肤黏膜组织发生的非特异性炎症。

1.病因

主要的致病因素是单纯的细菌感染。常见的细菌有大肠杆菌、类白喉杆菌、金黄色葡萄球菌和溶血性链球菌。宫颈或阴道发炎时,阴道分泌物流出,刺激外阴可引起外阴炎;穿着透气性差的化纤内裤,外阴皮肤经常湿润或糖尿病、尿瘘、粪瘘患者外阴长期被尿液、大便浸渍均可继发感染而导致外阴炎。

2.临床表现

炎症多发生于小阴唇内、外侧及大阴唇,甚至整个外阴部,急性期主要表现为外阴充血、水肿、糜烂,患者有灼热感、疼痛、瘙痒、行走困难等,严重者可以发生湿疹、溃疡或脓疱,甚至蜂窝织炎,有时可伴有腹股沟深淋巴结肿大、压痛。慢性患者,由于长期刺激,可出现皮肤增厚、粗糙、皲裂,有时呈苔藓化或色素减退。

3.治疗

(1)去除病因:急性期应卧床休息,避免性生活,停用引起外阴部激惹的外用药品,积极治疗宫颈炎、阴道炎;保持外阴部的清洁、干燥,改穿棉质透气的内裤;有尿瘘或粪瘘的患者行修补术;糖尿病尿液引起的外阴炎则应治疗糖尿病。

（2）局部治疗：1：5000 高锰酸钾溶液坐浴，每次 15～30min，每日 2～3 次。坐浴后局部涂金霉素或 1％硫酸新霉素软膏或可的松软膏等。

（3）物理疗法：非特异性外阴炎可用物理治疗，如红外线疗法，急性期控制后隔日照射 1 次，直至痊愈；超短波疗法，无热量每次 5～6min，每日 1 次，炎症逐渐控制后可改用微热量，每日 1 次，每次 5～8min；微波治疗，每次 5～10min，每日或隔日 1 次。对亚急性或慢性采用超短波治疗，隔日 1 次；红外线疗法，每次 20～30min，每日 1 次，8～12 次为一疗程。同时行 1：5000高锰酸钾液坐浴，水温 40℃左右，每次 15～30min，5～10 次为一疗程，均有一定的疗效。

### （二）外阴毛囊炎

1.病因

外阴毛囊炎为细菌侵犯毛囊及其所属皮脂腺引起的急性化脓性感染。病原体为金黄色葡萄球菌、表皮葡萄球菌及白色葡萄球菌。多见于手术前备皮之后。当全身免疫力下降，外阴局部不洁或肥胖表皮摩擦受损均可诱发此病。

2.临床表现

毛囊口周围红肿、疼痛，毛囊口有白色脓头，中央有毛发通过。脓头逐渐增大，呈锥形隆起，数日后结节中央组织坏死变软，出现黄色小脓栓，再过数日脓栓脱落，排出脓液，炎症逐渐消退，但常反复发作。

3.治疗

（1）保持外阴清洁，勤换内裤，勤洗外阴，避免进食辛辣食物或饮酒。

（2）病变较广泛时，可口服头孢类、大环内酯类抗生素。已有脓疱者，可用消毒针刺破，并局部涂 1％新霉素软膏或 2％的莫匹罗星软膏，亦可涂 2％的碘酊或 1％的甲紫。

### （三）外阴疖病

1.病因

外阴疖病由金黄色葡萄球菌或白色葡萄球菌引起。

2.临床表现

开始时毛囊口周围皮肤轻度充血，逐渐形成高于周围皮肤的紫红色硬结，皮肤表面紧张，有压痛，硬结边缘不清楚，称为外阴疖病，常伴腹股沟淋巴结肿大，以后疖肿中央变软，表面皮肤变薄，并有波动感，继而中央顶端出现黄白色点，不久溃破，脓液排出后，疼痛减轻，红肿消失，逐渐愈合。

3.治疗

保持外阴清洁，早期用 1：5000 高锰酸钾溶液坐浴后涂敷抗生素软膏，以促使炎症消散或局限化，亦可用红外线照射以促使疖肿软化。有明显炎症或发热者应口服抗生素，有人主张用青霉素 10 万～40 万 U 加入 0.5％普鲁卡因 10～20mL 做封闭治疗，封闭时应在疖边缘外 2～3cm 处注射。当疖肿变软，有波动感时，应切开引流。切口要适当大，以便脓液及坏死组织能顺利排出。但切忌挤压，以免炎症扩散。

### (四)外阴急性蜂窝织炎

**1.病因**

外阴急性蜂窝织炎为外阴皮下、筋膜下肌间隙或深部蜂窝组织的一种急性弥散性炎症。致病菌以溶血性链球菌为主,其次为金黄色葡萄球菌及厌氧菌。炎症由皮肤或软组织损伤引起。

**2.临床表现**

特点是病变不易局限化,迅速扩散,与正常组织无明显边界。浅部的急性蜂窝织炎局部明显红肿、剧痛,并向四周扩大,病变中央常因缺血坏死。深部的蜂窝织炎,局部红肿不明显,只有局部水肿和深部压痛,疼痛较轻,但病情较严重,有高热、寒战、头痛、全身乏力、白细胞计数升高,压迫局部有捻发音。蜂窝组织和筋膜有坏死,以后可有进行性皮肤坏死,脓液恶臭。

**3.治疗**

早期采用头孢类或青霉素类抗生素口服或静滴。局部可采用热敷或中药外敷,若不能控制,应作广泛多处切开引流(切忌过早引流),切除坏死组织,伤口用3%过氧化氢溶液冲洗和湿敷。

### (五)外阴汗腺炎

**1.病因**

常见病原菌是金黄色葡萄球菌、大肠杆菌、链球菌、变形杆菌、假单胞菌等。多发生于青春期后和生育年龄的患者,外阴部汗腺分泌旺盛,分泌物黏稠,加上致病菌的感染,使腺管堵塞,导致外阴汗腺炎。有痤疮的患者容易罹患本症,且常反复发作。

**2.临床表现**

外阴部有多个有压痛的红色肿块,以后软化,化脓后会穿破。如果未经治疗或治疗不彻底,会继续感染、发作。表现为在原处或其他好发部位,每隔一段时间就出现相同的感染,严重时会形成窦道或瘢痕。

**3.治疗**

保持外阴清洁,教育子女了解外阴清洁的重要性,避免穿尼龙内裤。早期治疗可用1:5000高锰酸钾溶液温热坐浴,每日2～3次。外阴清洁保持干爽,严重时口服或肌内注射抗生素,形成脓疱时切开排脓。反复感染有瘢痕或窦道形成的病例,可以考虑切除瘢痕或窦道。

## 二、念珠菌性外阴炎

念珠菌性外阴炎是指念珠菌在女性外阴部生长、繁殖并引起外阴的皮肤产生的炎症。既往将这类疾病都称为霉菌性外阴炎,但这类病原菌的新名称是真菌,故使用真菌性外阴炎或念珠菌性外阴炎较合适。

### (一)病因

病原菌基本上都是寄居于阴道或肠道内的白色念珠菌或光滑念珠菌,外阴的病变与阴道的病变常常同时存在,所以经常称为外阴阴道念珠菌病。

### (二)临床表现

念珠菌性外阴炎的最常见症状是白带增多,外阴及阴道内有烧灼感,伴有严重的瘙痒以及性交疼痛。体格检查时发现外阴皮肤湿润,常常有抓痕,并有成群存在的小丘疹、水疱或湿疹样糜烂。皮损多见于大阴唇之间及阴蒂部,个别患者有溃疡形成。患者的瘙痒症状往往比较严重,影响工作和睡眠,有时亦可伴有尿频、尿痛等症状。

### (三)诊断

将白带在显微镜下进行检查,发现真菌孢子和假菌丝即可确诊。对可疑病例,应行真菌培养。

### (四)治疗

外阴单纯的真菌感染以局部治疗为主。口服咪唑类抗真菌药效果较好。局部可使用达克宁霜或1%甲紫外涂。合并有念珠菌性阴道炎的患者主要应治疗阴道炎。久治不愈者,应检查血糖以排除糖尿病。

## 三、婴幼儿外阴炎

### (一)病因

婴幼儿外阴皮肤特别嫩、薄,自我防护功能不健全,且常有尿液浸泡,加上护理不当,很容易感染,产生婴幼儿外阴炎。最常见的细菌是化脓性球菌、链球菌、大肠杆菌、白喉杆菌以及淋球菌、念珠菌、滴虫或蛲虫等,常通过母亲或其他护理人员的手、衣物、浴盆、浴巾等传播;亦可由于卫生习惯不良,外阴不洁或外阴部因蛲虫引起瘙痒而抓伤等导致侵入而发生炎症。

### (二)临床表现

主要表现为患儿外阴部皮肤红肿、疼痛、瘙痒,分泌物较多,致使婴幼儿烦躁不安及哭闹。检查可见外阴、阴蒂部红肿,尿道口或阴道口充血、水肿或破溃,严重时可致小阴唇粘连,因阴唇粘连覆盖尿道口,尿液由粘连部上方或下方裂隙排出,婴幼儿排尿时因尿液刺激致使疼痛加重而哭闹。如果检查不仔细,会误诊为泌尿生殖道畸形。用棉签取分泌物作涂片和细菌培养有助于诊断。

### (三)治疗

(1)注意卫生,不穿开裆裤,减少外阴受污染机会。婴幼儿大小便后要清洗外阴,避免使用刺激性强的肥皂。外阴清洁后可局部采用婴儿浴粉或氧化锌(锌氧粉),以保持外阴干燥。

(2)清水清洗外阴后,局部使用抗生素软膏或眼膏涂抹。对于年龄稍大的幼儿,可以使用1:10 000的高锰酸钾稀释液坐浴。要注意幼儿外阴部皮肤非常薄嫩,所以高锰酸钾溶液要非常淡,并向家属交代,配制时一定要在所有高锰酸钾颗粒全部溶解后方可坐浴,以免高浓度的药液或未完全溶解的高锰酸钾颗粒灼伤皮肤,坐浴后擦干外阴,可选用下列药物涂敷:40%的紫草油纱布;炉甘石洗剂;15%的氧化锌;瘙痒明显者可用10%氢化可的松软膏。

(3)阴唇粘连时,使用碘伏消毒后,可用两大拇指将两侧阴唇向外、向下轻轻按压促使粘连分离。分离后的创面每日涂擦40%的紫草油或凡士林软膏,以免再度粘连,直至上皮完全长好为止。如果粘连比较紧,难以分离的话,可以局部使用雌激素软膏(倍美力软膏),涂抹10~14d,使局部上皮增生,粘连会自行分离。一般不主张使用手术分离,因为手术所导致的创伤,可以使局部再次发生粘连。如长期不愈合可换用抗生素软膏涂抹。

## 四、老年性阴道炎

### (一)病因

老年性阴道炎常见于绝经前、后的妇女。老年妇女由于卵巢功能衰竭,雌激素水平降低,阴道壁的弹性组织减少,阴道黏膜萎缩变薄,阴道上皮内糖原含量减少,阴道内 pH 值上升,呈碱性,免疫力弱,杀灭病原菌的能力降低,加之血供不足,当受到刺激或被损伤时,毛细血管容易被破坏,出现阴道不规则点状出血,如细菌侵入繁殖,可引起老年性阴道炎;此外,不注意外阴的清洁卫生,性生活频繁,营养不良,尤以维生素 $B_2$ 缺乏等也易患此病。

### (二)临床表现

绝经前、后阴道分泌物增多,分泌物常呈水样,由于感染的病原菌不同,分泌物可呈泡沫状、脓性,也可带有血性。患者可有下腹坠胀不适及阴道灼热感,外阴瘙痒、灼热感。炎症侵犯尿道时,可伴有尿频、排尿痛等泌尿系统症状,患者常因这些症状前来就诊。

妇科检查可见阴道黏膜萎缩,皱襞消失,上皮菲薄,阴道黏膜充血,有点状出血,严重时形成表浅溃疡。分泌物呈水样,脓性有臭味,如不及早治疗,若溃疡面相互粘连,阴道检查分离时可引起出血,粘连严重时可导致阴道闭锁。部分阴道闭锁致分泌物引流不畅,形成阴道或宫腔积脓。长期炎性刺激时可引起阴道黏膜结缔组织纤维化,致使阴道狭窄。

### (三)诊断

根据临床表现老年性阴道炎不难诊断,但必须除外滴虫性阴道炎或念珠菌性阴道炎。妇科检查阴道红肿、溃烂者须警惕子宫恶性肿瘤及阴道癌的存在,可作局部刮片或活体组织检查以明确诊断。

### (四)治疗

原则上应提高机体及阴道的免疫力,抑制细菌的生长。

**1.冲洗阴道**

保持外阴清洁和干燥,分泌物多时可用 1％乳酸或 0.5％醋酸或 1：5000 高锰酸钾溶液坐浴或冲洗阴道,每日 1 次以抑制细菌的繁殖。

**2.雌激素制剂全身给药**

维尼安(尼尔雌醇),每半个月 2.5～5mg 口服;倍美力(妊马雌酮),每日 0.625mg 口服;补佳乐(戊酸雌二醇),每日 1～2mg 口服;克龄蒙(每片含戊酸雌二醇 2mg,醋酸环丙孕酮 1mg),每日 1 片;诺更宁(每片含雌二醇 2mg,醋酸炔诺酮 1mg),每日 1 片。以上药物可任意选用一种。需注意在用此类药前须检查乳腺及子宫内膜,如有乳腺增生乳腺癌、子宫内膜增生或癌者禁用。

**3.雌激素制剂阴道局部给药**

己烯雌酚 0.5mg,每晚 1 次,7d 为一疗程或用倍美力阴道软膏 0.5～2g/d,7d 为一疗程。

**4.抗生素软膏或粉剂阴道局部给药**

冲洗阴道后,局部给甲硝唑或氟哌酸 0.2g 栓剂,每日 1 次,共 7～10d,放入阴道深部,也可放吡哌酸栓剂 200mg,隔日 1 次,共 5～7d。亦可局部给甲硝唑、氟嗪酸、磺胺异噁唑、氯霉素局部涂抹,隔日 1 次,7 次为一疗程。

**5.注意营养**

给高蛋白食物,并给维生素 $B_2$ 及维生素 A,有助于阴道炎的消退。

# 五、婴幼儿阴道炎

## (一)病因

婴幼儿卵巢尚未发育,阴道细长,黏膜仅由数层立方上皮组成,阴道上皮糖原很少,阴道 pH6.0~7.5,故对细菌的免疫力弱,阴道杆菌极少,而杂菌较多,对微生物的侵犯特别敏感,极易产生婴幼儿阴道炎。婴幼儿阴道炎常与外阴炎并存,多见于 1~5 岁的幼女,80%为大肠杆菌属感染,此外,葡萄球菌、链球菌、变形杆菌、淋球菌、滴虫、真菌也可引起感染。年龄较大儿童阴道内异物亦常致继发性感染。

## (二)临床表现

主要症状为阴道口处见脓性分泌物,味臭。由于阴道分泌物刺激可导致外阴瘙痒,患者常用手指搔抓外阴,甚至哭闹不安。检查可见外阴红肿、破溃、前庭黏膜充血。慢性外阴炎可致小阴唇互相粘连,慢性阴道炎可致阴道闭锁。

## (三)诊断

根据症状、体征,临床诊断并不困难。应取分泌物找滴虫、霉菌或作病菌培养。应用小指作肛门检查以确定阴道内有无异物。体检时一定要轻柔、详细,最好先做一次全身的体格检查,除外慢性疾病或皮肤疾病,也可以借此机会取得患者家属和患儿的信任。检查外阴阴道时可以取膀胱截石位或胸膝位。用棉签到阴道获取分泌物标本进行病原学检查时,重要的是不要将处女膜弄破,也不要使患儿感到不适。如果分泌物不多,应该使用生理盐水棉签,在阴道壁上粘取即可。怀疑有阴道异物时,一定要先进行肛查或者服用一些镇静药之后再进行检查,必要时在麻醉下进行检查或将宫腔镜放入阴道进行检查。

## (四)临床类型与治疗

**1.非特异性外阴阴道炎**

非特异性外阴阴道炎最常见。治疗主要是改善卫生状态,避免刺激,保持外阴干燥。

**2.念珠菌性外阴阴道炎**

症状与体征和成人相似,但常常可以见到外阴和肛周有白斑或花纹。有真菌感染者应排除糖尿病或免疫功能低下等情况。确诊要依靠显微镜下发现真菌的假菌丝和孢子或者进行真菌培养。治疗可以使用局部抗真菌药或者口服氟康唑 4.5mg/kg,一次性口服。

**3.阴道异物**

一旦阴道内分泌物呈脓性,有恶臭,带有血液,则要高度怀疑有阴道异物。治疗原则是无损伤地将异物取出。一般都应该在麻醉下进行。

**4.滴虫性阴道炎**

临床表现与成人相似。

**5.淋球菌感染**

主要引起阴道炎,少数也继发外阴炎。受到性侵犯的儿童,发生率可以高达 5%~20%。

绝大多数病例都是经过性传播,非性传播的病例虽然也有,但是非常罕见。因此,一旦儿童受到性侵犯,即使没有脓性分泌物,也应该常规进行细菌涂片和培养。由于淋病往往是多部位感染,所以取材时也应该多部位取材,即除了外阴阴道外,还应该在直肠、口咽等部位取材,进行培养。治疗上可以使用头孢曲松(头孢三嗪)125mg 一次性肌内注射或者口服红霉素乳剂,每天 50mg/kg,每日 4 次,连续 10～14d。

6.衣原体感染

多数病例,没有任何症状。婴儿可经垂直传播获得感染。确诊应该主要根据阴道和直肠的分泌物培养结果。婴幼儿感染,可使用红霉素进行治疗,对＞8 岁的儿童,可以考虑使用阿奇霉素或米诺环素(美满霉素)治疗。

7.生殖器疱疹

发生在儿童身上的生殖器疱疹,可以由单纯疱疹病毒Ⅰ型、Ⅱ型引起,临床表现与成人的极其相似。主要通过密切接触尤其是性接触传播。围手术期垂直传播引起的病例非常少见。确诊应该根据对可疑病变进行病毒培养。对于病情严重的病例,应静脉注射阿昔洛韦。

8.尖锐湿疣

最近几年,尖锐湿疣在儿童中的发生率大幅度上升。病毒可以经过产道感染给新生儿。由于许多病例会自发消退,所以对于新发生的病例,可以先观察 3～6 个月的时间。对于复发病例,应该予以治疗。绝大多数小儿都无法容忍局部治疗的疼痛,所以治疗时应该使用镇静药物。最常见的治疗方法是使用激光、冷冻、电烙或微波灼除局部病变。

除对症治疗外,尚应注意:保持外阴清洁、干燥。如阴道分泌物较多,应在尿布内垫上消毒棉垫并经常更换棉垫与尿布。年龄较大的儿童不要穿开裆裤以减少摩擦。婴幼儿大小便后用 1:10 000 高锰酸钾温热水冲洗外阴,年龄较大的小儿可用 1:5000 高锰酸钾温热水坐浴,每日 3 次。外阴擦干后,可用下列药物:15%氧化锌粉、15%滑石粉、炉甘石洗剂、紫草油。瘙痒剧烈时可用制霉菌素软膏或氢化可的松软膏,外阴及阴道口可适量涂抹雌激素(倍美力)霜剂或软膏,也可口服己烯雌酚 0.1mg,每晚 1 次,连服 7d。

## 六、阿米巴性阴道炎

阿米巴性阴道炎常继发于肠道的阿米巴病,原发于阴道的几乎没有。由于生活条件的改善,该病已经非常罕见。肠道阿米巴滋养体随大便排出后,可以直接感染外阴和阴道。阿米巴依靠其伪足及其分泌的组织溶解酶直接侵犯阴道黏膜,造成黏膜的坏死,形成溃疡。常侵犯的部位是阴道,其次是宫颈和外阴。由于阿米巴病的患者体质都比较虚弱,所以生殖道的继发感染较常见。

### (一)临床表现

主要为多量阴道分泌物,呈血性、浆液性或黄色黏液脓性,具有腥味,外阴、阴道因分泌物的刺激而有疼痛或痒感,形成溃疡时溃疡周围边缘隆起,基底呈现黄色坏死碎片,易出血,溃疡可散在或融合成片,有的病例由于阴道或宫颈结缔组织反应明显,可呈肿瘤样增生,极易误诊为恶性肿瘤或结核。外阴发生溃疡时,会有很强的刺痛感;由于常常合并有溃疡存在,所以很容易误诊为外阴癌或宫颈癌。

## （二）诊断

本病发病较少，但根据有腹泻或痢疾的病史，注意观察典型症状阴道有溃疡，也可做出诊断。确诊须作涂片检查找到阿米巴滋养体；阴道溃疡行活体组织病理检查，可找到阿米巴原虫。如这两项皆为阴性，可进行培养，培养法即将阴道及宫颈的分泌物作特殊培养，本法的阳性率较前两种方法为高，但需要一定的人力及技术。

鉴别诊断，须与梅毒、淋巴肉芽肿、结核等鉴别，须依靠活体组织病理检查确诊。

## （三）治疗

本病确诊后以全身用药为主。

1.甲硝唑（灭滴灵）

0.2～0.4g，每日 3 次，10～14d 为一疗程，对阿米巴原虫有杀灭作用，毒性小，疗效高，本药口服后有效血浓度可维持 12h，本药也可制成片剂或栓剂，每片或每栓 200mg 置于阴道内，每日 1 次，10d 为一疗程。

2.依米丁（盐酸吐根碱）

能干扰阿米巴虫的分裂与繁殖，但不能杀灭包囊，故不能消灭其传播感染的能力。口服后常引起恶心、呕吐，故多用肌内注射药，1mg/（kg·d），最大剂量不超过 60mg/d，分 2 次肌内深部注射，连用 6d 为一疗程。本药毒性大，排泄缓慢，易发生蓄积中毒，对老、弱、孕妇、婴儿以及重症心、肾、肝疾病者不宜使用。

3.氯喹

每日 0.6g，分 2 次服，连服 2d 后改为 0.3mg，每日 1 次，2～3 周为一疗程。服药后可有食欲减退、恶心、呕吐、腹泻等反应。

4.替硝唑

本品为抗阿米巴药，用量每次 500mg，口服，每日 4 次，3d 为一疗程。服药后会发生一过性白细胞减少。

5.奥硝唑（氯醇硝唑）

对肠内、外阿米巴疾病均有效，孕期禁用，口服每次 500mg，每日 4 次，3d 为一疗程。

6.二氯尼特

本品又称安特酰胺，能直接杀灭阿米巴原虫，对肠内、外阿米巴均有效，可与依米丁或氯喹合用。口服每日 3 次，每次 500mg，10d 为一疗程。

局部用药每日冲洗阴道 1 次，用 1%乳酸或 1∶5000 高锰酸钾液，冲洗后擦干，上甲硝唑 200mg，每日 1 枚，7～10d 为一疗程。

# 七、滴虫性阴道炎

## （一）病因

滴虫性阴道炎是由阴道毛滴虫引起的常见阴道炎症。阴道毛滴虫适宜在温度 25～40℃、pH5.2～6.6 的潮湿环境中生长，在 pH5 以下或 7.5 以上的环境中则不生长。滴虫的生活史简单,只有滋养体而无包囊期,滋养体生存力较强,能在 3～5℃生存 21d,在 46℃生存 20～60min,在半干燥环境中约生存 10h,在普通肥皂水中也能生存 45～120min。滴虫有嗜血及耐碱的特性,故于月经前、后阴道 pH 发生变化(经后接近中性)时,隐藏在腺体及阴道皱襞中的滴虫于月经前、后常得以繁殖,引起炎症发作。滴虫能消耗、吞噬阴道上皮内的糖原,并可吞噬乳杆菌,阻碍乳酸生产,使阴道 pH 升高。滴虫阴道炎患者的阴道 pH 5～6.5。滴虫不仅寄生于阴道,还常侵入尿道或尿道旁腺,甚至膀胱、肾盂以及男方的包皮皱褶、尿道或前列腺中。滴虫性阴道炎往往与其他阴道炎并存,美国报道约 60％同时合并细菌性阴道病。

### (二)传播途径

#### 1.性交直接传播

与女性患者有一次非保护性交后,近 70％男子发生感染,通过性交男性传染给女性的概率可能更高。由于男性感染滴虫后常无症状,易成为感染源。

#### 2.间接传播

经公共浴池、浴盆、浴巾、游泳池、坐式便器、衣物、污染的器械及敷料等间接传播。

### (三)发病机制

早在 1938 年研究人员即发现了阴道毛滴虫,但直到 1947 年才认识到阴道毛滴虫可引起阴道炎。由于缺乏理想的动物模型,对滴虫阴道炎的发病机制了解较少。滴虫主要通过其表面的凝集素(AP65、AP51、AP33、AP23)及半胱氨酸蛋白酶黏附于阴道上皮细胞,进而经阿米巴样运动的机械损伤以及分泌的蛋白水解酶、蛋白溶解酶的细胞毒作用,共同摧毁上皮细胞,并诱导炎症介质的产生,最后导致上皮细胞溶解、脱落、局部炎症发生。

### (四)临床表现

潜伏期为 4～28d。感染初期 25％～50％的患者无症状,其中 1/3 将在 6 个月内出现症状,症状轻重取决于局部免疫因素、滴虫数量多少及毒力强弱。主要症状为阴道分泌物增多及外阴瘙痒,间或有灼热、疼痛、性交痛等。分泌物特点为稀薄脓性、黄绿色、泡沫状、有臭味。分泌物呈脓性是因为分泌物中含有白细胞;呈泡沫状、有臭味是因为滴虫无氧酵解碳水化合物,产生腐臭气体。瘙痒部位主要为阴道口及外阴。若尿道口有感染,可有尿频、尿痛,有时可见血尿。阴道毛滴虫能吞噬精子,并能影响精子存活,可致不孕。检查见阴道黏膜充血,严重者有散在出血斑点,甚至宫颈有出血点,形成"草莓样"宫颈,后穹窿有多量白带,呈灰黄色、黄白色稀薄液体或黄绿色脓性分泌物,常呈泡沫状。带虫者阴道黏膜无异常改变。

### (五)诊断

典型病例容易诊断,若在阴道分泌物中找到滴虫即可确诊。最简单的方法是生理盐水悬滴法:显微镜下见到呈波状运动的滴虫及增多的白细胞,有症状者阳性率达 60％～70％。对可疑患者,若多次悬滴法未能发现滴虫时,可送培养,准确性达 98％左右。取分泌物前 24～48h 避免性交、阴道灌洗或局部用药,取分泌物时窥器不涂润滑剂,分泌物取出后应及时送检并注意保暖,否则滴虫活动力减弱,造成辨认困难。目前聚合酶链反应(PCR)也可用于滴虫的诊断,敏感性 90％,特异性 99.8％。

### (六)治疗

因滴虫性阴道炎可同时有尿道、尿道旁腺、前庭大腺滴虫感染,欲治愈此病,需全身用药,主要治疗药物为甲硝唑及替硝唑。

**1.全身用药**

初次治疗推荐甲硝唑 2g,单次口服或替硝唑 2g,单次口服。也可选用甲硝唑 400mg,每日 2 次,连服 7d 或替硝唑 500mg,每日 2 次,连服 7d。女性患者口服药物的治愈率为 82%～89%,若性伴侣同时治疗,治愈率达 95%。服药后偶见胃肠道反应,如食欲减退、恶心、呕吐。此外,若出现头痛、皮疹、白细胞减少等时应停药。治疗期间及停药 24h 内禁饮酒,因其与乙醇结合可出现皮肤潮红、呕吐、腹痛、腹泻等戒酒样反应。甲硝唑能通过乳汁排泄,若在哺乳期用药,用药期间及用药后 24h 内不宜哺乳。服用替硝唑者,服药后 3d 内避免哺乳。

**2.性伴侣的治疗**

滴虫性阴道炎主要由性行为传播,性伴侣应同时进行治疗,治疗期间禁止性交。

**3.随访**

治疗后无症状者无须随诊,有症状者需进行随诊。部分滴虫性阴道炎治疗后可发生再次感染或于月经后复发,治疗后需随访至症状消失,对症状持续存在者,治疗后 7d 复诊。对初次治疗失败患者增加药物剂量及疗程仍有效。初次治疗失败者可重复应用甲硝唑 400mg,每日 2～3 次,连服 7d。若治疗仍失败,给予甲硝唑 2g,每日 1 次,连服 3～5d。

**4.妊娠期滴虫阴道炎治疗**

妊娠期滴虫性阴道炎可导致胎膜早破、早产及低体重儿、但甲硝唑治疗能否改善以上并发症尚无定论。妊娠期治疗可以减轻症状,减少传播,防止新生儿呼吸道和生殖道感染。美国疾病控制中心建议甲硝唑 2g,单次口服,中华医学会妇产科感染协作组建议甲硝唑 400mg 口服,每日 2 次,共 7d,但用药前最好取得患者知情同意。

**5.顽固病例的治疗**

有复发症状的病例多数为重复感染。为避免重复感染,内裤及洗涤用的毛巾,应煮沸 5～10min 以消灭病原体,并应对其性伴侣进行治疗。对极少数顽固复发病例,应进行培养及甲硝唑药物敏感试验,可加大甲硝唑剂量及应用时间,每日 2～4g,分次全身及局部联合用药(如 1g 口服,每日 2 次,阴道内放置 500mg,每日 2 次),连用 7～14d。也可应用替硝唑或奥硝唑治疗。

**6.治愈标准**

滴虫性阴道炎常于月经后复发,故治疗后检查滴虫阴性时,仍应每次月经后复查白带,若经 3 次检查均阴性,方可称为治愈。

# 第二节　盆腔炎

盆腔炎性疾病(PID)指女性上生殖道的一组感染性疾病,主要包括子宫内膜炎、输卵管炎、输卵管卵巢脓肿(TOA)、盆腔腹膜炎。炎症可局限于一个部位,也可同时累及几个部位,以输卵管炎、输卵管卵巢炎最常见。盆腔炎性疾病多发生在性活跃的生育期妇女,初潮前、无性生活和绝经后妇女很少发生盆腔炎性疾病,即使发生也常常是邻近器官炎症的扩散。盆腔炎性疾病若未能得到及时、彻底治疗,可导致不孕、输卵管妊娠、慢性盆腔痛,炎症反复发作,从而严重影响妇女的生殖健康,且增加家庭与社会经济负担。

# 一、女性生殖道的自然防御功能

女性生殖道的解剖、生理、生化及免疫学特点具有比较完善的自然防御功能,以抵御感染的发生;健康妇女阴道内虽有某些微生物存在,但通常保持生态平衡状态,并不引起炎症。

## (一)解剖生理特点

(1)两侧大阴唇自然合拢,遮掩阴道口、尿道口。

(2)由于盆底肌的作用,阴道口闭合,阴道前后壁紧贴,可防止外界污染。阴道正常微生物群尤其是乳杆菌,可抑制其他细菌生长。

(3)子宫颈内口紧闭,子宫颈管黏膜为分泌黏液的单层高柱状上皮所覆盖,黏膜形成皱褶、嵴突或陷窝,从而增加黏膜表面积;子宫颈管分泌大量黏液形成胶冻状黏液栓,成为上生殖道感染的机械屏障。

(4)生育期妇女子宫内膜周期性剥脱,也是消除宫腔感染的有利条件。

(5)输卵管黏膜上皮细胞的纤毛向宫腔方向摆动以及输卵管的蠕动,均有利于阻止病原体侵入。

## (二)生化特点

子宫颈黏液栓内含乳铁蛋白、溶菌酶,可抑制病原体侵入子宫内膜。子宫内膜与输卵管分泌液都含有乳铁蛋白、溶菌酶,清除偶尔进入宫腔及输卵管的病原体。

## (三)生殖道黏膜免疫系统

生殖道黏膜如阴道黏膜、子宫颈和子宫聚集有不同数量的淋巴细胞,包括 T 细胞、B 细胞。此外,中性粒细胞、巨噬细胞、补体以及一些细胞因子,均在局部有重要的免疫功能,发挥抗感染作用。

当自然防御功能遭到破坏或机体免疫功能降低、内分泌发生变化或外源性病原体侵入,均可导致炎症发生。

# 二、病原体及其致病特点

盆腔炎性疾病的病原体有外源性及内源性两个来源,两种病原体可单独存在,但通常为混合感染,可能是外源性的衣原体或淋病奈瑟菌感染造成输卵管损伤后,容易继发内源性的需氧菌及厌氧菌感染。

## (一)外源性病原体

主要为性传播疾病的病原体,如沙眼衣原体、淋病奈瑟菌。其他有支原体,包括人型支原体、生殖支原体以及解脲支原体,其中以生殖支原体为主。

## (二)内源性病原体

来自原寄居于阴道内的微生物群,包括需氧菌及厌氧菌,可以仅为需氧菌或仅为厌氧菌感染,但以需氧菌及厌氧菌混合感染多见。主要的需氧菌及兼性厌氧菌有金黄色葡萄球菌、溶血性链球菌、大肠埃希菌;厌氧菌有脆弱类杆菌、消化球菌、消化链球菌。厌氧菌感染的特点是容易形成盆腔脓肿、感染性血栓静脉炎,脓液有粪臭并有气泡。70%～80%盆腔脓肿可培养出厌氧菌。

## 三、感染途径

### (一)沿生殖道黏膜上行蔓延

病原体侵入外阴、阴道后或阴道内的病原体沿子宫颈黏膜、子宫内膜、输卵管黏膜,蔓延至卵巢及腹腔,是非妊娠期、非产褥期盆腔炎性疾病的主要感染途径。淋病奈瑟菌、沙眼衣原体及葡萄球菌等,常沿此途径扩散。

### (二)经淋巴系统蔓延

病原体经外阴、阴道、子宫颈及宫体创伤处的淋巴管侵入盆腔结缔组织及内生殖器其他部分,是产褥感染、流产后感染及放置宫内节育器后感染的主要感染途径。链球菌、大肠埃希菌、厌氧菌多沿此途径蔓延。

### (三)经血液循环传播

病原体先侵入人体的其他系统,再经血液循环感染生殖器,为结核菌感染的主要途径。

### (四)直接蔓延

腹腔其他脏器感染后,直接蔓延到内生殖器,如阑尾炎可引起右侧输卵管炎。

## 四、高危因素

了解高危因素利于盆腔炎性疾病的正确诊断及预防。

### (一)年龄

据美国资料,盆腔炎性疾病的高发年龄为15～25岁。年轻妇女容易发生盆腔炎性疾病可能与频繁性活动、子宫颈柱状上皮异位、子宫颈黏液机械防御功能较差有关。

### (二)性活动

盆腔炎性疾病多发生在性活跃期妇女,尤其是初次性交年龄小、有多个性伴侣、性交过频以及性伴侣有性传播疾病者。

### (三)下生殖道感染

下生殖道感染如淋病奈瑟菌性子宫颈炎、沙眼衣原体性子宫颈炎以及细菌性阴道病与盆腔炎性疾病的发生密切相关。

### (四)子宫腔内手术操作后感染

如刮宫术、输卵管通液术、子宫输卵管造影术、宫腔镜检查等,由于手术所致生殖道黏膜损伤、出血、坏死,导致下生殖道内源性病原体上行感染。

### (五)性卫生不良

经期性交,使用不洁月经垫等,均可使病原体侵入而引起炎症。此外,低收入群体不注意性卫生保健,阴道冲洗者盆腔炎性疾病的发生率高。

### (六)邻近器官炎症直接蔓延

如阑尾炎、腹膜炎等蔓延至盆腔,病原体以大肠埃希菌为主。

## （七）盆腔炎性疾病再次急性发作

盆腔炎性疾病所致的盆腔广泛粘连、输卵管损伤、输卵管防御能力下降，容易造成再次感染，导致急性发作。

# 五、病理及发病机制

## （一）急性子宫内膜炎及子宫肌炎

子宫内膜充血、水肿，有炎性渗出物，严重者内膜坏死、脱落形成溃疡。镜下见大量白细胞浸润，炎症向深部侵入形成子宫肌炎。

## （二）急性输卵管炎、输卵管积脓、输卵管卵巢脓肿

急性输卵管炎症因病原体传播途径不同而有不同的病变特点。

### 1.炎症经子宫内膜向上蔓延

首先引起输卵管黏膜炎，输卵管黏膜肿胀、间质水肿及充血、大量中性粒细胞浸润，严重者输卵管上皮发生退行性变或成片脱落，引起输卵管黏膜粘连，导致输卵管管腔及伞端闭锁，若有脓液积聚于管腔内则形成输卵管积脓。淋病奈瑟菌及大肠埃希菌、类杆菌以及普雷沃菌，除直接引起输卵管上皮损伤外，其细胞壁脂多糖等内毒素引起输卵管纤毛大量脱落，导致输卵管运输功能减退、丧失。因衣原体的热休克蛋白与输卵管热休克蛋白有相似性，感染后引起的交叉免疫反应可损伤输卵管，导致严重输卵管黏膜结构及功能破坏，并引起盆腔广泛粘连。

### 2.病原菌通过子宫颈的淋巴播散

通过宫旁结缔组织，首先侵及浆膜层，发生输卵管周围炎，然后累及肌层，而输卵管黏膜层可不受累或受累极轻。病变以输卵管间质炎为主，其管腔常可因肌壁增厚受压变窄，但仍能保持通畅。轻者输卵管仅有轻度充血、肿胀、略增粗；严重者输卵管明显增粗、弯曲，纤维素性脓性渗出物增多，造成与周围组织粘连。

卵巢很少单独发炎，白膜是良好的防御屏障，卵巢常与发炎的输卵管伞端粘连而发生卵巢周围炎，称为输卵管卵巢炎，习称附件炎。炎症可通过卵巢排卵的破孔侵入卵巢实质形成卵巢脓肿，脓肿壁与输卵管积脓粘连并穿通，形成输卵管卵巢脓肿。输卵管卵巢脓肿可为一侧或两侧，约半数是在可识别的急性盆腔炎性疾病初次发病后形成，另一部分是屡次急性发作或重复感染而形成。输卵管卵巢脓肿多位于子宫后方或子宫、阔韧带后叶及肠管间粘连处，可破入直肠或阴道，若破入腹腔则引起弥散性腹膜炎。

## （三）急性盆腔腹膜炎

盆腔内生殖器发生严重感染时，往往蔓延到盆腔腹膜，表现为腹膜充血、水肿，并有少量含纤维素的渗出液，形成盆腔脏器粘连。当有大量脓性渗出液积聚于粘连的间隙内，可形成散在脓肿；积聚于直肠子宫陷凹处形成盆腔脓肿，较多见。脓肿可破入直肠而使症状突然减轻，也可破入腹腔引起弥散性腹膜炎。

## （四）急性盆腔结缔组织炎

病原体经淋巴管进入盆腔结缔组织而引起结缔组织充血、水肿及中性粒细胞浸润。以宫旁结缔组织炎最常见，开始局部增厚，质地较软，边界不清，以后向两侧盆壁呈扇形浸润，若组

织化脓形成盆腔腹膜外脓肿,可自发破入直肠或阴道。

### (五)败血症及脓毒败血症

当病原体毒性强、数量多、患者免疫力降低时,常发生败血症。发生盆腔炎性疾病后,若身体其他部位发现多处炎症病灶或脓肿者,应考虑有脓毒败血症存在,但需经血培养证实。

### (六)肝周围炎(Fitz-Hugh-Curtis 综合征)

指肝包膜炎症而无肝实质损害的肝周围炎。淋病奈瑟菌及衣原体感染均可引起。由于肝包膜水肿,吸气时右上腹疼痛。肝包膜上有脓性或纤维渗出物,早期在肝包膜与前腹壁腹膜之间形成松软粘连,晚期形成琴弦样粘连。5%～10%输卵管炎可出现肝周围炎,临床表现为继下腹痛后出现右上腹痛或下腹疼痛与右上腹疼痛同时出现。

## 六、临床表现

可因病原体种类、炎症程度及累及范围等临床表现差异比较大。轻者无症状或症状轻微,重者可诱发脓毒血症。

### (一)局部症状和体征

下腹部可出现轻重不一的疼痛,可从轻微的坠胀,到下腹持续性剧痛。伴阴道分泌物异常或流血增多,流出物污浊,严重时呈脓性,有异味或臭味;局部压痛,以病患侧最明显,严重者可伴反跳痛及腹肌紧张;双合诊检查时可发现宫颈举痛或宫体压痛或附件区压痛,亦可发现子宫及双附件区的压痛、增厚,以病灶处最明显;局部脓肿形成者扪及边界不清、压痛的囊性肿块或局部出现压迫或刺激症状。

### (二)器官功能受累的症状和体征

慢性盆腔炎性疾病急性发作或急性炎症患者,尤其局部有脓肿形成的患者,可出现局部压迫刺激症状;包块位于子宫前方可出现膀胱刺激症状,如排尿困难、尿频,若引起膀胱肌炎还可有尿痛等;包块位于子宫后方可有直肠刺激症状;若在腹膜外可致腹泻、里急后重感和排便困难;如波及肝周围炎,可出现上腹部疼痛等表现。慢性盆腔炎性疾病可造成盆腔器官的粘连,出现器官功能的障碍,如肠梗阻、慢性腹痛、不孕、宫外孕、输卵管积水、盆腔炎性包块、包裹性积液、慢性腹泻、月经失调等。

### (三)全身症状和体征

慢性盆腔炎性疾病急性发作或急性炎症患者可出现体温骤然上升至 38℃ 以上,多伴有畏寒、精神萎靡、食欲缺乏等中毒症状;慢性盆腔炎性疾病多无全身症状和体征,但反复发作、久治不愈的慢性盆腔疼痛患者可伴有心理、精神异常。

## 七、诊断

根据病史、症状、体征及实验室检查可做出初步诊断。由于盆腔炎性疾病的临床表现差异较大,临床诊断准确性不高,可遵循下列临床思路进行盆腔炎性疾病的诊断。

感染有关的临床症状与体征:有盆腔炎性疾病相关的临床表现或炎症遗留的器官功能受累的症状与体征。

感染有关的生化检查及指标,包括白细胞计数、C-反应蛋白(CRP)、血清降钙素原(PCT)、血沉(ESR)等是否有异常。

感染有关的影像学检查,包括超声检查和放射影像学检查等。超声检查:包括彩色多普勒检查,可以显示盆腹腔器官的变化,有无组织充血、水肿、增厚,有无积液、积脓、粘连等感染灶或后遗症发生。放射影像学检查:X线照片可显示盆腔感染灶,必要时CT可帮助寻找或显示盆腔深部的情况。

感染有关的病原学检查,包括病原体的培养,相应抗原、抗体的检测等。

感染灶分泌物或感染组织的培养:培养阳性是确诊的依据,必要时重复培养。

感染灶分泌物或冲洗液的涂片:可快速地确定感染病原体的类别。

病原体抗原或抗体的检查:针对特异病原体抗原或抗体等的检测,协助诊断。

侵袭性真菌感染诊断的参考指标:1,3β-D 葡聚糖(G 试验)、甘露聚糖和抗甘露聚糖抗体(GM 试验)可作为侵袭性真菌感染诊断的参考指标。

盆腔炎性疾病的诊断标准,亦可参考 2010 年美国疾病控制中心(CDC)推荐的标准(表 1-1-1)进行临床筛查和诊断,旨在对年轻女性腹痛或有异常阴道分泌物或不规则阴道流血者,提高对盆腔炎性疾病的认识,对可疑患者做进一步评价,及时治疗,减少后遗症的发生。

表 1-1-1　盆腔炎性疾病的诊断标准(美国 CDC 诊断标准)

最低标准

　　宫颈举痛或子宫压痛或附件区压痛

附加标准

　　体温超过 38.3℃(口表)

　　宫颈或阴道异常黏液脓性分泌物

　　阴道分泌物湿片出现大量白细胞

　　ESR 升高

　　血 CRP 升高

　　实验室证实的宫颈淋病奈瑟菌或衣原体阳性

特异标准

　　子宫内膜活检组织学证实子宫内膜炎

　　阴道超声或磁共振检查显示输卵管增粗,输卵管积液,伴或不伴有盆腔积液、输卵管卵巢肿块或腹腔镜检查发现盆腔炎性疾病征象

腹腔镜诊断盆腔炎性疾病的诊断标准盆腔炎性疾病,尤其是慢性盆腔炎性疾病的诊断,腹腔镜为主要的诊断手段,其诊断标准:①输卵管表面明显充血;②输卵管壁水肿;③输卵管伞端及浆膜面有脓性渗出物。腹腔镜诊断输卵管炎准确率高(敏感性 81%,特异性 100%),并能直接采取感染部位的分泌物做细菌培养,但临床应用有一定局限性,如对轻度输卵管炎的诊断准确性较低、对单独存在的子宫内膜炎无诊断价值。因此,并非所有怀疑盆腔炎性疾病的患者均需腹腔镜检查。

## 八、鉴别诊断

盆腔炎性疾病应与急性阑尾炎、输卵管妊娠流产或破裂、卵巢囊肿蒂扭转或破裂、盆腔子宫内膜异位症等急腹症和慢性盆腔疼痛性疾病相鉴别。

### (一)急性阑尾炎

急性阑尾炎典型患者以转移性右下腹痛为主,可伴恶心、呕吐等消化道症状,在未穿孔前以麦氏点压痛及反跳痛最明显;一旦穿透蔓延及盆腔时与盆腔炎性疾病鉴别困难,必要时可借助超声或腹腔镜等进行鉴别。

### (二)输卵管妊娠流产或破裂

输卵管妊娠流产或破裂以短暂的停经后腹痛、阴道流血为主,血或尿人绒毛膜促性腺激素(hCG)阳性,后穹窿穿刺抽出血液或血红蛋白的下降等可进行鉴别。

### (三)卵巢囊肿蒂扭转或破裂

卵巢囊肿蒂扭转或破裂患者既往有囊肿的病史,常有外力诱因后突然发生的下腹一侧的剧烈、撕裂样疼痛,妇科检查或超声检查可证实囊肿的存在或局部局限性增厚区等可鉴别。

### (四)盆腔子宫内膜异位症

盆腔子宫内膜异位症患者多数有进行性加重的痛经,盆底的痛性结节及位置固定的子宫或宫旁的包块,多无盆腔广泛的压痛;如与慢性盆腔炎性疾病后遗症鉴别不清,必要时可借助腹腔镜或诊断性治疗进行鉴别。

## 九、治疗

盆腔炎性疾病的治疗原则:急性期或急性发作患者以抗生素治疗为主,辅以支持治疗,必要时手术治疗,抗生素的使用以早期、足量、广谱及个体化为治疗原则;后遗症期则以解除症状、促进功能恢复为主。根据病情可选择门诊治疗和住院治疗。

### (一)门诊治疗

适用于一般状况好,症状轻,能耐受口服或肌内注射抗生素,并有随访条件的患者。常用方案:①头孢曲松钠 250mg 单次肌内注射或头孢西丁钠 2g,单次肌内注射,同时口服丙磺舒 1g,然后改为多西环素 100mg,每日 2 次,连用 14d,可同时口服甲硝唑 400mg,每日 2 次,连用 14d;选用第三代头孢菌素与多西环素、甲硝唑合用。②氧氟沙星 400mg 口服,每日 2 次或左氧氟沙星 500mg 口服,每日 1 次,同时加服甲硝唑 400mg,每日 2～3 次,连用 14d;莫西沙星 400mg,每日 1 次,连用 14d。

### (二)住院治疗

若患者一般情况差,病情严重,伴有发热、恶心、呕吐;有盆腔腹膜炎或输卵管卵巢脓肿;门诊治疗无效;不能耐受口服抗生素;诊断不清,均应住院给予抗生素药物治疗为主的综合治疗。

#### 1.支持疗法

卧床休息,半卧位有利于脓液积聚于直肠子宫陷凹而使炎症局限。给予高热量、高蛋白、高纤维素流质或半流质饮食,补充液体,注意纠正电解质紊乱及酸碱失衡。高热时采用物理降温。尽量避免不必要的妇科检查以免引起炎症扩散,腹胀应行胃肠减压。

2.抗生素治疗

给药途径以静脉滴注收效快,常用的配伍方案如下:

(1)头霉素类或头孢菌素类药物:头霉素类,如头孢西丁钠 2g,静脉滴注,每 6h 1 次或头孢替坦二钠 2g,静脉滴注,每 12h 1 次。加多西环素 100mg,每 12h 1 次,静脉或口服。头孢菌素类,如头孢呋辛钠、头孢唑肟钠、头孢曲松钠、头孢噻肟钠也可选用。临床症状改善至少 24h 后转为口服药物替代,每次 500mg,每日 1 次,连用 3d。对不能耐受多西环素者,可用阿奇霉素替代,每次 500mg,每日 1 次,连用 3d。对输卵管卵巢脓肿的患者,可加用克林霉素或甲硝唑,从而更有效地对抗厌氧菌。由于淋病奈瑟菌对头孢克肟的耐药性,美国 CDC 不再建议头孢克肟作为淋病奈瑟菌感染的一线用药。

(2)克林霉素与氨基糖苷类药物联合方案:克林霉素 900mg,每 8h 1 次,静脉滴注;庆大霉素先给予负荷量(2mg/kg),然后给予维持量(1.5mg/kg),每 8h 1 次,静脉滴注。临床症状、体征改善后继续静脉应用 24~48h,克林霉素改为口服,每次 450mg,每日 4 次,连用 14d;多西环素 100mg,口服,每 12h 1 次,连服 14d。

(3)青霉素类与四环素类药物联合方案:氨苄西林/舒巴坦 3g,静脉滴注,每 6h 1 次,加多西环素 100mg,每日 2 次,连服 14d。

(4)喹诺酮类药物与甲硝唑联合方案:氧氟沙星 400mg,静脉滴注,每 12h 1 次;左氧氟沙星 500mg,静脉滴注,每日 1 次;莫西沙星 400mg,静脉滴注,每 24h 1 次;联合甲硝唑 500mg,静脉滴注,每 8h 1 次。

目前由于耐喹诺酮类药物淋病奈瑟菌株的出现,喹诺酮类不作为盆腔炎性疾病的首选药物。若存在以下因素:淋病奈瑟菌地区流行和个人危险因素低、头孢菌素不能应用(对头孢菌素类药物过敏)等,可考虑应用喹诺酮类药物,但在开始治疗前,必须进行淋病奈瑟菌的检测。

3.手术治疗

主要用于治疗抗生素控制不满意的输卵管卵巢脓肿或盆腔脓肿或盆腔粘连等。

(1)手术指征:①药物治疗无效:输卵管卵巢脓肿或盆腔脓肿经药物治疗 48~72h,体温持续不降,患者中毒症状加重或包块增大者,应及时手术,避免发生脓肿破裂。②脓肿持续存在:经药物治疗病情好转,继续控制炎症数日(2~3 周),包块仍未消失但已局限化,应手术切除,以免日后再次急性发作。③脓肿破裂:突然腹痛加剧、寒战、高热、恶心、呕吐、腹胀,体检腹部拒按或有中毒性休克表现,应怀疑脓肿破裂。若脓肿破裂未及时诊治,死亡率高。因此,一旦怀疑脓肿破裂,需立即在抗生素治疗的同时行剖腹探查。④盆腔炎性疾病后遗症期:盆腔粘连影响器官功能或盆腔炎性疾病反复发作、已形成输卵管积水等需行手术治疗。

(2)手术方案及途径:根据患者情况选择经腹或经阴道穿刺引流、开腹或腹腔镜下手术,以选择创伤小、治疗效果好的手术方案和途径进行。

手术方案根据患者病变范围、年龄、有无生育要求、病程长短、一般状况等全面考虑。年轻妇女有生育要求,尽量保留卵巢功能,以采用保守性手术为主;对年龄大、反复发作、治疗效果不佳的患者可采用病灶切除术;对极度衰弱危重的患者以姑息性手术为主,必要时可考虑二次手术。

手术途径根据患者发病缓急、病程长短、脓肿位置、与周围组织关系等采用合适的手术途径。急性发病,脓液局限,可在超声引导下行经阴道或经腹部穿刺冲洗和引流,局部注入抗生素;如脓肿不规则、与周围器官粘连,且反复发作,需要切除感染灶或脓肿已破裂,亦可选择开腹或腹腔镜下手术,但应注意避免器官损伤。

4.中药治疗

对于急性盆腔炎性疾病治疗后期或反复发作的慢性盆腔炎性疾病,可辅助中医中药治疗,巩固疗效,可选用活血化瘀、清热解毒药物,例如银翘解毒汤、安宫牛黄丸或紫雪丹等。

## 十、疗效判断及性伴侣治疗

对于抗生素治疗的患者,应在72h内评估疗效,明确有无临床症状的改善。患者在治疗后的72h内临床症状应改善,如体温下降、腹痛和反跳痛减轻,宫颈举痛和子宫压痛、附件区压痛减轻。若此期间症状无改善,需进一步检查排除局部脓肿形成,重新进行评价,必要时局部穿刺、腹腔镜或手术探查引流或病灶切除。对沙眼衣原体以及淋病奈瑟菌感染者,可在治疗后4～6周复查病原体。

对于盆腔炎性疾病患者出现症状前60d内接触过的性伴侣应进行检查和治疗。如果最后一次性交发生在6个月前,则应对最后的性伴侣进行检查、治疗。在女性盆腔炎性疾病患者治疗期间应避免无保护性性交。

## 十一、预防

盆腔炎性疾病的预防应纳入生育年龄妇女保健的重点内容,需要注意:

(1)注意性生活卫生,减少性传播疾病。对沙眼衣原体感染高危妇女筛查和治疗,以减少盆腔炎性疾病发生率。因细菌性阴道病与盆腔炎性疾病相关,及时治疗下生殖道感染,降低盆腔炎性疾病发生率。

(2)加强公共卫生教育,提高公众对生殖道感染的认识及预防感染的重要性。

(3)严格掌握妇科手术指征,减少手术操作,做好术前准备,术时注意无菌操作,预防感染。

(4)及时治疗盆腔炎性疾病,防止后遗症发生。对首次诊断的盆腔炎性疾病的患者,在规范治疗后,应在治疗后的1个月、3个月、6个月和1年进行随访,给予医学指导,避免其复发。

# 第三节　宫颈炎

## 一、急性宫颈炎

### (一)病因及病原体

子宫颈炎症包括子宫颈阴道部及子宫颈管黏膜炎症,其中以子宫颈管黏膜炎常见。

子宫颈炎的病原体包括:

1.性传播疾病病原体

主要见于性传播疾病的高危人群,以淋病奈瑟菌及沙眼衣原体为主,它们均感染子宫颈管柱状上皮,沿黏膜面扩散引起浅层感染,病变以子宫颈管明显,而淋病奈瑟菌还常侵袭尿道移行上皮、尿道旁腺及前庭大腺。

2.内源性病原体

与细菌性阴道病、生殖道支原体感染有关。值得注意的是,部分子宫颈炎患者的病原体并不明确。

### (二)临床表现

大部分患者无症状。有症状者主要表现为阴道分泌物增多,呈黏液脓性,阴道分泌物刺激可引起外阴瘙痒及灼热感。部分患者可出现经间期出血、性交后出血等症状。合并尿路感染时,可出现尿急、尿频、尿痛。

### (三)体征

妇科检查可见子宫颈充血、水肿、黏膜外翻,子宫颈管口可见黏液脓性分泌物附着甚至从子宫颈管流出。炎症可导致子宫颈管黏膜质脆,容易诱发出血。淋病奈瑟菌感染常可累及尿道旁腺、前庭大腺,体检时可发现尿道口、阴道口黏膜充血、水肿以及大量脓性分泌物。

### (四)诊断

结合特征性体征以及显微镜检查阴道分泌物白细胞增多,可做出急性子宫颈炎症的初步诊断。子宫颈炎症诊断后,需进一步做衣原体及淋病奈瑟菌的检测。

1.特征性体征

(1)子宫颈管或子宫颈管棉拭子标本上,肉眼见到脓性或黏液脓性分泌物。

(2)用棉拭子擦拭子宫颈管时,容易诱发子宫颈管内出血。

2.白细胞检测

可检测子宫颈管分泌物或阴道分泌物中的白细胞,后者需排除引起白细胞增高的阴道炎症。

(1)子宫颈管脓性分泌物涂片做革兰氏染色,中性粒细胞>30/高倍视野。

(2)阴道分泌物湿片检查白细胞>10/高倍视野。

3.病原体检测

进行病原体检测时需要排除细菌性阴道病、滴虫阴道炎和生殖道疱疹(尤其是单纯疱疹病毒-2,HSV-2)。子宫颈炎的病原体以沙眼衣原体和淋病奈瑟菌最常见,故需要针对这两种病原体进行检测。

检测淋病奈瑟菌常用的方法:①淋病奈瑟菌培养:为诊断淋病的金标准方法;②分泌物涂片革兰氏染色:查找中性粒细胞内有无革兰氏阴性双球菌,由于子宫颈分泌物的敏感性、特异性差,不推荐用于女性淋病的诊断方法;③核酸检测:包括核酸杂交及核酸扩增,核酸扩增方法诊断淋病奈瑟菌感染的敏感性及特异性高。

检测沙眼衣原体常用的方法:①衣原体培养:方法复杂,故临床少用;②酶联免疫吸附试验:检测沙眼衣原体抗原,为临床常用的方法;③核酸检测:包括核酸杂交及核酸扩增,后者检测衣原体感染的敏感性和特异性均较好,但应做好质量控制,避免污染。

值得注意的是,大多数子宫颈炎患者分离不出任何病原体,尤其是性传播疾病的低危人群(如年龄>30岁的妇女)。由于子宫颈炎也可以是上生殖道感染的一个征象,因此,对子宫颈炎患者应注意有无上生殖道感染。

### (五)治疗

治疗方法包括经验性治疗或针对病原体治疗。主要用抗生素进行治疗。

*1.经验性抗生素治疗*

适用于有性传播疾病高危因素的患者,如年龄<25岁、多性伴侣或新性伴侣,且为无保护性性交。可在未获得病原体检测结果前,采用针对衣原体的抗生素进行治疗,方案为阿奇霉素1g单次顿服或多西环素100mg,每日2次,连服7d。如果患者所在人群中淋病患病率高,需同时使用抗淋病奈瑟菌感染药物。

*2.针对病原体的抗生素治疗*

(1)淋病奈瑟菌感染导致的单纯性急性子宫颈炎:主张大剂量、单次给药,常用药物有头孢菌素,如头孢曲松钠250mg,单次肌内注射;头孢克肟400mg,单次口服;头孢唑肟500mg,肌内注射;头孢西丁2g,肌内注射,加用丙磺舒1g,口服;头孢噻肟钠500mg,肌内注射;也可选择氨基糖苷类抗生素中的大观霉素4g,单次肌内注射。

(2)沙眼衣原体感染所致子宫颈炎:可用药物有多西环素100mg,每日2次,连服7d;红霉素类,主要为阿奇霉素1g单次顿服或红霉素500mg,每日4次,连服7d;喹诺酮类,主要有氧氟沙星300mg,每日2次,连服7d;左氧氟沙星500mg,每日1次,连服7d。由于淋病奈瑟菌感染常伴有衣原体感染,因此,若为淋菌性子宫颈炎,治疗时应同时应用抗衣原体药物。

(3)合并细菌性阴道病的子宫颈炎:需要同时治疗细菌性阴道病,否则子宫颈炎将持续存在。

*3.性伴侣的治疗*

需要对子宫颈炎患者的性伴侣进行检查。如患者诊断可疑衣原体淋病奈瑟菌或毛滴虫感染并得到相应治疗,其性伴侣也应接受相应检查和治疗,治疗方法同患者。为避免重新感染,患者及其性伴在治疗期间应禁止性生活。

*4.随访*

子宫颈炎患者在治疗后6个月内衣原体或淋病奈瑟菌重复感染较多见,故建议随访和重新评估。如果症状持续存在,患者则需要重新接受治疗,无论性伴是否治疗,建议所有感染衣原体或淋病奈瑟菌的患者在治疗后3~6个月内接受重新筛查。

## 二、慢性子宫颈炎

慢性子宫颈炎多由急性子宫颈炎转变而来,往往是急性宫颈炎治疗不彻底,病原体隐居于子宫颈黏膜内形成慢性炎症。急性宫颈炎容易转为慢性的原因主要由于宫颈黏膜皱褶较多,腺体呈葡萄状,病原体侵入腺体深处后极难根除,导致病程反复、迁延不愈所致。阴道分娩、流产或手术损伤宫颈后,继发感染亦可表现为慢性过程,此外不洁性生活、雌激素水平下降、阴道异物(如子宫托)均可引起慢性宫颈炎。其病原体一般为葡萄球菌、链球菌、沙眼衣原体、淋球菌、厌氧菌等。也有患者不表现急性症状，直接发生慢性宫颈炎。

**（一）病理**

慢性子宫颈炎表现为宫颈糜烂、宫颈息肉、宫颈黏膜炎、宫颈腺囊肿以及宫颈肥大。

1.宫颈糜烂

宫颈糜烂是慢性宫颈炎的一种形式，宫颈糜烂形成的原因有3种：①先天性糜烂，指女性胎儿在生殖系统发育时受母体性激素影响，导致鳞、柱交界向外迁移，宫颈外口为柱状上皮覆盖。正常时新生儿出生后糜烂仅存在较短时间，当来自母体的雌激素水平下降后即逐渐自然消退，但亦有个别患者糜烂长期持续存在，先天性糜烂的宫颈形状往往是正常或稍大，不甚整齐，宫颈口多为裂开。②后天性糜烂，指宫颈管内膜柱状上皮向阴道方向增生，超越宫颈外口所致的糜烂，仅发生于卵巢功能旺盛的妊娠期，产后可自行消退。患者虽诉白带增多，但为清澈的黏液，病理检查在柱状上皮下没有炎症细胞浸润，仅见少数淋巴细胞，后天性糜烂的宫颈往往偏大，宫颈口正常或横裂或为不整齐的破裂。糜烂面周围的境界与正常宫颈上皮的边界清楚，甚至可看到交界线呈现一道凹入的线沟，有的糜烂可见到毛细血管浮现在表面上，表现为局部慢性充血。③炎症性糜烂，是慢性宫颈炎最常见的病理改变，宫颈阴道部的鳞状上皮被宫颈管柱状上皮所替代，其外表呈红色，所以不是真正的糜烂，故称假性糜烂，光镜下可见黏膜下有多核白细胞及淋巴球浸润，间质则有小圆形细胞和浆细胞浸润，黏膜下结缔组织的浅层为炎性细胞浸润的主要场所，宫颈的纤维组织增生。宫颈管黏膜也有增生，突出子宫颈口外形成息肉状。

根据糜烂表面可分为几种不同类型：

①单纯型，此型糜烂面的表面系一片红色光滑面，糜烂较浅，有一层柱状上皮覆盖。

②颗粒型，此型的糜烂面的组织增生，形成颗粒状。

③乳头型，糜烂组织增生更明显，形成一团成乳头状。

根据糜烂区所占宫颈的比例可分3度：

①轻度糜烂，系糜烂面积占整个宫颈面积的1/3以内。

②中度糜烂，系糜烂面积占宫颈的1/3～2/3。

③重度糜烂，系糜烂面积占宫颈的2/3以上。

此外，在幼女及未婚妇女有时见宫颈红色，细颗粒状，形似糜烂，但无炎症，是颈管柱状上皮外移，不应称为糜烂。

宫颈糜烂在其修复的过程中，柱状上皮下的基底细胞（储备细胞）增生，最后分化为鳞状上皮，邻近的鳞状上皮也可向糜烂面的柱状上皮生长，逐渐将腺上皮推移，最后完全由鳞状上皮覆盖而痊愈。糜烂的愈合呈片状分布，新生的鳞状上皮生长于炎性糜烂组织的基础上，故表层细胞极易脱落而变薄，稍受刺激又可恢复糜烂，因此愈合和炎症的扩展交替发生，不容易彻底治愈。这种过程是受到卵巢内分泌、感染、损伤及酸碱度的影响。两种上皮细胞在争夺中不断地增生、增殖，而起到不同的变化。

（1）基底层细胞增生：系基底层与基底旁层形成一边界清楚的厚层，其中细胞质明显嗜碱，细胞层次清楚，都是成熟的细胞。

（2）储备细胞增生：是在宫颈部表面或腺体内的柱状上皮细胞与基底层之间有1～2层细

胞增生,这些细胞为多角形或方形,细胞质有空泡,并稍嗜碱,胞核较大,呈圆形或椭圆形,染色质分布均匀,很少核分裂,这些细胞系储备细胞增生,如储备细胞超过3层,则系储备细胞增殖。

(3)鳞状上皮化生:在宫颈部常有鳞状上皮细胞的化生,也是储备细胞的增殖,细胞核成熟,细胞分化良好,细胞间桥形成,深层细胞排列与基底层成直角,而浅层细胞的排列则与表面平行。鳞状上皮化生可能是柱状上皮部分或全部被鳞状上皮所代替,从而形成不规则大小片,层次不清的上皮层,这一过程可在宫颈部上,也可在腺腔内发生。

(4)分化良好的正常鳞状上皮细胞:化生前阶段的上皮细胞则形成波浪式和柱状的上皮细胞团,伸入纤维组织,并可在宫颈管的腺体内看到。

2.宫颈息肉

由于炎症的长期刺激,使宫颈管局部黏膜增生,自基底层逐渐向宫颈外口部突出,形成一个或多个宫颈息肉。息肉色红,呈舌形,质软而脆,血管丰富易出血。蒂细长,长短不一,多附着于颈管外口或颈管壁内,直径1cm左右。镜下见息肉表面覆盖一层柱状上皮,中心为结缔组织,伴充血、水肿及炎性细胞浸润,极易复发。息肉的恶变率不到1%。

3.宫颈黏膜炎

宫颈黏膜炎又称宫颈管炎,病变局限于子宫颈管黏膜及黏膜下组织。宫颈阴道部上皮表面光滑。宫颈口可有脓性分泌物堵塞。由于子宫颈黏膜充血增生,可使子宫颈肥大,可达正常宫颈的2～3倍,质硬。宫颈黏膜炎常与糜烂、腺囊肿同时发生。

4.宫颈腺囊肿

在宫颈糜烂愈合的过程中,新生的鳞状上皮覆盖宫颈腺管口或伸入腺管,将腺管口阻塞,腺管周围的结缔组织增生或瘢痕形成,压迫腺管,使腺管变窄甚至阻塞,腺体分泌物不能引流形成子宫颈腺囊肿。检查时见宫颈表面突出多个数毫米大小白色或青白色小囊肿,内含无色黏液。

5.宫颈肥大

由于慢性炎症的长期刺激,宫颈组织充血、水肿,腺体和间质增生,还可能在腺体深部有黏液潴留形成囊肿,使宫颈呈不同程度的肥大,但表面多光滑,有时可见到潴留囊肿突起。最后由于纤维结缔组织增生,使宫颈硬度增加。

6.宫颈外翻

由于分娩、人工流产或其他原因发生宫颈损伤,宫颈口撕裂,未及时修补,以后颈管内膜增生并暴露于外,即形成宫颈外翻。检查子宫颈口增宽,横裂或呈星状撕裂,可见颈管下端的红色黏膜皱褶,宫颈前、后唇肥大,但距离较远。

(二)临床表现

慢性宫颈炎主要表现为白带增多,常刺激外阴引起外阴不适和瘙痒。由于病原体种类、炎症的范围、程度和病程不同,白带的量、颜色、性状、气味也不同,可为乳白色黏液状至黄色脓性,如伴有息肉形成,可有白带中混有血或宫颈接触性出血。若白带增多,似白色干酪样,应考虑是否合并念珠菌性阴道炎;若白带呈稀薄泡沫状,有臭味,则应考虑滴虫性阴道炎。如有恶臭则多为厌氧菌的感染。严重感染时可有腰骶部疼痛、下腹坠胀,由于慢性宫颈炎可直接向前蔓延或通过淋巴管扩散,当波及膀胱三角区及膀胱周围结缔组织时,可出现尿路刺激症状。较多的黏稠脓性白带有碍精子上行,可导致不孕。妇科检查可见宫颈不同程度的糜烂、肥大、宫颈裂伤,有时可见宫颈息肉、宫颈腺体囊肿、宫颈外翻等,宫颈口多有分泌物,亦可有宫颈触痛和宫颈触血。

### （三）诊断

宫颈糜烂在诊断上不困难,但需与宫颈上皮内瘤样变、早期浸润癌、宫颈结核、宫颈尖锐湿疣等鉴别,还需与淋病、梅毒等鉴别,因此应常规进行宫颈刮片细胞学检查,细胞涂片尚可查出淋菌、滴虫、真菌,能做到与一般慢性宫颈炎鉴别。目前已有电脑超薄细胞检测系统,准确率显著提高。必要时须做病理活检以明确诊断,电子阴道镜辅助活检对提高诊断准确率很有帮助。宫颈息肉、宫颈腺体囊肿及宫颈尖锐湿疣可根据病理活检确诊。

**1.阴道镜检查**

在宫颈病变部涂碘后在碘不着色区用阴道镜检查,如见到厚的醋酸白色上皮及血管异形可诊断为宫颈上皮内瘤样变,在这类病变区取活体组织检查诊断早期宫颈癌准确率高。

**2.活体组织检查**

为最准确的检查方法,可检出宫颈湿疣、癌细胞、结核、梅毒等,从而与一般慢性宫颈炎糜烂鉴别

### （四）治疗

须做宫颈涂片先除外宫颈上皮内瘤样变及早期宫颈癌后再进行治疗。治疗方法中以局部治疗为主,使糜烂面坏死、脱落,为新生鳞状上皮覆盖,病变深者,疗程需6～8周。

**1.物理治疗**

(1)电熨:此法较简便,适用于糜烂程度较深、糜烂面积较大的病例。采用电灼器或电熨器对整个病变区电灼或电熨,直至组织呈乳白色或微黄色为止。一般近宫口处稍深,越近边缘越浅,深度为2mm并超出病变区3mm,深入宫颈管内0.5～1.0cm,治愈率50%～90%不等。术后涂抹磺胺粉或呋喃西林粉,用醋酸冲洗阴道,每日1次,有助于创面愈合。

治疗后阴道流液,有时呈脓样,须避免性交至创面全部愈合为止,需时6周左右。术后阴道出血多时可用纱布填塞止血。

(2)冷冻治疗:国内先后有十几个省市应用冷冻治疗。冷冻治疗术是利用制冷剂,快速产生低温,使糜烂组织冻结、坏死、变性而脱落,创面经组织修复而达到治疗疾病的目的。

操作方法:选择适当的冷冻探头,利用液氮快速达到超低温(－196℃),使糜烂组织冻结、坏死、变性而脱落,创面修复而达到治疗目的。一般采用接触冷冻法,选择相应的冷冻头,覆盖全部病变区并略超过其范围2～3mm,根据快速冷冻,缓慢复温的原则,冷冻1min、复温3min、再冷冻1min。进行单次或重复冷冻,治愈率80%左右。

冷冻治疗后,宫颈表面很快发生水肿,冷冻后7～10d,宫颈表层糜烂组织形成一层膜状痂皮,逐渐分散脱落。

(3)激光治疗:采用Co激光器使糜烂部分组织炭化、结痂,痂皮脱落后,创面修复达到治疗目的。激光头距离糜烂面3～5cm,照射范围应超出糜烂面2mm,轻症的烧灼深度为2～3mm,重症可达4～5mm,治愈率70%～90%。

（4）微波治疗：微波电极接触局部病变组织时，瞬间产生高热效应（44～61℃）而达到组织凝固的目的，并可出现凝固性血栓形成而止血，治愈率在 90％左右。

（5）波姆光治疗：采用波姆光照射糜烂面，直至变为均匀灰白色为止，照射深度 2～3mm，治愈率可达 80％。

（6）红外线凝结法：红外线照射糜烂面，局部组织凝固，坏死，形成非炎性表浅溃疡，新生鳞状上皮覆盖溃疡面而达到治愈，治愈率在 90％以上。

物理治疗的注意事项：①治疗时间应在月经干净后 3～7d 进行。②排除宫颈上皮内瘤样病变、早期宫颈癌、宫颈结核和急性感染期后方可进行。③术后阴道分泌物增多，甚至有大量水样排液，有时呈血性，脱痂时可引起活动性出血，如量较多先用过氧化氢溶液（双氧水）清洗伤口，用消毒棉球局部压迫止血，24h 后取出。④物理治疗的持续时间、次数、强度、范围应严格掌握。⑤创面愈合需要一段时间（2～8 周），在此期间禁止盆浴和性生活。⑥定期复查，随访有无宫颈管狭窄。

2.药物治疗

适用于糜烂面积小和炎症浸润较浅的病例。

（1）硝酸银或重铬酸钾液：强腐蚀剂，方法简单，配制容易，用药量少，适宜于基层医院。

（2）免疫治疗：采用重组人干扰素 α-2a（商品名奥平），每晚 1 枚，6d 为一疗程。近年报道用红色奴卡放射线菌细胞壁骨架 N-CWs 菌苗治疗慢性宫颈炎，该菌苗具有非特异性免疫增强及抗感染作用，促进鳞状上皮化生，修复宫颈糜烂病变达到治疗效果。将菌苗滴注在用生理盐水浸透的带尾无菌棉球上，将棉球置于宫颈糜烂的局部，24h 后取出，每周上药 2 次，每疗程 10 次。

（3）宫颈管炎时，根据细菌培养和药敏试验结果，采用抗生素全身治疗。

3.手术治疗

宫颈息肉可行息肉摘除术或电切术。对重度糜烂，糜烂面较深及乳头状糜烂或用上述各种治疗方法久治不愈的患者可考虑用宫颈锥形切除术，锥形切除范围从病灶外缘 0.3～0.5cm 开始，深入宫颈管 1～2cm，锥形切除，压迫止血，如有动脉出血，可用肠线缝扎止血，也可加用止血粉 8 号、明胶海绵、凝血酶、巴曲酶（立止血）等止血。此法因出血及感染，现多不采用。

# 第二章　生殖内分泌疾病

## 第一节　异常子宫出血

### 一、概论

正常子宫出血指正常的月经,其周期、经期、经量、规律性均在相应年龄阶段的正常范围。正常月经意味着下丘脑-垂体-性腺轴(HPG轴)功能健全,包括周期性子宫内膜功能层脱落,基底层持续保留。月经表现为炎症事件,包括组织水肿和炎细胞浸润,包含血管、免疫、内分泌的复杂作用。2014年中华医学会妇产科学分会内分泌学组对子宫出血术语暂定的标准见表2-1-1,其他相关描述还有经期有无不适,如痛经、腰酸、下坠等。

表 2-1-1　正常子宫出血(月经)的范围与异常子宫出血的术语

| 月经的临床评价指标 | 术语 | 范围 |
| --- | --- | --- |
| 周期频率 | 月经频发 | <21d |
| | 月经稀发 | >35d |
| 周期规律性,近1年的周期之间变化 | 规律月经 | <7d |
| | 不规律月经 | ≥7d |
| | 闭经 | ≥6个月不来月经 |
| 经期长度 | 经期延长 | >7d |
| | 经期过短 | <3d |
| 经期出血量 | 月经过多 | >80mL |
| | 月经过少 | <5mL |

凡不符合上述标准的育龄期、非妊娠相关的子宫出血均属异常子宫出血(AUB)。异常子宫出血涵盖的范围较大,既包括器质性疾病所致的异常子宫出血,也包括功能失调性子宫出血。异常子宫出血不但发病率高,而且影响生活质量和生育能力,也可导致巨大的医疗花费。当出血量较多时,是妇科常见的急症之一,美国每年因此急症住院人数可达40万。AUB病因多样,治疗药物和手术方法多种选择,有时候临床决策面临难题。子宫以外的下生殖道病理性的出血定义为生殖道异常出血,不包括于AUB中。

### (一)分类概述

#### 1.传统名词

临床上,可以根据不同的症状,月经周期、经期、经量等异常的模式,分为几大类或作为症状描述或作为诊断名词。既往常用的描述月经异常的诊断名词有:

(1)周期改变:①月经频发,月经周期<21d;②月经稀发,周期>35d 但≤6 个月;③停闭,>6个月;④不规则子宫出血,周期长短不定,流血量多或流血超 7d。

(2)经期改变:①经期延长,>7d;②经期缩短,<3d。

(3)经量:①月经过多:碱性正铁血红蛋白法测定经期失血量(MBL)>80mL。一般卫生巾 1~2h 就需更换一次,会导致贫血。②月经过少:MBL<20mL。临床上常根据与既往正常月经量比较而言。实际上,对月经失血量的定量信息临床意义不大,因为人们对月经量多少的认识,存在很大个体差异。

(4)月经不规则:周期、经期、经量都异常。

(5)经间出血:2 次正常月经之间有子宫出血,分为卵泡期出血、围排卵期出血、黄体期出血。

#### 2.国际妇产科联盟(FIGO)最新分类

认为 AUB 是表述月经紊乱的最合适的称呼。FIGO 关于 AUB 的症状描述包括以下两种:

(1)慢性或急性 AUB 指近 6 个月来的大多数月经周期出现周期、经期、经量、持续时间的异常;慢性 AUB 不需要立即处理;急性 AUB 是指需要立即处理的严重大出血(HMB)。

(2)经间期出血(IMB)是指出血发生于两次月经中间,可固定于周期的某一时间段,也可发生于任意时间段。

FIGO 月经疾病组将 AUB 按病因分为 9 类,分别以每个疾病首字母缩略词命名为 PALM-COEIN(手掌-硬币分类法),每个字母分别代表:子宫内膜息肉,子宫腺肌病,子宫肌瘤,子宫内膜非典型性增生,子宫内膜癌,子宫平滑肌肉瘤,凝血障碍,排卵障碍,子宫内膜局部异常,医源性因素,未分类。这一分类中:PALM 是结构异常,是影像学或组织病理学能检测出异常的疾病,而 COEIN 是子宫的非结构性异常。

FIGO 新分类中,摒弃了功能失调性子宫出血(DUB)的名称,废弃月经过多和子宫不规则出血。HMB 代替过去的月经过多,IMB 代替过去的子宫不规则出血。

### (二)原因和分类

#### 1.子宫内膜息肉、宫颈息肉——AUB-P

子宫内膜息肉或宫颈息肉是局部子宫内膜或宫颈管黏膜过度增生形成的有蒂或无蒂的赘生物,内含血管、纤维结缔组织、腺体或纤维肌细胞。是内膜息肉还是宫颈息肉,主要看息肉蒂部所在的位置。内膜息肉在人群中的发病率为 8%~25%,不孕女性内膜息肉发生率可高达34.9%。

(1)发病机制。主要有两种假说:一种为炎症刺激学说;另一种为激素刺激学说。子宫内膜息肉的形成可能受雌激素、口服他莫西芬及米非司酮的影响,亦与雌孕激素受体、某些细胞因子及细胞增殖、凋亡有关。宫颈息肉是慢性宫颈炎的表现形式之一。

(2)临床表现:临床表现多无明显症状,也可表现为异常子宫出血,出现经量增多、经期延长、排卵期出血、不规则流血、绝经后阴道流血、不孕等,蒂部位于宫腔的内膜息肉脱落于宫颈口时,可被诊断为宫颈息肉,可有接触性出血。小的内膜息肉(直径小于 1cm)可以没有症状。宫颈息肉可表现为阴道不规则流血,尤其是接触性出血,阴道分泌物增多等,但很少引起月经紊乱和月经量过多。

(3)经阴道 B 超子宫内膜局部增厚、密度增加提示息肉可能。宫腔镜下,内膜息肉应该与子宫内膜息肉样增生相鉴别,后者可以是正常的情况。经阴道超声在诊断内膜息肉方面与宫腔镜,经阴道注水超声有相当的准确性。当处于急性出血期时,宫腔血块可能与息肉、黏膜下肌瘤混淆。息肉一般为良性病变,但也有一些表现为不典型增生或癌变。子宫内膜息肉有一定的恶变风险,且随着年龄的增加其恶变率不断升高,在年龄＞65 岁妇女中子宫内膜息肉的恶变率高达 32%。绝经后女性子宫内膜息肉恶变的风险与异常子宫出血有关,有文献表明绝经后有异常子宫出血的内膜息肉比无异常出血者恶性可能性大 4 倍。有异常出血者宫腔镜电切满意率 80%。如合并不孕则更应行息肉切除术,不孕者子宫内膜息肉切除是有利的,但息肉大小无明确范围。宫腔镜息肉电切有效率可达 75%～100%。

2.子宫腺肌病——AUB-A

具有生长功能的子宫内膜腺体及间质侵入子宫肌层称为子宫腺肌病,目前病因不清,可能与高雌激素或高泌乳素刺激有关,也可能与子宫内膜异常有关。全世界范围内医院报道的发病率波动于 5%～70%。我国的发病率尤其明显升高且高于发达国家。

(1)子宫腺肌病的病因和发病机制:目前尚不明确,主要有以下观点:①子宫内膜干细胞学说;②遗传学说;③子宫内膜损伤学说;④前列腺素-芳香化酶-雌激素-环氧合酶 2(COX-2)学说。

(2)发病机制:子宫腺肌病的发生可能与子宫内膜-肌层交界区内环境稳定性遭到破坏,基底层防御功能减退,内膜-肌层交界区不正常收缩有关。临床表现痛经,可进行性加重(25%),经量增多和经期延长(40%～50%),慢性盆腔痛,腰骶部不适,尿频等,查体子宫均匀性增大,质硬。经阴道 B 超和 MRI 有助于诊断。病理诊断是金标准。

(3)临床表现:临床上约 1/2 的腺肌病患者有月经异常,主要表现为经量增多、经期延长。可能与子宫内膜面积增大,子宫内膜增生过长及子宫收缩不良有关。围绝经期女性异常子宫出血行子宫切除者,腺肌病往往是首要原因。但腺肌病与异常子宫出血的关系尚不明确,这方面需要进一步研究。

(4)妇科 B 超、MRI 等有较高诊断价值。可行腺肌病病灶局部切除成形和子宫内膜切除术,子宫全切术。除手术治疗外,放置左炔诺孕酮宫内缓释系统(LNG-IUS,商品名曼月乐)也可明显缓解症状,但有阴道淋漓出血或闭经等表现,需做好放置前咨询。对年轻、有生育要求、近绝经期者或不愿意手术者可试用 GnRHa 或孕三烯酮等,应用口服避孕药要谨慎。高强度聚焦超声和子宫动脉栓塞等保守治疗方法也有报道。

3.子宫肌瘤——AUB-L

子宫肌瘤是女性生殖系统最常见的良性肿瘤,发病率占育龄妇女的 20%～80%。

(1)发病机制:子宫肌瘤的病因不明,发病机制与遗传因素、雌孕激素、生长因子、免疫因素等关系密切,此外吸烟、肥胖、10 岁前初潮也是危险因素。一项研究表明 40% 的子宫肌瘤细胞有染色体异常。

(2)临床表现:子宫肌瘤可无症状,临床症状取决于肌瘤的部位和大小。主要有月经紊乱、经量过多及继发性贫血,增大的肌瘤在子宫外易引起压迫症状如尿频、便秘等。肌瘤使宫腔面积增大并影响子宫收缩,可能影响子宫静脉的回流,导致子宫内膜静脉丛扩张,月经过多。小于 3cm 的肌壁间肌瘤对月经影响不大。多发肌瘤更容易出现异常子宫出血。依据肌瘤位置与内膜的关系,可分为黏膜下肌瘤和其他类型肌瘤。肌瘤导致的异常子宫出血与肌瘤位置密切相关,多见于大的肌壁间肌瘤和黏膜下肌瘤。Wamsteker 提出的被 European Society for Human Reproduction and Embryology(ESHRE)接受的肌瘤分型。

黏膜下肌瘤指所有宫腔内的或使宫腔形态改变的肌瘤,包括肌瘤的 0 型、1 型和 2 型。0 型是指肌瘤全部位于宫腔内,有明显的蒂,1 型指肌瘤在宫腔内体积超过肌瘤的 50%;2 型指肌瘤在宫腔内体积小于 50%。肌壁间肌瘤指肌瘤整体位于肌壁间,但不影响宫腔形态,包括 3 型、4 型和 5 型。3 型指在宫腔外但是贴近内膜;4 型指全部在肌层内,不邻近子宫内膜且不邻近子宫表面;5 型指大部分位于肌壁间,至少 50% 位于肌壁间。浆膜下肌瘤指肌瘤大部分位于肌层外浆膜下,包括 6 型和 7 型。6 型指肌瘤有小于 50% 体积位于肌壁间;7 型指带蒂浆膜下肌瘤。

(3)月经过多或不规律者行 B 超检查除外子宫肌瘤。治疗上分随诊观察、药物治疗与手术治疗。药物治疗适于子宫肌瘤较小,症状轻,近绝经年龄或全身情况不适于手术者。药物治疗包括采用雄激素治疗、促性腺激素释放激素类似物(GnRHa)治疗、米非司酮(照说明书用药)等。新的药物如醋酸乌利司他,临床试验证明可有效治疗子宫肌瘤引起的月经过多。手术治疗适用于子宫大于 10 周妊娠大小,月经过多继发贫血,有膀胱或直肠压迫症状,肌瘤生长较快,保守治疗失败,不孕或反复流产排除其他原因等。手术治疗方法包括介入治疗,经腹、经阴、经腹腔镜子宫肌瘤切除术或子宫切除术。黏膜下子宫肌瘤可以栓塞治疗,但是对生育能力的影响尚不明确。无论是肌瘤切除还是栓塞,约 1/5 的患者术后会因复发行子宫全切术。子宫肌瘤大于 3cm,出血严重影响生活质量,可考虑子宫切除,肌瘤切除或子宫动脉栓塞(UAE),后两者可保留生育能力。如果正在应用 GnRHa 治疗同时考虑行 UAE,则 GnRHa 应立即停止,因为 GnRHa 对血管有影响,增加手术难度。如果肌瘤较大,可考虑 GnRHa 治疗 3~6 个月再手术,子宫切除或子宫肌瘤切除。

4.子宫内膜不典型增生和恶变、卵巢非良性疾病——AUB-M

包括子宫内膜不典型增生、子宫内膜癌、子宫肉瘤、宫颈不典型增生、宫颈癌、卵巢肿瘤等。本部分属于妇科肿瘤范畴,故仅做简单论述。

(1)子宫内膜病变:子宫内膜增生是指发生在子宫内膜的一组增生性病变,是一种非正常表现,不同于正常月经的子宫内膜增殖,其组织病理特征为:腺上皮细胞和(或)腺体结构有不同程度改变,但无间质浸润。以病变中有无腺上皮细胞的异型性,作为分类的基础,凡无细胞异型性,则命名为单纯增生或复杂增生;凡组织学上具有细胞异型性的增生命名为不典型增生,按腺体结构和细胞变化的程度不同,又将不典型增生分为轻、中、重三度。子宫内膜不典型增生属激素依赖型子宫内膜癌的癌前病变。病变的产生与长期无对抗雌激素过度刺激密切相关。子宫内膜不典型增生和内膜癌导致的异常子宫出血,多表现为异常子宫出血,量一般不多。子宫内膜增生组织形态学的诊断重复性较差,不仅不同病理学家报告差异很大,甚至同一个人在不同时间阅片,其结果也会有出入。因此强调病理的复核审定。单纯增生癌变率1%,复合增生癌变率3%,不典型增生癌变率23%。不典型增生在诊断时,往往有1/2术后病理证实为子宫内膜癌。子宫内膜癌占女性肿瘤的第四位,是美国最常见的生殖道肿瘤。尚未绝经者可表现为经量增多、经期延长或月经紊乱。

子宫内膜不典型增生,子宫内膜癌可发生于任何年龄女性,常见于50岁后。总的来说,诊刮没有年龄限制,多少岁以上必须刮宫,没这个限制,但青春期异常子宫出血恶性概率极低,一般不诊刮。有内膜癌高危因素者建议刮宫。45岁以上异常子宫出血者,如持续经间期出血或不规则流血或治疗效果不好时,应行诊刮,有高危因素(肥胖,晚绝经,从未生育,长期无排卵,糖尿病,高血压,家族史,长期他莫昔芬口服,长期补充雌激素)的任何年龄的患者均建议刮宫,也有研究建议大于40岁月经周期不规则者行诊断性刮宫术。绝经期异常子宫出血,子宫内膜厚度超过0.5cm建议刮宫。除刮宫外,子宫内膜取样器也逐渐被证明在诊断子宫内膜癌方面与诊刮效果相当。诊断依赖于诊断性刮宫病理。诊刮常见病理类型是增生期和分泌期子宫内膜,诊刮正常者占80%左右。异常病理结果常见于绝经后、未孕者、高血压、糖尿病、甲状腺功能减退、多囊卵巢者。

(2)子宫颈病变:子宫颈不典型增生和宫颈癌常表现为接触性出血,后期表现为不规则阴道流血。年轻患者也可表现为经期延长和经量增多。人乳头瘤病毒(HPV),特别是高危型HPV持续感染,是引起宫颈不典型增生和宫颈癌的基本原因。另外,宫颈癌高危因素有:过早性生活(早于20岁),过早生育(早于20岁),多产,不洁性生活,机体免疫抑制等。宫颈液基细胞学检查、HPV检测和宫颈活检有助于诊断。

(3)其他:子宫肉瘤表现为阴道不规则流血,子宫增大迅速。分泌雌激素的卵巢颗粒细胞瘤、卵泡膜细胞瘤,可表现为月经紊乱和绝经后阴道流血,有时可合并子宫内膜癌。绒癌、卵巢性索间质瘤、输卵管癌等也可表现为异常子宫出血,不再赘述。

5.凝血功能异常——AUB-C

凝血功能异常可分为先天性、获得性、医源性,主要包括:缺乏各种凝血因子,血小板减少或功能异常,血管收缩功能异常等。许多人是由遗传性、获得性或医源性因素所致凝血功能障碍引起,尤其是青春期少女多见,此类疾病常被低估,美国CDC一项研究显示约占10%,低于英国、瑞典所报道的17%和34%。13%的HMB患者生化检查发现凝血障碍,常见疾病有:白血病,再生障碍性贫血,血管性血友病(vWD),特发性血小板减少性紫癜(ITP),慢性肝病,慢性肾衰,系统性红斑狼疮等。常合并其他部位出血如鼻出血、瘀斑等。一项对青少年异常子宫出血的研究显示,ITP最常见,其次是vWD综合征。

(1)vWD综合征:vWD综合征是最常见的遗传性凝血功能障碍,约占排卵性子宫出血的13%,青春期月经量多的比例更高。发病时可仅表现为月经过多,月经周期尚规律,常自初潮开始就月经过多。获得性vWD可发生于SLE者,产生了Ⅷ因子抗体。典型病例的表现为:①出血时间延长;②血小板对玻璃珠的黏附性减低及对瑞斯托霉素聚集功能减弱或不聚集;③血浆Ⅷ因子有关抗原(ⅧR:Ag)及凝血活性(Ⅷ:C)减低或VWF活性(ⅧR:VWF)降低。

vWD 者可应用口服避孕药减少经量。有一项研究显示 vWD 约占所有月经量多女性的 13%。

青春期异常子宫出血月经量过多者应排除凝血功能障碍。需要考虑既往史、家族史等。出现以下高危因素应警惕是否有凝血功能异常：产后、流产后、手术后、拔牙后流血较多，不好止血，家族性凝血异常史，贫血治疗史，经期长于 7d，经量多以致影响正常活动。如果患者自初潮就有月经量多、产后出血、手术或拔牙时易出血、经常有身体瘀斑、家族性出血史等情况，就要考虑凝血功能障碍的情况，需要进行凝血功能的筛查，这些病史的询问可以作为一个筛查手段，敏感性可达 90%。如果有上述病史，建议做实验室检查。如发现异常，咨询血液科医师。

(2)其他原因：长期应用头孢药物，引起肠道大肠埃希菌减少，维生素 K 缺乏，口服抗凝剂或灭鼠药物等为医源性因素所致。维生素 K 缺乏相关的出血与肝衰竭相关出血最佳的鉴别方法是测定凝血因子 V 的含量。因子 V 是由肝脏合成，不依赖维生素 K。重症肝病患者，因子 V 和维生素 K 依赖的凝血因子全部减低；而维生素 K 缺乏症患者，因子 V 的水平正常。

6.排卵障碍或卵巢功能障碍——AUB-O

卵巢功能异常包括无排卵、稀发排卵、黄体功能不全、黄体萎缩不全等。排卵异常可表现为各式各样的月经异常，包括闭经、少量或多量不规则流血等。一些是由于周期性孕激素产生障碍，一些是由于排卵时相障碍。青春期和绝经过渡期常有排卵障碍。

(1)有排卵型子宫出血：卵巢虽有排卵，但往往合并其他因素，如甲状腺功能减退、凝血功能障碍、晚期肝病、黏膜下子宫肌瘤、子宫内膜息肉等，但有 1/2 找不到明确原因。有排卵型功血包括黄体功能不全、黄体萎缩不全、排卵期出血。可能由于卵泡发育、排卵或黄体功能不同程度的不健全，排卵功能的轻微异常或内膜局部止血功能缺陷所致。有人认为围排卵期出血可由于一批发育中的卵泡夭折引起血雌激素波动所致，即患者实际为稀发排卵，该出血周期为一次无排卵出血；经前出血可由于黄体功能不足或过早退化，不能维持内膜完整性所致。月经期长可能因卵泡发育过缓，分泌雌激素不足，内膜修复不良或黄体萎缩不全，引起子宫内膜脱落不全。

(2)无排卵型子宫出血：

①原因：无排卵型异常子宫出血，是由下丘脑-垂体-卵巢轴发育不完善或受其他因素影响导致功能异常或卵巢功能下降导致无周期性排卵所致。卵巢无排卵会导致子宫内膜缺乏孕激素拮抗，而孕激素可以合成子宫内膜止血的关键因子如前列腺素 F2α、内皮素-1，并周期性撤退引起月经来潮。多数无排卵妇女的月经紊乱，卵巢内卵泡有不定时、不同程度的发育，持续分泌不等量的雌激素，血雌激素水平不规律波动，但不诱导血 LH 峰；无优势卵泡及黄体形成，孕酮水平低下，子宫内膜持续增殖甚至增生，出现不规律（部位、深度、范围及时机）、不同步脱落，发生雌激素撤退或突破性出血。

无排卵的原因主要是下丘脑-垂体-卵巢轴不成熟，还包括其他原因，归纳起来可以分为以下几类：

a.内分泌代谢因素：包括多囊卵巢综合征（PCOS）、甲状腺功能减退、肾上腺疾病如迟发型21-羟化酶缺乏症、库欣综合征、Addison 病、高泌乳素血症、饮食改变、饮食睡眠紊乱、体重骤降或骤增、厌食、贫血、营养不良等。PCOS 可能是最常见原因，表现为月经失调，如月经稀发、月经量少或闭经,少数患者表现为月经过多或不规则阴道流血。高泌乳素血症是继发性闭经的常见原因,也可导致异常子宫流血,占 21～30 岁女性异常子宫出血的 9.4%,显著要高于在 11～20 岁中所占比例(2.4%)。高泌乳素血症可导致闭经,不严重时也可以有无排卵或黄体期缩短而出现不规则出血。卵巢早衰者在闭经前也可以有不规则出血。一个不常见的原因是,在生育年龄的后期,比如 40 多岁时尤其常见,卵巢里面即便已经有了黄体存在,卵泡会因为 FSH 持续存在而发育,称为黄体的相位周期(LOOP),此类患者流血量往往会较多。

b.社会心理因素:包括情绪紧张、情绪波动、应激状态、过度劳累、环境改变等。月经异常可增加精神负担,尤其是青春期女孩,精神紧张又能加重月经异常。

c.医源性:包括使用外源性激素、促性腺激素(Gn)、服用影响多巴胺代谢的药物如吩噻嗪类药物和三环类抗抑郁药等。服用紧急避孕药、米非司酮等也可抑制排卵,影响下次月经。

②分类:本部分按照年龄顺序,进行分类叙述。

a.青春期前的幼女:可能因为性早熟出现缺乏第二性征的异常出血,但乳腺芽状突起和阴毛的生长一般会早于阴道出血。

b.青春期女孩:初潮两年内大多数月经是无排卵的,尽管如此,也是有一定规律的,周期约 21～42d,标准与成年女性不同。2/3 的女孩会在初潮两年内建立规律月经。初潮年龄越小,规律月经建立越快。有研究统计了自初潮到半数的研究对象建立规律所需要的时间与初潮年龄的相关性,初潮年龄小于 12 岁需 1 年,而大于 13 岁平均需要 4.5 年。月经初潮后的几年内,由无排卵月经逐渐过渡到有排卵月经,这是下丘脑垂体卵巢轴成熟的结果,其特征是雌激素正反馈的建立,雌激素升高启动 LH 峰诱发排卵。如果月经一直不正常或由正常变为不正常,则应寻找原因。异常子宫出血的青少年都应排除妊娠问题,必要时行妊娠试验检查,不论她们是否承认有性生活史。青春期的常见异常子宫出血原因是:雌激素正反馈调节反应迟迟未能建立。

c.育龄期:有两种未排卵的原因:一种可能是暂时的无排卵,可以有内外环境的一些刺激,比如劳累、应激、流产、手术或疾病等,可以引起短时间的无排卵。但是也有一些是长期的因素,比如肥胖、胰岛素免疫、高泌乳素血症等引起持久的无排卵。绝经过渡期的原因是:卵泡储备减少,对 FSH 敏感性下降,卵泡发育及排卵不规则,最终无排卵。当 FSH-卵巢颗粒细胞轴功能减退时,卵巢募集卵泡和发育卵泡减少,颗粒细胞芳香化酶活性下降,雌激素生成减少,不能形成雌二醇高峰、LH 高峰和排卵。LH-卵泡膜细胞轴功能亢进,17α-羟基孕酮和雄烯二酮合成增加,引起高雄激素血症、肥胖和胰岛素免疫。可因内、外环境刺激(劳累、应激、流产、手术或疾病等)引起短暂无排卵;也可因肥胖、胰岛素免疫、高 PRL 等长期因素引起持续无排卵。月经可完全不规则(周期,经期,经量)。病程缠绵。可有贫血、多毛、肥胖、泌乳、不育等。精神负担大。一般无痛经。盆腔检查正常。

d.绝经过渡期:由于卵泡储备及对促性腺激素(Gn)敏感性降低或雌激素正反馈反应低。先出现黄体功能不足、不规则排卵,最终排卵停止。

(3)排卵型和无排卵型的鉴别诊断:鉴别有无排卵及无排卵的病因直接决定后续的处理。通过耐心、细致、准确地采集病史,仔细询问患者的月经情况,既往病史,了解不正常月经的出血类型,鉴别 AUB 的病因类型。不同出血模式的病因、鉴别诊断、处理都不同,不难进行准确分类。有排卵型功血月经虽紊乱,但仍有规律可循,所以要详细询问出血的起止时间及出血量的多少。

根据子宫出血特点、基础体温(BBT)、女性激素检测、超声影像检查、宫颈黏液检查等方法鉴别有无排卵,了解无排卵的病因及排卵者的黄体功能和卵泡发育是否正常。无排卵型者基础体温呈单相型。血清 $E_2$ 浓度相当于中、晚卵泡期水平,无周期性变化;在出血前 $5\sim9d$ 抽血检查,相当于黄体的中期孕酮测定孕酮浓度 $<3ng/mL$。经前宫颈黏液查出羊齿状结晶提示无排卵。

7.子宫内膜功能异常——AUB-E

(1)机制:如果有规律月经周期,只是经量较多,很可能存在调节子宫内膜止血机制的局部异常,包括。

①子宫内膜局部生成不同前列腺素(PCJ)的比例失衡:$PGE_2/PGF_{2\alpha}$ 量的比值增高,子宫内膜局部血管收缩物质内皮素-1 和 $PGF_{2\alpha}$ 缺乏;经量组织纤溶酶原激活物产生过量,纤维蛋白原溶解亢进,低纤维蛋白原血症,引起子宫内膜螺旋小动脉顶端和血管湖形成大量出血;血管扩张物质 $PGE_2$ 和前列环素产生过多。经量大于 90mL 的女性子宫内膜黄体期 $PGE_2/PGF_{2\alpha}$ 比例显著增加,前列环素($PGI_2$)及血栓素($TXA_2$)的各自代谢产物——6-酮 $PG1\alpha/TXB_2$ 比值也升高,导致血管扩张、血小板聚集受抑制的倾向而引起月经过多。子宫内膜微循环功能异常,包括螺旋小动脉异常、血管周围纤维化、血管内膜下玻璃样变等,干扰正常子宫内膜功能层脱落,剥离创面血管和上皮修复过程。HMB 者子宫内膜 PGI 合成增加,COX1、2 合成增加,PGI 可以抑制血小板聚集,刺激血管舒张,内膜局部纤溶亢进:经期内膜及经血中组织型纤溶酶原激活物(tPA)及 I 型纤溶酶原激活抑制物(PAI I)活性高于正常,引起血栓不稳定或再通,内膜剥脱广泛持久。

②血管结构异常:如果是 IMB 或经期延长,可能是子宫内膜修复机制异常引起,可能继发于子宫内膜炎症、子宫内膜血管生成异常、血管结构异常、血管平滑肌细胞缺乏,导致血管收缩障碍。围月经期缺氧状态可启动内膜修复,血管收缩障碍导致内膜血供较好,缓解了缺氧,延迟了内膜修复的启动,故经期延长。

③血管生成障碍:血管紧张素 1 和 2(Ang1/Ang2)比值下降,VEGF 表达下降,延迟血管修复。

④糖皮质激素局部代谢异常:11β-羟化酶受抑制,导致糖皮质激素合成下降。糖皮质激素通过糖皮质激素受体抑制血管生成。糖皮质激素可以选择性诱导抗血管生成因子——凝血酶敏感蛋白 1(TSP-1)表达。

⑤感染:目前尚无证据证明子宫内膜炎症与异常子宫出血有关,但有证据表明异常子宫出血与衣原体亚临床感染有关。

(2)目前尚无特异方法诊断子宫内膜局部异常,主要基于在有排卵月经的基础上排除其他明确异常后而确定。

对此类非器质性疾病引起的月经过多,建议先行药物治疗,推荐的药物治疗顺序为:①LNG-IUS,适合于最近 1 年以上无生育要求者;②氨甲环酸抗纤溶治疗或非甾体抗炎药(NSAIDs),可用于不愿或不能使用性激素治疗或想尽快怀孕者;③短效口服避孕药;④孕激素内膜萎缩治疗,如炔诺酮 5mg 每天 3 次,从周期第 5d 开始,连续服用 21d。刮宫术仅用于紧急止血与病理检查。对于无生育要求者,可以考虑保守性手术,如子宫内膜切除术。

应除外子宫、卵巢占位性病变。在检查子宫内膜方面,虽然经阴注水 B 超优于普通阴道 B 超,但不是一线检查方案。超声是首选,注水超声、磁共振不是一线检查方案。宫腔镜检查仅用于超声结果不肯定时候。

8.医源性因素——AUB-I

包括宫内节育器(IUD)、口服避孕药(COC),其他药物包括使用外源性促性腺激素(Gn),服用影响多巴胺代谢的药物如吩噻嗪类药物和三环类抗抑郁药等抗凝药物的使用等。减肥药物也可能是医源性的,紧急避孕药引起的异常出血。治疗异常子宫出血过程中,服用药物不恰当、不及时,乱投医改变治疗方案等均可导致持续异常子宫出血。服用口服避孕药可导致突破性出血,服用的第一周期中,有 30%～40% 女性出现突破性的出血。漏服也可导致不规则出血。口服避孕药停用后可导致撤退性出血。几乎所有避孕方式,从节育器到复合口服避孕药到单剂量口服避孕药,紧急口服避孕药,都可能出现异常子宫出血。

9.未分类——AUB-N

指文献报道的某些因素,可能与个别案例有关,但并没有结论性的证据支持,较少遇见的类型。如慢性子宫内膜炎、动静脉畸形(AVMs)、子宫肌肥大等。

(1)慢性子宫内膜炎:92 例异常子宫出血者,48% 子宫内膜活检免疫组化分析提示有衣原体感染,衣原体感染被严重低估,巨噬细胞可能是衣原体感染的很好的标志物。慢性子宫内膜炎时,内膜培养常见病原体是普通细菌(占 1/2 多)和解脲支原体,宫颈存在衣原体感染时,子宫内膜往往也有衣原体感染,宫颈炎、衣原体或支原体感染等也可引起经间出血。

(2)动静脉畸形:少见病,占子宫出血 2%,包括血管腔异常增大和动静脉瘘管形成,包括先天性的和获得性的动脉畸形,先天性的很少。

获得性的主要是刮宫或子宫手术后引起的,其他因素有内膜癌、内膜异位症、肌瘤、子宫感染、胎儿时暴露于己烯雌酚、放宫内节育器(IUD)、滋养细胞疾病、瘢痕妊娠等。

先天性的动静脉畸形常有多处血管连接,并侵入周围组织。获得性动静脉畸形局限于子宫肌层和(或)子宫内膜,表现为子宫肌层内动静脉直接交通。常见于生育年龄,典型症状是间断性的、大量的、突发的出血,有贫血症状和盆腔痛,有时候表现为盆腔包块。超声表现,局部内膜或肌层增厚,多处低回声或无回声包块,血流频谱显示高流低阻。如果超声怀疑动静脉畸形,可行 MRI 检查,表现为子宫增大,没有包块,肌层内血管匍行扩张,磁共振血管成像(MRA)显示子宫动脉旁的静脉过早显影。血管造影是金标准,显示由扩张的子宫动脉供血的不规则的血管团。治疗包括:选择性子宫动脉栓塞(首选),子宫切除,AVM 局部切除,腹腔镜髂内动脉结扎等。

(3)子宫肥大症:是指子宫均匀增大,肌层厚度超过 2.5cm,伴有不等程度子宫出血的一种疾病。子宫肥大的基本病理改变是子宫肌层内平滑肌细胞及血管壁的变化。子宫肥大是子宫肌层内平滑肌细胞及血管壁的增大。主要症状为月经量过多,持续天数延长;亦有表现为周期缩短至 20d 左右,经量及持续天数无明显改变或表现为月经期延长,但经量不多。患者多为经产妇,且多数为 3 产以上。患病时间长、流血量多者呈贫血貌。妇科检查子宫均匀增大,一般为6周妊娠大小,少数超过8周妊娠大小,质地较坚韧。双侧卵巢可稍增大,有多发性滤泡囊肿。雄激素治疗可减小流血量。保守治疗无效者,可考虑全子宫切除术。

(4)剖宫产瘢痕缺损:导致AUB的高危因素包括剖宫产切口位置不当、子宫下段形成前行剖宫产手术及手术操作不当等,常表现为经期延长。推荐的诊断方法为经阴道超声检查或宫腔镜检查。治疗上,无生育要求者使用口服短效避孕药治疗,可缩短出血时间;药物治疗效果不佳,可考虑手术治疗。对于有生育要求者,孕前应充分告知有妊娠期子宫破裂风险。手术治疗包括宫腔镜下、腹腔镜下、开腹或经阴道行剖宫产切口憩室及周围瘢痕切除和修补术。

综上所述,PALM-COIEN分类法可以用来对异常子宫出血进行分类。如由于子宫内膜息肉引起的出血,可以诊断为P1A0L0M0-C0O0I0E0N0,子宫肌瘤引起的异常子宫出血,可以诊断为P0A0L1M0-C0O0I0E0N0。

## 二、无排卵性异常子宫出血

### (一)病因及病理生理

正常月经的发生是基于排卵后黄体生命期结束,雌激素和孕激素撤退,使子宫内膜功能层皱缩坏死而脱落出血。正常月经的周期、持续时间和血量,表现为明显的规律性和自限性。当机体受内部和外界各种因素,如精神紧张、营养不良、代谢紊乱、慢性疾病、环境及气候骤变、饮食紊乱、过度运动、酗酒以及其他药物等影响时,可通过大脑皮层和中枢神经系统,引起下丘脑-垂体-卵巢轴功能调节或靶器官效应异常而导致月经失调。

无排卵性AUB常见于青春期、绝经过渡期,生育期也可发生。在青春期,下丘脑-垂体-卵巢轴激素间的反馈调节尚未成熟,大脑中枢对雌激素的正反馈作用存在缺陷,下丘脑和垂体与卵巢间尚未建立稳定的周期性调节,FSH呈持续低水平,无促排卵性LH峰形成,卵巢虽有卵泡生长,但卵泡发育到一定程度即发生退行性变,形成闭锁卵泡,无排卵发生;在绝经过渡期,卵巢功能不断衰退,卵泡近于耗尽,剩余卵泡往往对垂体促性腺激素的反应性低下,故雌激素分泌量锐减,以致促性腺激素水平升高,FSH常比LH更高,不形成排卵期前LH高峰,故不排卵。生育期妇女有时因应激、肥胖或PCOS等因素影响,也可发生无排卵。各种原因引起的无排卵均可导致子宫内膜受单一雌激素作用而无孕酮对抗,从而引起雌激素突破性出血。雌激素突破性出血有两种类型:①雌激素缓慢累积维持在阈值水平,可发生间断性少量出血,内膜修复慢,出血时间长;②雌激素累积维持在较高水平,子宫内膜持续增厚,但因无孕激素作用,脆弱脱落而局部修复困难,临床表现为少量出血淋漓不断或一段时间闭经后的大量出血。无排卵性AUB的另一出血机制是雌激素撤退性出血,即在单一雌激素的持久刺激下,子宫内膜持续增生。此时,若有一批卵泡闭锁,或由于大量雌激素对FSH的负反馈作用,使雌激素水平突然下降,内膜因失去雌激素支持而剥脱,其表现与外源性雌激素撤药所引起的出血相似。

另外,无排卵性AUB还与子宫内膜出血自限机制缺陷有关。主要表现为:①组织脆性增加:在单纯雌激素的作用下,子宫内膜间质缺乏孕激素作用反应不足,致使子宫内膜组织脆弱,容易自发破溃出血;②子宫内膜脱落不完全:由于雌激素波动子宫内膜脱落不规则和不完整,子宫内膜某一区域在雌激素作用下修复,而另一区域发生脱落和出血,这种持续性增生子宫内膜的局灶性脱落缺乏足够的组织丢失量,使内膜的再生和修复困难;③血管结构与功能异常:单一雌激素的持续作用,子宫内膜破裂的毛细血管密度增加,小血管多处断裂,加之缺乏螺旋化,收缩不力造成流血时间延长,流血量增多。多次组织破损活化纤溶酶,引起更多的纤维蛋白裂解,子宫内膜纤溶亢进。另外增殖期子宫内膜前列腺素 $E_2$($PGE_2$)含量高于 $PGF_{2\alpha}$ 过度增生的子宫内膜组织中 $PGE_2$ 含量和敏感性更高,血管易于扩张,出血增加。

### (二)子宫内膜病理改变

无排卵性 AUB,根据体内雌激素水平的高低和持续作用时间长短以及子宫内膜对雌激素反应的敏感性,子宫内膜可表现出不同程度的增生性变化,少数可呈萎缩性改变。

1.增殖期子宫内膜

子宫内膜所见与正常月经周期的增殖内膜无区别,只是在月经周期后半期甚至月经期仍表现为增殖期形态。

2.子宫内膜增生

根据世界卫生组织(WHO)女性生殖系统肿瘤学分类,分为:

(1)不伴有不典型的增生:指子宫内膜腺体过度增生,大小和形态不规则,腺体和间质比例高于增殖期子宫内膜,但无明显的细胞不典型。包括既往所称的单纯型增生和复杂型增生,是长期雌激素作用而无孕激素拮抗所致,发生子宫内膜癌的风险极低。

(2)不典型增生(AH)/子宫内膜上皮内瘤变(EIN):指子宫内膜增生伴有细胞不典型,镜下表现为管状或分支腺体排列拥挤,并伴有细胞不典型(包括细胞核增大、多形性、圆形、极性丧失和核仁),病变区域内腺体比例超过间质,腺体拥挤,仅有少量间质分隔。发生子宫内膜癌的风险较高,属于癌前病变。

3.萎缩型子宫内膜

内膜萎缩菲薄,腺体少而小,腺管狭而直,腺上皮为单层立方形或矮柱状细胞,间质少而致密,胶原纤维相对增多。

### (三)临床表现

少数无排卵妇女可有规律的月经周期,临床上称"无排卵月经",但多数不排卵女性表现为月经紊乱,即失去正常周期和出血自限性,出血间隔长短不一,短者几日,长者数月,常误诊为闭经;出血量多少不一,出血量少者只有点滴出血,多者大量出血,不能自止,导致贫血或休克。出血的类型取决于血雌激素水平及其下降速度、雌激素对子宫内膜持续作用的时间及子宫内膜的厚度。

### (四)诊断

诊断前必须首先除外生殖道或全身器质性病变所致。

1.病史

应注意患者年龄、月经史、婚育史及避孕措施;排除妊娠;是否存在引起异常子宫出血的器质性疾病,包括生殖器肿瘤、感染、血液系统及肝、肾、甲状腺疾病等,了解疾病经过和诊疗情况;近期有无服用干扰排卵的药物等。通过详细询问病史,确认其特异的出血模式。

2.体格检查

包括妇科检查和全身检查,及时发现相关体征。妇科检查应排除阴道、宫颈及子宫结构异常和器质性病变,确定出血来源。

3.辅助检查

主要目的是鉴别诊断和确定病情的严重程度及是否有合并症。

(1)全血细胞计数、凝血功能检查。

(2)尿妊娠试验或血 hCG 检测:除外妊娠相关疾病。

(3)超声检查:了解子宫内膜厚度及回声,以明确有无腔占位性病变及其他生殖道器质性病变等。

(4)基础体温测定(BBT):是诊断无排卵性 AUB 最常用的手段,无排卵性基础体温呈单相型。

(5)生殖内分泌测定:通过测定下次月经前 5~9d(相当于黄体中期)血孕酮水平估计有无排卵,孕酮浓度<3ng/mL 提示无排卵。同时应在早卵泡期测定血 LH、FSH、催乳素(PRL)、雌二醇($E_2$)、睾酮(T)、促甲状腺素(TSH)水平,以了解无排卵的病因。

(6)刮宫或子宫内膜活组织检查:以明确子宫内膜病理诊断,而刮宫兼有诊断和止血双重作用。适用于年龄>35 岁、药物治疗无效或存在子宫内膜癌高危因素的异常子宫出血患者。为确定有无排卵或黄体功能,应在月经来潮月经前 1~2d 或月经来潮 6h 内刮宫;为尽快减少大量出血、除外器质性疾病,可随时刮宫;为确定是否子宫内膜不规则脱落,需在月经第5~7d 刮宫。

(7)腔镜检查:可直接观察到颈管、子宫内膜的生理和病理情况,直视下活检的诊断准确率显著高于盲取。

(8)宫颈黏液结晶检查:根据羊齿植物叶状结晶的出现与否判断有无排卵,月经前仍可见羊齿状结晶表示无排卵。目前已较少应用。

### (五)鉴别诊断

(1)全身性疾病:如血液病、肝功能损害、甲状腺功能亢进或减退等。通过检查血常规、肝功能和甲状腺激素等得以鉴别。

(2)异常妊娠或妊娠并发症:如流产、异位妊娠、葡萄胎、子宫复旧不良、胎盘残留等。

(3)生殖器感染:如急性或慢性子宫内膜炎、子宫肌炎等。

(4)生殖器肿瘤:如子宫内膜癌、子宫颈癌、子宫肌瘤、卵巢肿瘤、滋养细胞肿瘤等。

(5)生殖道损伤:如阴道裂伤出血、阴道异物等。

(6)性激素类药物使用不当、内节育器或异物引起的异常子宫出血。

### (六)治疗

无排卵型子宫出血以青春期及绝经过渡期常见。临床表现为子宫出血失去规律性(周期性),间隔时长时短,出血量不能预计,一般出血时间长,不易自止。出血频繁或出血多者可引起严重贫血、休克、感染等。常导致急性异常子宫出血。

常见治疗方法的不良反应见表 2-1-2。

表 2-1-3　异常子宫出血常用治疗方法的不良反应

| 治疗方法 | | 潜在的不良反应发生<br>常见(1/100),不常见(1/1 000),罕见(1:10 000),非常罕见(1/100 000) |
|---|---|---|
| 曼月乐 | 常见 | 可能持续 6 个月的不规则流血,乳房胀痛,头痛,痤疮 |
| | 少见 | 闭经 |
| | 罕见 | 放置时子宫穿孔 |
| 氨甲环酸 | 少见 | 消化不良,腹泻,头痛 |
| NSAIDs | 常见 | 消化不良,头痛 |
| | 罕见 | 消化道溃疡,哮喘加重 |
| COC | 常见 | 脾气改变,头痛,恶心,水钠潴留;乳房触痛 |
| | 罕见 | 深静脉血栓形成,脑卒中,心梗 |
| 口服孕激素 | 常见 | 体重增加,头痛,乳房触痛,暂时性痤疮,胀气 |
| | 罕见 | 抑郁 |
| 注射用孕激素 | 常见 | 体重增加,不规则流血,闭经,经前期综合征 |
| | 少见 | 骨量轻度丢失,治疗不连续会复发 |
| GnRHa | 常见 | 绝经期样症状 |
| | 少见 | 应用 6 个月以上骨质疏松 |
| 子宫内膜去除术 | 常见 | 阴道分泌物增多,周期性疼痛,需要再次手术 |
| | 少见 | 感染 |
| | 罕见 | 子宫穿孔 |
| 子宫动脉栓塞 | 常见 | 持续性阴道分泌物,栓塞后综合征,包括疼痛、恶心、呕吐、发热 |
| | 少见 | 血肿,需再次手术,卵巢早衰 |
| | 罕见 | 出血,组织坏死,感染 |
| 子宫肌瘤切除 | 少见 | 粘连,需再次手术,感染,肌瘤复发,子宫穿孔 |
| | 罕见 | 出血 |
| 子宫切除 | 常见 | 感染 |
| | 少见 | 术中出血,损伤其他器官,尿失禁 |
| | 罕见 | 深静脉血栓 |
| | 非常罕见 | 死亡 |
| 子宫切除同时切除卵巢 | 常见 | 绝经样症状 |

1.青春期异常子宫出血的治疗

对于青春期少女发生的异常子宫出血,首先要根据异常子宫出血的诊断流程,确定属于无排卵型功血,再根据贫血程度确定相应治疗。基本原则包括止血、纠正贫血、调整周期、促进恢复生理功能、防止复发。再次提醒,初潮后即出现月经量多,应筛查遗传性凝血功能障碍。

(1)一般治疗:急性大量出血时应监测生命体征,建立静脉通道,补液,少量出血时应加强营养,避免剧烈运动。

(2)止血

①激素止血治疗:总的来讲,不推荐大量的雌激素疗法,不推荐孕激素药物性刮宫。相对来讲,COC 治疗更受推崇。

a.内膜萎缩法:应用口服避孕药(COC)或大剂量孕激素使增生的子宫内膜转化为稳定性假蜕膜组织而止血。有相当多证据表明,血流动力学稳定者,口服大剂量 COC 和大剂量孕激素效果相当。

COC 治疗:包括妈富隆、敏定偶、达英 35 等。一项随机对照试验证明多剂量单相联合口服避孕药治疗是有效的,用法是 1 片 tid×1 周,改 1 片 qd×3 周,平均 3d 即可血止,耐受性好,没有明显的恶心呕吐。达英 35 中,炔雌醇含量 35μg,止血效果好,用法 1 片 tid×3~7d,1 片 bid×3~7d,1 片 qd×7~21d。停药 7d 开始下一周期。如果流血不多,可用 1 片 qd,血止后连服 21d。COC 可连续应用 3 个月。大剂量孕激素治疗:一项研究显示,24 例青春期功血伴贫血的住院患者,第 1d 给予甲羟孕酮总量 60~120mg,后 10d 20mg/d,第 4d 时出血全部停止,是非常有效快速的方法。国内常用 250mg/片包装的醋酸甲羟孕酮,可以应用 0.5 片/d,一般用 7~10d,血止后停药即可,注意监测肝功。炔诺酮雄激素作用较明显,一般青春期功血不用。

b.内膜修复法:有文献报道了一项 RCT,静脉应用结合雌激素起到了良好的治疗效果。大剂量雌激素可促进内膜修复,提高纤维蛋白原水平,降低毛细血管通透性,增强凝血功能,适用于出血时间长、量多致血红蛋白<80g/L 的青春期患者。用法如下:戊酸雌二醇(补佳乐)4~6mg/次,口服,4~6h 1 次,血止 3d 后按每 3d 减量 1/3,一般维持剂量为 2mg/d,应用至血止后 21d。雌激素疗法在血红蛋白增加至 100g/L 以上或者患者可以承受一次月经样的出血后均必须用孕激素撤退,可用甲羟孕酮 10mg 或黄体酮胶丸 200mg po qd×10~14d,停药后出现撤退性出血。由于雌激素本身会在修复子宫内膜的同时促进内膜生长,可能增加撤退性出血量,另外有增加血栓形成的风险,适用于青春期及无血栓风险的生育期异常子宫出血。

c.孕激素内膜脱落法:青春期功血多为无排卵型功血,子宫内膜长期受雌激素刺激而无孕激素拮抗,出现子宫内膜增生过长,而孕激素内膜脱落法或称为药物性刮宫,是给予促使子宫内膜分泌化剂量的孕激素(黄体酮 50~100mg/周期),促进增生期子宫内膜转化为分泌期,停药后将出现撤退性出血。出血第 1d 开始服用 COC 治疗。用法是采用黄体酮肌内注射 20mg/d,3~5d 或一次性肌内注射黄体酮 60mg 或者安宫黄体酮(MPA)6~10mg/d,10d 或达芙通 20mg/d,10d 或口服微粒化孕酮(琪宁),每天 200~300mg,×10d。用药以后有一次撤退性出血,会造成进一步的失血,所以须用于血红蛋白>80g/L 的患者。一般停药 1~2d 后发生撤退性出血,此时莫要以为止血效果不好而再次应用孕激素。撤退性出血第 1d,相当于下次月经来潮的第 1d。如果子宫内膜偏厚,则孕激素用量相对大,时间相对长,如果撤退性出血较多,可加用丙酸睾酮,25~50mg/d,im,3d。

②其他止血药物:正常的月经子宫出血的本身就有纤溶的激活,异常子宫出血者会有纤溶

的亢进，因此抗纤溶药物对于减少出血量是有效的。激素药物配伍应用止血药物可增加疗效。如果患者不接受激素治疗或存在激素治疗的禁忌证，可选择氨甲环酸（止血环酸）、非甾体类消炎药（NSAIDs）、止血中药如云南白药、宫血宁、独一味等。

a.氨甲环酸：氨甲环酸不影响血小板数目和聚集，没有证据表明有增加血栓形成的风险，即使是对血栓高危患者，尤其适用于有生育要求有凝血功能障碍者、有口服 COC 禁忌者。FDA 已批准该药用于异常子宫出血的治疗。口服用法是 1g tid×4d，静脉滴注用法是静脉注射或滴注：一次 0.25～0.5g，每天 0.75～2g，每次经期口服氨甲环酸 2～4.5g/d，4～7d，月经量减少 40%～50%。静脉注射液以 25% 葡萄糖液稀释，静脉滴注液以 5%～10% 葡萄糖液稀释，说明书中没有提到可用生理盐水稀释。不良反应发生率约 12%，消化道症状为主，包括恶心、呕吐、腹泻、消化不良等。氨甲环酸不能调节月经，不能缓解痛经，不能避孕。

b.NSAIDs：可抑制前列腺素合成和减少月经量，可减少 20%～49%，效果逊色于达那唑或氨甲环酸，不良反应轻，价格较低。由于是周期性服用非每天服用，长期服用的不良反应如消化道溃疡等可以减少。因为 NSAIDs 可影响肝脏凝血因子合成，可影响血小板聚集，禁用于凝血功能异常、血小板功能异常者导致的异常子宫出血。

c.酚磺乙胺（止血敏）：可通过促进凝血过程而发挥作用，能够增加血液中血小板数量，增强其聚集性和黏附性，促进凝血物质的释放，增强毛细血管免疫力，降低毛细血管通透性，以加速凝血。本品能使月经量减少约 13%，出血后开始用，可与维生素 K 注射液混合使用，但不可与氨基己酸注射液混合使用，静脉滴注：一次 0.25～0.75g，一天 2～3 次，稀释后滴注。因疗效不显著，不推荐应用该药物。

d.醋酸去氨加压素：静脉或皮下给予去氨加压素 0.3μg/kg 体重，可使血浆中凝血因子Ⅷ的活力增加 2～4 倍；也使 vWD 因子抗原的含量增加。用法是按体重 0.3μg/kg 的剂量，用生理盐水稀释至 50～100mL，在 15～30min 内静脉滴注。

e.尖吻蝮蛇血凝酶：每次 2U（2 瓶），每瓶用 1mL 注射用水溶解，静脉注射。虽无本品引起血栓的报道，为安全起见，有血栓病史者禁用。

③纠正贫血：根据血常规、凝血五项指标结果，补充凝血因子，新鲜冰冻血浆，冷沉淀，纤维蛋白原，重组Ⅷ因子，重组 vWD 因子。血红蛋白低于 70g/L 建议住院治疗，低于 60g/L 建议输血。对中重度贫血患者在上述治疗的同时给予铁剂和叶酸治疗，口服硫酸亚铁、枸橼酸铁、右旋糖酐铁，与维生素 C 一并服用效果好。也可静脉注射蔗糖铁，必要时输血。

④其他情况：如果怀疑恶性，可抽血查肿瘤标志物，联合其他检查方法，必要时也可在知情同意下行诊刮或宫腔镜检查术。对未婚无性生活史青少年除非要除外内膜病变，不轻易做刮宫术，仅适于大量出血且药物治疗无效需立即止血或检查子宫内膜组织病理的情况。

（3）调整周期治疗：血止后，因仍有无排卵情况的存在，停药后绝大多数会再次出现无排卵功血，因此血止后紧跟周期调节治疗，十分重要。调经方法包括：

①口服避孕药：一项研究显示，含 30μg 炔雌醇的 COC 可减少月经量 43%，优于萘普生，略低于达那唑。COC 有避孕外的益处，如调经、缓解乳房疼痛和痛经。突破性出血、水钠潴留等问题是患者不能坚持口服避孕药的主要原因。青春期 PCOS 多应用达英 35 治疗。

②孕激素周期疗法：月经后半周期服孕激素治疗，模拟排卵情况下的孕激素分泌。可于撤

退性出血第 15d 起,地屈孕酮 10～20mg/d×10d、黄体酮胶丸 200～300mg/d×10d 或甲羟孕酮 4～12mg/d,每天分 2 次服用,连用 10～14d。停药后出血撤退性出血,第 15d 再开始服下一周期,可酌情应用 3～6 个周期。如果患者病情不严重,可应用 3 个周期,如果治疗效果差,反复发作,可应用 6 个周期甚至更长。单用孕激素虽然有效,但可能因依从性和耐受性差等原因临床使用受限。

(4)教育和心理治疗:初潮是儿童转向青春期的里程碑,青春期异常子宫出血,患者往往很恐惧,并牵涉整个家庭,不仅是临床问题,也是社会问题。除了药物同时应给予教育和心理治疗。

①教育:英国女性和儿童健康国家协作中心指南发展小组(GDG)认为教育具有重要意义。不但教育的内容重要,教育的地点、提供形式和提供者也相当重要。教育和信息提供,患者的知情选择和授权,在现代医疗中日益重要。应充分告知患者如何正确使用药物,避免漏服。使患者充分了解风险和受益,选择最佳治疗方案。充分沟通,使医师对患者治疗的迫切性有所了解,增加患者的自主性和自我管理。自主选择后,患者的依从性将增加,对治疗的风险、时间、有无并发症等的关注度增加,患者控制的决定数目增加,医师决定的减少,也能减少医患纠纷。

②心理治疗:减轻体重,精神因素,教育,月经恢复后嘱生活规律,减轻压力,缓解疲劳,注意环境和气候的改变。

2.生育期和绝经过渡期异常子宫出血的治疗

生育年龄异常子宫出血,以排卵型多见,无排卵型少见。绝经过渡期(每人年龄段不同,一般都在 40 岁以后)又以无排卵型为主。虽然吸烟和肥胖等是异常子宫出血的危险因素,但是尚无有关生活方式治疗 HMB 的研究。生育年龄急性异常子宫出血者,首先排除妊娠。典型的无排卵或黄体的相位周期,是阴道流血时间和流血量均无法预计,前者常有短期闭经。

药物治疗的选项顺序是:曼月乐,氨甲环酸,NSAIDs,COC,炔诺酮(15mgqd,月经第 5～26d),注射用长效孕激素。不推荐常规应用达那唑,不推荐酚磺乙胺。不推荐仅黄体期口服孕激素治疗急性大量子宫出血。

(1)止血:多种方法同青春期异常子宫出血,但手术治疗方法明显增多。

①孕激素内膜萎缩法:假孕疗法,用蜕膜化剂量的孕激素(>1000mg/周期)促进增生期子宫内膜转化为类蜕膜组织而快速止血(一般 2～3d 血止),止血后逐渐减少剂量至维持不流血的最小剂量。

a.甲羟孕酮口服:非首选方案,可给 250mg poqd 或甲羟孕酮 10～20mg/次,4～6h 1 次,止血后 3d 开始减量,每 3d 减量 1/3,维持量维持到血止后 21d 停药。出现撤退性出血的第一天起,用 COC 周期治疗。单用甲羟孕酮应用过程中,可能有点滴出血。目前尚无有关孕激素对血栓形成有确切影响的证据。2006 年有一项 RCT,比较了大量 MPA 和 OC(含 1mg 炔诺酮和 35μg 炔雌醇),1 片的治疗效果,证明了大剂量 MPA 的有效性。40 例血流动力学稳定的急性子宫出血患者随机分为两组,一组给予 MPA 20mg tid,一周后改 20mg qd,一组给予 OC 1 片 tid,一周后改为 1 片 qd。平均 3d 血止,MPA 组耐受性优于 OC,但恶心呕吐发生率无统计学差异。注射用醋酸甲羟孕酮,肌内注射避孕效果持续 3 个月。为了避孕,长效醋酸甲羟孕酮必须是月经第 5d 内急性第一次注射。一项 RCT 研究显示($n=3172$),注射用 MPA 的闭经率高于庚酸炔诺酮,另一项 RCT($n=1216$)显示,应用注射用 MPA 100～150mg/3 个月,1 年后的闭经率可达 41%～47%。

  b.COC:用法同青春期异常子宫出血所述,但对于围绝经期异常子宫出血非首选方案。第三代口服避孕药的孕激素均为高选择性孕激素,包括去氧孕烯(妈富隆、美欣乐)、孕二烯酮(敏定偶)、屈螺酮(优思明)等。服用 COC 的妇女,卵巢癌发生率降低 40%,子宫内膜癌降低 50%,子宫肌瘤降低 31%,黄体囊肿降低 78%,功能性卵巢囊肿降低 49%。研究表明,阴道应用 COC 可减少胃肠道不良反应,并且与口服具有相当的疗效。应用 COC 治疗。如果 1 年内有妊娠计划,不建议用 COC,而可用 NSAIDs 或周期性孕激素。

  2010 年 5 月,FDA 批准了一种新型口服避孕药,地诺孕素/戊酸雌二醇在美国上市。该避孕药已于 2009 年 5 月在欧盟获得批准,商品名为 Qlaira。2012 年 FDA 批准该药用于治疗急性子宫出血,成了 COC 里面的首选药物。地诺孕素/戊酸雌二醇片应用 6 个月显著减少平均月经量约 65%,其中 1/2 患者可达到减少 80% 月经量的疗效,贫血指标大大改善,补佳乐 2mg,相当于炔雌醇 20µg;地诺孕素是 19C-去甲睾酮衍生物,与孕激素受体有很强亲和力,同时又类似炔诺酮,吸收快,生物利用度 90%,血浆半衰期 10h,无明显累积效应,能抑制卵巢功能及子宫内膜细胞的增殖。与其他 COC 或曼月乐比较,对糖脂代谢影响较小,血栓性疾病的发生率和严重程度均略低,其他常见不良反应与其他 COC 类似。不愿放曼月乐,无雌激素禁忌证,又要求避孕者,首选地诺孕素/戊酸雌二醇片。目前还没有曼月乐和戊酸雌二醇、地诺孕素比较研究。

  COC 的应用应注意安全性问题。WHO 对 COC 长期服用安全性的报道证明,COC 降低子宫内膜癌、卵巢癌的发生,对是否增加宫颈癌尚有争议,总体乳腺癌不增加。COC 应用第一年,血栓风险增加 4 倍。应用 COC 的潜在风险应予注意,有高龄、肿瘤、高血压、血栓性疾病史、易栓症(比如蛋白 C、蛋白 S、Leiden factor V 缺乏)、心脑血管疾病高危人群及 40 岁以上吸烟的女性不宜应用。有乳腺癌病史的患者应十分慎用。

  ②孕激素内膜脱落法:适用于血红蛋白＞80g/L 的患者,用法同青春期无排卵型异常子宫出血。撤退出血的时候,如果量多的话,应该卧床休息,用止血剂,必要的时候输血,这个时候不能再用性激素。撤退出血如果多于 10d 不干净,应该怀疑有器质性的病变。

  ③雄激素治疗:雄激素可对抗雌激素,增加子宫和血管平滑肌收缩力,减轻盆腔充血。达那唑可抗雌抗孕,抑制子宫内膜增生,抑制排卵。孕三烯酮内美通与达那唑有相似的疗效和不良反应,一周 2 次。达那唑在减少月经量方面(大约减少 1/2)可能优于单一孕激素和 NSAIDs,但雄性化不良反应也相当明显,没有足够证据显示可以推荐该疗法。孕激素减少月经量的机制尚不明确,单纯黄体期单用孕激素对月经量无明显改变。

  ④其他止血药物:氨甲环酸,有一定治疗作用,尤其是那些需要保留子宫生育能力但面临切子宫风险者。如果效果良好,NSAIDs 和氨甲环酸可以继续周期性应用,如果治疗 3 个周期效果不明显,应停用。

  (2)调周期:抑制卵巢功能或黄体功能替代。如果偶尔一次无排卵型功血,此次治疗后可不用调周期,观察下一自然周期月经情况。无生育要求者调周期最好用 COC,其中目前最好的是复方地诺孕素；也可月经后半期周期性应用孕激素，如果子宫内膜有复杂性增生，可于卵泡期开始应用孕激素，如炔诺酮15mg/d，月经第5～26d应用。如果周期性服用孕激素无撤退性出血或者出血很少，说明内源性雌激素水平较低，可以人工周期疗法，可于月经第3d开始口服克龄蒙或芬吗通，补佳乐1mg/d，连用21～28d，后10～14d加用甲羟孕酮4～8mg/d或＋黄体酮治疗。有生育要求者调周期可用促排卵治疗。

（3）有生育要求的采用促排卵治疗：常用方法包括氯米芬法、来曲唑法、HMG-HCG法、GnRHa脱敏＋控制性卵巢高刺激疗法等。氯米芬可通过与内源性雌激素受体竞争性结合，促进垂体释放FSH和LH，促进卵泡发育，但有子宫内膜薄等不良反应，不利于胚胎着床，可同时补充补佳乐。氯米芬一般是月经第2～5d开始，每天50～150mg，共5d。监测卵泡成熟时（1.8cm以上），应用绒促性素5000～10 000IU im st，促进排卵和黄体形成。应用3个周期后停药观察其恢复情况。

（4）GnRHa垂体降调节：促性腺激素释放激素（GnRHa）通过耗竭GnRH受体和垂体脱敏作用，减少FSH和LH的生成和释放，从而抑制卵巢功能，引起低雌激素血症，为可逆性药物性"去势"，适用于不能耐受药物治疗、肝肾功能不良、出血性疾病和器官移植（如肝、肾移植）后月经过多的绝经过渡期妇女，尤其适用于合并子宫腺肌病、子宫肌瘤、子宫内膜异位症者。目前还没有关于GnRHa治疗急性子宫出血的报道，手术前GnRHa诱导闭经，以便提高血红蛋白，应用后5～14d会有"点火"效应。尤其适用于合并子宫肌瘤又不手术者，可以说是最佳方案。为防止长期GnRHa治疗引起的低雌激素反应和骨丢失，可于3～6个月反向添加性激素。用法是月经第一天，长效GnRHa，如戈舍瑞林（诺雷德）3.6mg/支或曲普瑞林（达必佳）3.75mg/支，ih，28d 1支。反向添加方法有：单一孕激素（甲羟孕酮4～6mg/d），单一雌激素（补佳乐1mg/d），雌孕激素联合或序贯，组织选择性雌激素活性调节剂利维爱等。

（5）抗感染治疗：出血时间长，贫血严重，免疫力差者易合并感染，可监测体温、血常规、C反应蛋白、降钙素原等，留取血培养，有感染的临床征象时应及时应用抗生素。当严重细菌、真菌、寄生虫感染以及脓毒症时血降钙素原升高，自身免疫、过敏和病毒感染时降钙素原不会升高。一般应用头孢二代抗菌药。

（6）手术或操作治疗：适用于有药物禁忌，药物反应不佳，合并其他疾病的内在需要，同时要考虑出血的严重程度和患者的稳定性。手术或操作方法包括：放置曼月乐，宫腔球囊压迫止血，诊刮，子宫内膜去除，子宫动脉栓塞和子宫切除。心脏换瓣术后服用抗凝药物，可有异常子宫出血，应用内膜消融或曼月乐可起到持续的治疗作用，子宫切除术出血风险大，如合并其他疾病，不得已时才采用。较少采用。

①曼月乐放置：左炔诺孕酮-宫内释放系统（曼月乐）在欧洲国家已经应用了十余年，得到了广泛认可。曼月乐为T形塑料支架，内含52mg左炔诺孕酮，以每天20μg的剂量释放入宫腔内，有效期是5年，月经量可以减少70%～95%。推荐在放置以前应除外子宫内膜病变的情况。曼月乐可以治疗子宫内膜单纯性增生和复杂性增生。2007年曼月乐在英国指南中就推荐了曼月乐治疗月经过多，应用3个月月经量可减少95%。曼月乐是治疗35岁以后AUB女性的可选的有效方法，治疗满意率可达80%，治疗3个月时点滴出血是常见的症状，1/2女性在治疗6个月时无出血症状，部分在应用1.5年后会出现闭经。ECLIPSE试验是一个大规

模多中心的随机对照试验,比较曼月乐和其他药物治疗,研究对象为 25～50 岁,MMAS 表,格定量评价值作为首要结局,结果显示曼月乐组比常规药物组更能提高治疗的生活质量。在放置曼月乐后前 6 个月中不规则出血、经量减少、月经稀发、点滴出血、乳房胀痛等很常见,一般不需要特殊处理。建议曼月乐至少带 6 个月。

②诊断性刮宫:临床医师认为患者不适合药物或药物效果欠佳,可用诊刮止血,并推荐一并使用宫腔镜检查。诊刮具有诊断和治疗的双重意义。诊刮需彻底全面,尤其注意两侧宫角部。诊刮只能减少本周期的流血量,对后续周期无改善作用,不推荐诊刮作为常规止血方法。诊刮常见病理类型是增生期和分泌期子宫内膜,诊刮正常者占 80% 左右。诊刮没有年龄限制。年龄＞40 岁,有子宫内膜癌高危因素或子宫内膜厚度＞12mm,首选刮宫,除外子宫内膜病变;对于绝经过渡期及病程长的育龄期患者应首先考虑使用刮宫术,为了止血,诊刮应相对彻底;对于 B 超提示宫腔内异常者可在宫腔镜指导下刮宫或活检,以提高诊断率。欲确定异常子宫出血的类型,鉴别是否排卵,一般于月经第 5d 后或异常子宫出血时随机性刮宫。一般诊刮有效时期是 6 个月。

③宫腔球囊压迫止血:26F Foley 尿管置入宫腔,注入约 30mL 盐水,压迫止血。先于导尿管球囊内注入 1mL 气体,使球囊膨胀,剪去球囊顶端的部分导管,抽出球囊内气体后,将球囊导尿管置入宫腔内,在 B 超引导下向球囊内注入灭菌生理盐水适量,至 B 超下可见宫腔明显分离,推注时手感有阻力为止,双腔导尿管的一端连接出血收集袋,收集宫腔出血并计量。一般球囊放置 4～8h,如压力不大,必要时可放置 12h。取出球囊时测定球囊内压力,并注意放出的液体量是否与注入的液体量相等。

④子宫内膜去除术:

a.适应证和禁忌证:目前资料显示,子宫内膜去除术治疗异常子宫出血是有效的,是 AUB-E 和 AUB-O 的手术首选治疗方法。适应证包括激素或其他药物治疗无效、相对禁忌或复发者,尤其适用于无生育要求的有排卵型月经过多患者,已除外子宫内膜恶性疾病者;由于创伤小,尤其对合并严重内科疾患如肝肾衰竭、心脑血管疾病、血液病,不能耐受子宫切除手术者。经充分与患者沟通风险收益等,子宫内膜去除可以作为首选治疗方案。严重影响生活质量,无生育要求,子宫正常或伴有肌壁间肌瘤 3cm 以下,可考虑内膜去除术。行子宫内膜去除术之前都要进行内膜活检,只有组织病理学检查未提示异常时才可进行手术。子宫内膜不典型增生和子宫癌患者不能行子宫内膜去除术。这五个 FDA 批准的非电切镜子宫内膜去除术仪器均有引起子宫穿孔和肠道热损伤的可能。

b.技术简介:内膜去除术有两代技术,第一代是宫腔镜可视,第二代是非电切镜系统的,降低了子宫穿孔、出血、低钠血症等风险。第一代包括滚珠子宫内膜切除术,经宫颈子宫内膜切除术(TCRE)。第二代非电切镜子宫内膜去除术是指那些不需要子宫电切镜,直接放置到子宫腔,能够破坏子宫内膜的仪器或设备,FDA 批准了五类,包括:冷冻治疗、自由流体热子宫内膜切除术、阻抗控制子宫内膜去除术(诺舒)、充满液体的热球子宫内膜去除、微波内膜去除。两种手术方式适应证、手术疗效、满意度相似,而二代的内膜去除术具有简单、易行、并发症少的优点,因此相对而言是更好的选择。目前除了对热球技术研究较深入外,其他方法尚需大样本、长时间的随访研究,以期对各项技术的安全性和有效性进行较为全面、系统的比较和评价,对重复治疗的时间间隔、参数设置和疗效等因素也需要进一步研究。下面主要对常用的热球技术和诺舒技术作进一步介绍。

热球系统简介：Therma Choice 系统含有一个一次性使用的热球导杆，一根连接线和一个专门的控制器。导杆的直径是 5.5mm，加热装置包含在球囊内，微处理系统决定治疗时间持续 10min。暴露宫颈后，扩张到需要的大小，将顶端带有球囊的导杆通过宫颈管置入宫腔。手术医师首先使用一个注射器将 5% 葡萄糖水注入球囊内，使球囊内的压力达到 160～180mmHg(1mmHg=0.133kPa)，然后启动专门的控制器，加热球囊中的热元件和液体。控制器中的微处理器监视球囊内压力参数和液体温度，并自动控制加热时间。

诺舒系统简介：利用阻抗控制，使用电射频技术，能够自动切除子宫内膜。在手术前不需要像传统的宫腔镜电切术或者热球术进行内膜预处理，且不受经期和出血限制，平均 90s 就能完成手术，立竿见影。该系统由一个以微处理控制器为基础的控制器及一个直径约 7.2mm 的简易一次性电极组成，电极远端连着一个金属网状双极。该电极装置经过宫颈插入宫腔，随着外鞘的撤出，金属网状电极打开并与宫腔形态相符合。术毕宫腔镜检查手术效果。

c.效果及注意事项：对于宫腔正常的女性，行电切镜子宫内膜去除术或非电切镜子宫内膜去除术，两者在术后 1 年的月经减少量和患者满意度方面是相当的，与使用曼月乐的患者相似，在依从性和效果方面优于药物治疗。选择子宫内膜去除术的患者必须能接受术后仍有可能有月经来潮，而不是绝对的闭经。绝经前女性接受子宫内膜去除术后仍需要采取适合的避孕措施。非电切镜子宫内膜去除术不推荐用于内膜腔过大、超过器械限制的患者。有经典剖宫产史及透壁肌瘤术史的患者行非电切镜子宫内膜去除术时，损伤周围器官的风险可能增加。这部分患者行内膜去除术时，最好在腹腔镜监测下行电切镜子宫内膜去除术。子宫下段横切口分娩的患者行非电切镜子宫内膜去除术的风险仍未充分研究。

⑤子宫动脉栓塞术：药物治疗反应欠佳或禁忌，又需要保留子宫者，可选择子宫动脉栓塞术，但是该手术对生育力的影响尚不知晓。因此应告知子宫动脉栓塞的生育力影响问题潜在的不良反应。子宫血供主要来自髂内动脉的分支——子宫动脉，手术时通过插管到髂内动脉，造影显示出血部位，将出血动脉远侧和近侧支同时栓塞，不仅使近侧供血终止，而且将侧支供血也阻断，达到立即止血和长期止血的目的。即使栓塞髂内动脉也不至于引起严重并发症。栓塞剂常采用明胶海绵，明胶海绵颗粒为中期栓塞剂，一般 2 周后血管可再通，不影响栓塞器官。但如果栓塞不彻底，可能复发性出血。

⑥宫腔镜：宫腔镜检查是鉴别子宫出血原因非常重要的手段，比较敏感，同时可以在直视下选点活检，比盲目刮宫敏感性高。但是它的可靠性也跟术者知识经验有关，同时宫腔镜不能代替病理检查。宫腔镜的优势还在于它可以同时进行一些治疗，包括前述的一代子宫内膜去除术。

⑦子宫切除术：对于药物治疗疗效不佳或不宜用药、无生育要求的患者，尤其是不易随访的年龄较大者及病理为癌前期病变或癌变者，应考虑手术治疗。全子宫切除术，子宫切除首选经阴，然后经腹。子宫小于 10 周大小者，为了治疗急性子宫异常出血，子宫切除不是首选治疗。子宫切除不是 HMB 一线治疗，当充分知情后，患者要求子宫切除或药物治疗无效或不想保留子宫或生育力，有闭经的要求时可以做。应告知子宫切除可能对卵巢功能有影响，如果患

者病理性肥胖或需要切除附件,经阴手术应行腹腔镜辅助。45 岁以下女性,如果合并其他可疑卵巢功能异常导致的疾病,如经前期综合征,可用药物抑制卵巢功能 3 个月看看症状是否消失,以协助是否切除卵巢的决定。

## 三、排卵性异常子宫出血

排卵性异常子宫出血(排卵性月经失调)较无排卵性少见,多发生于生育期女性。患者有周期性排卵,因此临床上有可辨认的月经周期。主要包含黄体功能不足、子宫内膜不规则脱落和子宫内膜局部异常所致的 AUB。

### (一)黄体功能不足

月经周期中有卵泡发育及排卵,但黄体期孕激素分泌不足或黄体过早衰退,导致子宫内膜分泌反应不良和黄体期缩短。

1.发病机制

足够水平的 FSH 和 LH 及卵巢对 LH 良好的反应,是黄体健全发育的必要前提。黄体功能不足可有多种因素造成:卵泡期 FSH 缺乏,使卵泡发育缓慢,雌激素分泌减少,从而对垂体及下丘脑正反馈不足;LH 脉冲峰值不高及排卵峰后 LH 低脉冲缺陷,使排卵后黄体发育不全,孕激素分泌减少;卵巢本身发育不良,排卵后颗粒细胞黄素化不良,孕激素分泌减少。此外,生理性因素如初潮、分娩后、绝经过渡期等也可导致黄体功能不足。

2.病理

子宫内膜形态一般表现为分泌期内膜,腺体分泌不良,间质水肿不明显或腺体与间质发育不同步。内膜活检显示分泌反应落后 2d。

3.临床表现

常表现为月经周期缩短。有时月经周期虽在正常范围内,但卵泡期延长、黄体期缩短,以致患者不易受孕或在妊娠早期流产。

4.诊断

根据病史、妇科检查无引起异常子宫出血的生殖器器质性病变;基础体温双相型,但高温相小于 11d;子宫内膜活检显示分泌反应至少落后 2d,可做出诊断。

5.治疗

(1)促进卵泡发育:针对其发生原因,促使卵泡发育和排卵。①卵泡期使用低剂量雌激素:月经第 5d 起每日口服妊马雌酮 0.625mg 或戊酸雌二醇 1mg,连续 5～7d;②氯米芬:月经第 3～5d 每日开始口服氯米芬 50mg,连服 5d。

(2)促进月经中期 LH 峰形成:在卵泡成熟后,给予绒促性素 5000～10 000U 1 次或分 2 次肌内注射。

(3)黄体功能刺激疗法:于基础体温上升后开始,隔日肌内注射绒促性素 1000～2000U,共 5 次。

(4)黄体功能补充疗法:一般选用天然黄体酮制剂,自排卵后开始每日肌内注射黄体酮 10mg,共 10～14d。

（5）口服避孕药：尤其适用于有避孕需求的患者。一般周期性使用口服避孕药 3 个周期，病情反复者酌情延至 6 个周期。

## （二）子宫内膜不规则脱落

月经周期有排卵，黄体发育良好，但萎缩过程延长，导致子宫内膜不规则脱落。

**1.发病机制**

由于下丘脑-垂体-卵巢轴调节功能紊乱或溶黄体机制失常，引起黄体萎缩不全，内膜持续受孕激素影响，以致不能如期完整脱落。

**2.病理**

正常月经第 3～4d 时，分泌期子宫内膜已全部脱落。黄体萎缩不全时，月经期第 5～6d 仍能见到呈分泌反应的子宫内膜。常表现为混合型子宫内膜，即残留的分泌期内膜与出血坏死组织及新增生的内膜混合共存。

**3.临床表现**

表现为月经周期正常，但经期延长，长达 9～10d，且出血量多。

**4.诊断**

临床表现为经期延长，基础体温呈双相型，但下降缓慢。在月经第 5～7d 行诊断性刮宫，病理检查作为确诊依据。

**5.治疗**

（1）孕激素：排卵后第 1～2d 或下次月经前 10～14d 开始，每日口服甲羟孕酮 10mg，连服 10d。有生育要求者肌内注射黄体酮注射液。无生育要求者也可口服单相口服避孕药，自月经周期第 5d 开始，每日 1 片，连续 21d 为一周期。

（2）绒促性素：用法同黄体功能不足，有促进黄体功能的作用。

（3）复方短效口服避孕药：抑制排卵，控制周期。

## （三）子宫内膜局部异常所致异常子宫出血（AUB-E）

AUB-E 指原发于子宫内膜局部异常引起的异常子宫出血。当 AUB 发生在有规律且有排卵的周期，特别是经排查未发现其他原因可解释时，则可能是原发于子宫内膜局部异常所致的异常子宫出血。

**1.临床表现**

可表现为月经过多（>80mL）、经间期出血或经期延长，而周期、经期持续时间正常。其机制可能涉及子宫内膜局部凝血纤溶调节机制异常、子宫内膜修复机制异常，如子宫内膜炎症、感染、炎性反应及子宫内膜血管生成异常等。

**2.诊断**

目前尚无特异方法诊断子宫内膜局部异常，主要基于在有排卵月经的基础上排除其他明确异常后而确定。

**3.治疗**

建议先行药物治疗，推荐的治疗顺序为：①左炔诺孕酮宫内缓释系统（LNG-IUS），适合于最近 1 年以上无生育要求者；②氨甲环酸抗纤溶治疗或非甾体类抗炎药，可用于不愿或不能使用性激素治疗或想尽快妊娠者；③短效口服避孕药；④孕激素子宫内膜萎缩治疗，如炔诺酮

5mg 每日 3 次,从周期第 5d 开始,连续服用 21d。刮宫术仅用于紧急止血及病理检查。对于无生育要求者,可考虑保守性手术,如子宫内膜切除术。

# 第二节　闭　经

闭经为常见的妇科症状,表现为无月经或月经停止。根据既往有无月经来潮,分为原发性闭经和继发性闭经两类。原发性闭经指年龄超过 14 岁,第二性征未发育;年龄超过 16 岁,第二性征已发育,月经还未来潮。继发性闭经指正常月经建立后月经停止 6 个月或按自身原有月经周期计算停止 3 个周期以上者。

按生殖轴病变和功能失调的部位分类,闭经可为下丘脑性闭经、垂体性闭经、卵巢性闭经、子宫性闭经以及下生殖道发育异常导致的闭经;世界卫生组织(WHO)也将闭经归纳为三型:Ⅰ 型为无内源性雌激素产生,卵泡刺激素(FSH)水平正常或低下,催乳素(PRL)正常水平,无下丘脑,垂体器质性病变的证据;Ⅱ 型为有内源性雌激素产生,FSH 及 PRL 水平正常;Ⅲ 型为FSH 升高,提示卵巢功能衰竭。

## 一、病因

正常月经的建立和维持,有赖于下丘脑-垂体-卵巢轴的神经内分泌调节、靶器官子宫内膜对性激素的周期性反应和下生殖道的通畅,其中任何一个环节发生障碍均可导致闭经。

### (一)原发性闭经

较少见,多为遗传原因或先天性发育缺陷引起。约 30% 患者伴有生殖道异常。根据第二性征的发育情况,分为第二性征存在和第二性征缺乏两类。

1.第二性征存在的原发性闭经

(1)MRKH 综合征,又称米勒管发育不全综合征:约占青春期原发性闭经的 20%。由副中肾管发育障碍引起的先天畸形,可能由基因突变所致,和半乳糖代谢异常相关,但染色体核型正常,为 46,XX。促性腺激素正常,有排卵,外生殖器、输卵管、卵巢及女性第二性征正常。主要异常表现为始基子宫或无子宫、无阴道。约 15% 伴肾异常(肾缺如、盆腔肾或马蹄肾),40% 有双套尿液集合系统,约 5%~12% 伴骨骼畸形。

(2)雄激素不敏感综合征:又称睾丸女性化完全型。为男性假两性畸形,染色体核型为 46,XY,但 X 染色体上的雄激素受体基因缺陷。性腺为睾丸,位于腹腔内或腹股沟。睾酮水平在正常男性范围,靶细胞睾酮受体缺陷,不发挥生物学效应,睾酮能通过芳香化酶转化为雌激素,故表型为女型,致青春期乳房隆起丰满,但乳头发育不良,乳晕苍白,阴毛、腋毛稀少,阴道为盲端,较短浅,子宫及输卵管缺如。

(3)对抗性卵巢综合征:或称卵巢不敏感综合征。其特征有:①卵巢内多数为始基卵泡及初级卵泡;②内源性促性腺激素,特别是 FSH 升高;③卵巢对外源性促性腺激素不敏感;④临床表现为原发性闭经,女性第二性征存在。

(4)生殖道闭锁：任何生殖道闭锁引起的横向阻断，均可导致闭经；如阴道横隔、无孔处女膜等。

(5)真两性畸形：非常少见，同时存在男性和女性性腺，染色体核型可为 XX,XY 或嵌合体。女性第二性征存在。

2.第二性征缺乏的原发性闭经

(1)低促性腺激素性腺功能减退：多因下丘脑分泌 GnRH 不足或垂体分泌促性腺激素不足而致原发性闭经。最常见为体质性青春发育延迟。其次为嗅觉缺失综合征，为下丘脑 GnRH 先天性分泌缺乏，同时伴嗅觉丧失或减退。临床表现为原发性闭经，女性第二性征缺如，嗅觉减退或丧失，但女性内生殖器分化正常。

(2)高促性腺激素性腺功能减退：原发于性腺衰竭所致的性激素分泌减少可引起反馈性 LH 和 FSH 升高，常与生殖道异常同时出现。

①特纳综合征：属于性腺先天性发育不全。性染色体异常，核型为 45,X0 或 45,X0/46,XX 或 45,X0/47,XXX。表现为原发性闭经，卵巢不发育，身材矮小，第二性征发育不良，常有蹼颈、盾胸、后发际低、腭高耳低、鱼样嘴、肘外翻等临床特征，可伴主动脉缩窄及肾、骨骼畸形、自身免疫性甲状腺炎、听力下降及高血压等。

②46,XX 单纯性腺发育不全：体格发育无异常，卵巢呈条索状无功能实体，子宫发育不良，女性第二性征发育差，但外生殖器为女型。

③46,XY 单纯性腺发育不全：又称 Swyer 综合征。主要表现为条索状性腺及原发性闭经。具有女性生殖系统，但无青春期性发育，女性第二性征发育不良。由于存在 Y 染色体，患者在 10～20 岁时易发生性腺母细胞瘤或无性细胞瘤，故诊断确定后应切除条索状性腺。

## (二)继发性闭经

发生率明显高于原发性闭经。病因复杂，根据控制正常月经周期的 5 个主要环节，以下丘脑性最常见，其次为垂体、卵巢、子宫性及下生殖道发育异常闭经。

1.下丘脑性闭经

指中枢神经系统及下丘脑各种功能和器质性疾病引起的闭经，以功能性原因为主。此类闭经的特点是下丘脑合成和分泌 GnRH 缺陷或下降导致垂体促性腺激素(Gn)，即卵泡刺激素(FSH)，特别是黄体生成素(LH)的分泌功能低下，故属低促性腺激素性闭经，治疗及时尚可逆。

(1)精神应激：突然或长期精神压抑、紧张、忧虑、环境改变、过度劳累、情感变化、寒冷等，均可能引起神经内分泌障碍而导致闭经，其机制可能与应激状态下下丘脑分泌的促肾上腺皮质激素释放激素和皮质素分泌增加，进而刺激内源性阿片肽和多巴胺分泌，抑制下丘脑分泌促性腺激素释放激素和垂体分泌促性腺激素有关。

(2)体重下降和神经性厌食：中枢神经对体重急剧下降极敏感，1 年内体重下降 10% 左右，即使仍在正常范围也可引发闭经。若体重减轻 10%～15% 或体脂丢失 30% 时将出现闭经。饮食习惯改变也是原因之一。严重的神经性厌食在内在情感剧烈矛盾或为保持体型强迫节食时发生，临床表现为厌食、极度消瘦、低 Gn 性闭经、皮肤干燥、低体温、低血压、各种血细胞计数及血浆蛋白低下，重症可危及生命，其死亡率达 9%。持续进行性消瘦还可使 GnRH 降至青春期前水平,使促性腺激素和雌激素水平低下。因过度节食,导致体重急剧下降,最终导致下丘脑多种神经激素分泌降低,引起垂体前叶多种促激素包括 LH、FSH、促肾上腺皮质激素(ACTH)等分泌下降。

(3)运动性闭经:长期剧烈运动或芭蕾舞、现代舞等训练易致闭经,与患者的心理背景、应激反应程度及体脂下降有关。初潮发生和月经维持有赖于一定比例($17\% \sim 22\%$)的机体脂肪,肌肉/脂肪比率增加或总体脂肪减少,均可使月经异常。运动剧增后,GnRH 释放受抑制使 LH 释放受抑制,也可引起闭经。目前认为体内脂肪减少和营养不良引起瘦素水平下降,是生殖轴功能受抑制的机制之一。

(4)药物性闭经:长期应用甾体类避孕药及某些药物,如吩噻嗪衍生物(奋乃静、氯丙嗪)、利血平等,可引起继发性闭经,其机制是药物抑制下丘脑分泌 GnRH 或通过抑制下丘脑多巴胺,使垂体分泌催乳素增多。药物性闭经通常是可逆的,停药后 $3 \sim 6$ 个月月经多能自然恢复。

(5)颅咽管瘤:瘤体增大可压迫下丘脑和垂体柄引起闭经、生殖器萎缩、肥胖、颅内压增高、视力障碍等症状,也称肥胖生殖无能营养不良症。

2.垂体性闭经

主要病变在垂体。腺垂体器质性病变或功能失调,均可影响促性腺激素分泌,继而影响卵巢功能引起闭经。

(1)垂体梗死:常见的为希恩综合征。由于产后大出血休克,导致垂体尤其是腺垂体促性腺激素分泌细胞缺血坏死,引起腺垂体功能低下而出现一系列症状:闭经、无泌乳、性欲减退、毛发脱落等,第二性征衰退,生殖器萎缩以及肾上腺皮质、甲状腺功能减退,出现畏寒、嗜睡、低血压,可伴有严重而局限的眼眶后方疼痛、视野缺损及视力减退等症状,基础代谢率降低。

(2)垂体肿瘤:位于蝶鞍内的腺垂体各种腺细胞均可发生肿瘤。最常见的是分泌 PRL 的腺瘤,闭经程度与 PRL 对下丘脑 GnRH 分泌的抑制程度有关。其他的还包括蝶鞍内的腺垂体各种腺细胞发生的生长激素腺瘤、促甲状腺激素腺瘤、促肾上腺皮质激素腺瘤以及无功能的垂体腺瘤,可出现闭经及相应症状,系因肿瘤分泌激素抑制 GnRH 分泌和(或)压迫分泌细胞,使促性腺激素分泌减少所致。

(3)空蝶鞍综合征:蝶鞍隔因先天性发育不全、肿瘤或手术破坏,使脑脊液流入蝶鞍的垂体窝,使蝶鞍扩大,垂体受压缩小,称空蝶鞍。垂体柄受脑脊液压迫而使下丘脑与垂体间的门脉循环受阻时,出现闭经和高催乳素血症。X 线检查仅见蝶鞍稍增大,CT 或磁共振检查精确显示在扩大垂体窝中见萎缩的垂体和低密度的脑脊液。

3.卵巢性闭经

闭经的原因在卵巢。卵巢分泌的性激素水平低下,子宫内膜不发生周期性变化而导致闭经。这类闭经促性腺激素升高,属高促性腺素性闭经。

(1)卵巢早衰(POF):40 岁前,由于卵巢内卵泡耗竭或医源性损伤发生卵巢功能衰竭,称为卵巢早衰。病因可因遗传因素、自身免疫性疾病、医源性损伤(放疗、化疗对性腺的破坏或手术所致的卵巢血供受影响)或特发性原因引起。以低雌激素及高促性腺激素为特征,表现为继发性闭经,常伴围绝经期症状。激素特征为高促性腺激素,特别是 FSH 升高,FSH$>$40U/L,伴雌激素水平下降。早发性卵巢功能不全(POI)是指女性在 40 岁以前出现卵巢功能减退,主要表现为月经异常(闭经、月经稀发或频发)、促性腺激素升高(FSH＞25IU/L)、雌激素缺乏。POF 是 POI 的终末阶段。

(2)卵巢功能性肿瘤:分泌雄激素的卵巢支持-间质细胞瘤,产生过量雄激素抑制下丘脑-垂体-卵巢轴功能而闭经。分泌雌激素的卵巢颗粒-卵泡膜细胞瘤,持续分泌雌激素抑制排卵,使子宫内膜持续增生而闭经。

(3)多囊卵巢综合征:以长期无排卵及高雄激素血症为特征。临床表现为闭经、不孕、多毛和肥胖。

4.子宫性闭经

闭经原因在子宫。继发性子宫性闭经的病因包括感染、创伤导致宫腔粘连引起的闭经。月经调节功能正常,第二性征发育也正常。

(1)Asherman 综合征:为子宫性闭经最常见原因。多因人工流产刮宫过度或产后、流产后出血刮宫损伤子宫内膜,导致宫腔粘连而闭经。流产后感染、产褥感染、子宫内膜结核感染及各种宫腔手术所致的感染,也可造成闭经。宫颈锥切手术所致的宫颈管粘连、狭窄也可致闭经。当仅有宫颈管粘连时有月经产生而不能流出,宫腔完全粘连时则无月经。

(2)手术切除子宫或放疗:破坏子宫内膜也可闭经。

5.其他

内分泌功能异常甲状腺、肾上腺、胰腺等功能紊乱也可引起闭经。常见的疾病有甲状腺功能减退或亢进、肾上腺皮质功能亢进、肾上腺皮质肿瘤等。

## 二、诊断

闭经是症状,诊断时需先寻找闭经原因,确定病变部位,然后再明确是何种疾病所引起。

### (一)病史

详细询问月经史,包括初潮年龄、月经周期、经期、经量和闭经期限及伴随症状等。发病前有无导致闭经的诱因,如精神因素、环境改变、体重增减、饮食习惯、剧烈运动、各种疾病及用药情况、职业或学习成绩等。已婚妇女需询问生育史及产后并发症史。原发性闭经应询问第二性征发育情况,了解生长发育史,有无先天缺陷或其他疾病及家族史。

### (二)体格检查

检查全身发育状况,有无畸形,包括智力、身高、体重,第二性征发育情况,有无体格发育畸形,甲状腺有无肿大,乳房有无溢乳,皮肤色泽及毛发分布。测量体重、身高,四肢与躯干比例,五官特征。原发性闭经伴性征幼稚者还应检查嗅觉有无缺失。观察精神状态、智力发育、营养和健康状况。妇科检查应注意内外生殖器发育,有无先天缺陷、畸形,已有性生活妇女可通过检查阴道及宫颈黏液了解体内雌激素的水平。腹股沟区有无肿块,第二性征如毛发分布、乳房发育是否正常,乳房有无乳汁分泌等。其中第二性征检查有助于鉴别原发性闭经的病因,缺乏女性第二性征提示从未受过雌激素刺激。多数解剖异常可以通过体格检查发现,但无阳性体征仍不能排除有解剖异常。

### (三)辅助检查

生育期妇女闭经首先需排除妊娠。通过病史及体格检查,对闭经病因及病变部位有初步了解,再通过有选择的辅助检查明确诊断。

1.功能试验

(1)药物撤退试验:用于评估体内雌激素水平,以确定闭经程度。

①孕激素试验:常用黄体酮、地屈孕酮或醋酸甲羟孕酮,见表 2-2-2。停药后出现撤药性出血(阳性反应),提示子宫内膜已受一定水平雌激素影响。停药后无撤药性出血(阴性反应),应进一步行雌孕激素序贯试验。

表 2-2-2　孕激素试验用药方法

| 药物 | 剂量 | 用药时间/d |
|------|------|-----------|
| 黄体酮针 | 20mg/次,1 次/d,肌内注射 | 3～5 |
| 醋酸甲羟孕酮 | 10mg/次,1 次/d,口服 | 8～10 |
| 地屈孕酮 | 10～20mg/次,1 次/d,口服 | 8～10 |
| 微粒化黄体酮 | 100mg/次,2 次/d,口服 | 10 |
| 黄体酮凝胶 | 90mg/次,1 次/d,阴道 | 10 |

②雌孕激素序贯试验:适用于孕激素试验阴性的闭经患者。每晚睡前戊酸雌二醇 2mg 或结合雌激素 1.25mg,连服 20d,最后 10d 加用地屈孕酮或醋酸甲羟孕酮,两药停药后发生撤药性出血者为阳性,提示子宫内膜功能正常,可排除子宫性闭经,引起闭经的原因是患者体内雌激素水平低落,应进一步寻找原因。无撤药性出血者为阴性,应重复一次试验,若仍无出血,提示子宫内膜有缺陷或被破坏,可诊断为子宫性闭经。

(2)垂体兴奋试验:又称 GnRH 刺激试验,了解垂体对 GnRH 的反应性。注射 LHRH 后 LH 值升高,说明垂体功能正常,病变在下丘脑;经多次重复试验,LH 值无升高或升高不显著,说明垂体功能减退,如希恩综合征。

2.激素测定

建议停用雌孕激素药物至少 2 周后行 FSH、LH、PRL、促甲状腺激素(TSH)等激素测定,以协助诊断。

(1)血甾体激素测定:包括雌二醇、孕酮及睾酮测定。血孕酮水平升高,提示排卵。雌激素水平低,提示卵巢功能不正常或衰竭;睾酮水平高,提示可能为多囊卵巢综合征或卵巢支持-间质细胞瘤等。

(2)催乳素及垂体促性腺激素测定。

(3)肥胖、多毛、痤疮患者还需行胰岛素、雄激素(血睾酮、硫酸脱氢表雄酮,尿 17 酮等)测定、口服葡萄糖耐量试验(OGTT)、胰岛素释放试验等,以确定是否存在胰岛素抵抗、高雄激素血症或先天性 21-羟化酶功能缺陷等。Cushing 综合征可测定 24h 尿皮质醇或 1mg 地塞米松抑制试验排除。

3.影像学检查

(1)盆腔超声检查:观察盆腔有无子宫,子宫形态、大小及内膜厚度,卵巢大小、形态、卵泡数目等。

(2)子宫输卵管造影:了解有无宫腔病变和宫腔粘连。

(3)CT 或磁共振显像:用于盆腔及头部蝶鞍区检查,了解盆腔肿块和中枢神经系统病变性质,诊断卵巢肿瘤、下丘脑病变、垂体微腺瘤、空蝶鞍等。

(4)静脉肾盂造影:怀疑米勒管发育不全综合征时,用以确定有无肾脏畸形。

**4.宫腔镜检查**

宫腔镜检查能精确诊断宫腔粘连。

**5.腹腔镜检查**

腹腔镜检查能直视下观察卵巢形态、子宫大小,对诊断多囊卵巢综合征等有价值。

**6.染色体检查**

染色体检查对原发性闭经病因诊断及鉴别性腺发育不全病因,指导临床处理有重要意义。

**7.其他检查**

如靶器官反应检查,包括基础体温测定、子宫内膜取样等。怀疑结核或血吸虫病,应行内膜培养。

## 三、治疗

### (一)全身治疗

占重要地位,包括积极治疗全身性疾病,提高机体体质,供给足够营养,保持标准体重。运动性闭经者应适当减少运动量。应激或精神因素所致闭经,应进行耐心的心理治疗,消除精神紧张和焦虑。肿瘤、多囊卵巢综合征等引起的闭经,应对因治疗。

### (二)激素治疗

明确病变环节及病因后,给予相应激素治疗以补充体内激素不足或拮抗其过多,达到治疗目的。

**1.性激素补充治疗**

目的:①维持女性全身健康及生殖健康,包括心血管系统、骨骼及骨代谢、神经系统等;②促进和维持第二性征和月经。主要治疗方法有:

(1)雌激素补充治疗:适用于无子宫者。戊酸雌二醇 1mg/d,妊马雌酮 0.625mg/d 或微粒化 17-β 雌二醇 1mg/d,连用 21d,停药 1 周后重复给药。

(2)雌、孕激素人工周期疗法:适用于有子宫者。上述雌激素连服 21d,最后 10d 同时给予地屈孕酮 10~20mg/d 或醋酸甲羟孕酮 6~10mg/d。

(3)孕激素疗法:适用于体内有一定内源性雌激素水平的 I 度闭经患者,可于月经周期后半期(或撤药性出血第 16~25d)口服地屈孕酮 10~20mg/d 或醋酸甲羟孕酮 6~10mg/d。

**2.促排卵**

适用于有生育要求的患者。对于低 Gn 闭经患者,在采用雌激素治疗促进生殖器发育,子宫内膜已获得对雌孕激素的反应后,可采用尿促性素(hMG)联合 hCG 促进卵泡发育及诱发排卵,由于可能导致卵巢过度刺激综合征(OHSS),严重者可危及生命,故使用促性腺素诱发排卵必须由有经验的医师在有超声和激素水平监测的条件下用药;对于 FSH 和 PRL 正常的闭经患者,由于患者体内有一定内源性雌激素,可首选氯米芬作为促排卵药物;对于 FSH 升高的闭经患者,由于其卵巢功能衰竭,不建议采用促排卵药物治疗。

(1)氯米芬:是最常用的促排卵药物。适用于有一定内源性雌激素水平的无排卵者。作用机制是通过竞争性结合下丘脑细胞内的雌激素受体,以阻断内源性雌激素对下丘脑的负反馈作用,促使下丘脑分泌更多的 GnRH 及垂体促性腺激素。给药方法为月经第 5d 开始,每日 50～100mg,连用 5d,治疗剂量选择主要根据体重或 BMI、女性年龄和不孕原因,卵泡或孕酮监测不增加治疗妊娠率。不良反应主要包括黄体功能不足、对宫颈黏液的抗雌激素影响、黄素化未破裂卵泡综合征(LUFS)及卵子质量欠佳。

(2)促性腺激素:适用于低促性腺激素闭经及氯米芬促排卵失败者,促卵泡发育的制剂有:①尿促性素(hMG),内含 FSH 和 LH 各 75U;②卵泡刺激素,包括尿提取 FSH、纯化 FSH、基因重组 FSH。促成熟卵泡排卵的制剂为 hCG。常用 hMG 或 FSH 和 hCG 联合用药促排卵。hMG 或 FSH 一般每日剂量 75～150U,于撤药性出血第 3～5d 开始,卵巢无反应,每隔 7～14d 增加半支(37.5IU),直至超声下见优势卵泡,最大 225IU/d,待优势卵泡达成熟标准时,再使用 hCG 5000～10 000U 促排卵。并发症为多胎妊娠和 OHSS。

(3)促性腺激素释放激素(GnRH):利用其天然制品促排卵,用脉冲皮下注射或静脉给药,适用于下丘脑性闭经。

3.溴隐亭

为多巴胺受体激动剂。通过与垂体多巴胺受体结合,直接抑制垂体 PRL 分泌,恢复排卵;溴隐亭还可直接抑制分泌 PRL 的垂体肿瘤细胞生长。单纯高 PRL 血症患者,每日 2.5～5mg,一般在服药的第 5～6 周能使月经恢复。垂体催乳素瘤患者,每日 5～7.5mg,敏感者在服药 3 个月后肿瘤明显缩小,较少采用手术。

4.其他激素治疗

(1)肾上腺皮质激素:适用于先天性肾上腺皮质增生所致的闭经,一般用泼尼松或地塞米松。

(2)甲状腺素:如甲状腺片,适用于甲状腺功能减退引起的闭经。

### (三)辅助生殖技术

对于有生育要求,诱发排卵后未成功妊娠、合并输卵管问题的闭经患者或男方因素不孕者可采用辅助生殖技术治疗。

### (四)手术治疗

针对器质性病因,采用相应的手术治疗。

1.生殖道畸形

经血引流阻塞部位行切开术,并通过手术矫正(成形术)建立通道。

2.子宫粘连

可在宫腔镜直视下机械性(剪刀)或用能量器械分离子宫内粘连,子宫腔内留置球囊或节育器,术后给予大剂量雌激素,连用 2～3 个周期。

3.肿瘤

卵巢肿瘤一经诊断应手术切除。颅内肿瘤应根据肿瘤大小、性质及是否有压迫症状决定是否采用手术治疗。含 Y 染色体的患者性腺易发生肿瘤,应行性腺切除术。

# 第三节 痛 经

痛经是指在月经前、后月经期出现下腹疼痛、坠胀,伴腰酸或其他不适,影响正常生活。痛经常发生在年轻女性,其疼痛常为痉挛性。痛经分为原发性和继发性两种,原发性痛经是指痛经不伴有明显的盆腔疾患,又称为功能性痛经;继发性痛经是由于盆腔疾病导致的痛经,又称为器质性痛经,常见于子宫内膜异位症、子宫腺肌病、生殖道畸形、慢性盆腔炎、宫腔粘连及子宫肌瘤等疾病。

由于每个人的疼痛阈值不同,临床上又缺乏客观的测量疼痛程度的方法,故有关痛经的发病率文献报道差别较大。全国女性月经生理常数协作组的全国抽样调查结果显示,痛经的发生率为33.19%,其中原发性痛经为36.06%,而轻度痛经占45.73%,中度占38.81%,重度占13.55%。

痛经的发生与年龄、是否分娩有关。月经来潮的最初几个月很少发生痛经。16~18岁时发病率最高,可达82%,以后逐渐下降,50岁时维持在20%,性生活的开始可以降低痛经的发生率。有过足月分娩史的女性其痛经的发生率及严重程度明显低于无妊娠史或虽有妊娠但自然流产或人工流产者。初潮早、月经期长、经量多的女性痛经严重,而口服避孕药者痛经的发生率明显降低。痛经还有一定的家族性,痛经者的母亲及妹妹也常有痛经的发生。文化水平和体力活动与痛经无关,寒冷的工作环境与痛经的发生有关。还有研究表明痛经的发生可能与长期接触汞、苯类混合物有关。

## 一、原发性痛经

### (一)病因及发病机制

**1.子宫收缩异常**

正常月经周期,子宫的基础张力<1.3kPa(10mmHg),活动时压力不超过16kPa(120mmHg),收缩协调,频率为每10min 3~4次;痛经时,子宫基础张力升高,活动时压力超过16~20kPa(120~150mmHg),收缩频率增加并变为不协调或无节律的收缩。子宫异常活动的增强使子宫血流减少,造成子宫缺血,导致痛经发生。研究表明,有些异常的子宫收缩与患者主观感觉的下腹绞痛在时间上是吻合的。引起子宫过度收缩的因素有前列腺素、血管升压素、缩宫素等。

**2.前列腺素的合成与释放异常**

许多研究表明,子宫合成和释放前列腺素(PG)增加是原发性痛经的重要原因。$PGF_{2\alpha}$使子宫肌层及小血管收缩,与痛经发生关系最密切。在正常子宫内膜,月经前期合成$PGF_{2\alpha}$的能力增强,痛经患者增强更为明显;分泌期子宫内膜PG含量多于增殖期子宫内膜,痛经患者经期内膜、经血内及腹腔冲洗液中PG浓度明显高于正常妇女;月经期PG释放主要在经期第48h以内,痛经症状则以此段时间最为明显。静脉输入$PGF_{2\alpha}$可以模拟原发性痛经的主要症状如下腹痉挛性疼痛、恶心、腹泻及头痛等。$PGF_{2\alpha}$行中期引产时引起的症状与原发性痛经的临床表现十分相似而证实了这一点。$PGE_2$ 和前列环素 $PGI_2$ 可以使子宫松弛,二者浓度的减低可能与痛经有关。最有利的证据是 PG 合成酶抑制药(PGSI)如非甾体类抗炎药可使本病患者疼痛缓解。

3.血管升压素及缩宫素的作用

血管升压素是引起子宫收缩加强、子宫血流减少的另一种激素。女性体内血管升压素的水平,与雌孕激素水平有一定的关系。因为神经垂体受雌激素刺激可释放血管升压素,这种作用可以被孕激素抵消。在正常情况下,排卵期血管升压素水平最高,黄体期下降,直至月经期。原发性痛经女性晚黄体期雌激素水平异常升高,所以在月经期血管升压素水平高于正常人 2~5 倍,造成子宫过度收缩及缺血。

以往认为缩宫素与痛经关系不大,但近来研究证实,非孕子宫也存在缩宫素受体。给痛经女性输入高张盐水后,血中缩宫素水平也升高。血管紧张素胺和缩宫素都是增加子宫活动导致痛经的重要因素。它们作用的相对重要性,取决于子宫的激素状态,血管紧张素胺也可能影响非孕子宫的缩宫素受体。用缩宫素拮抗药竞争性抑制缩宫素和血管紧张素胺受体,可以有效缓解痛经。

4.神经与神经递质

分娩后痛经症状会减轻或消失这一现象,过去一直认为是子宫颈管狭窄这一因素在分娩得到解除所致,可是即使是剖宫产后,痛经也能好转。这一事实引起研究神经的学者们的关注,实验证明,荷兰猪子宫上的神经在妊娠后会退化;人类妊娠期子宫去甲肾上腺素水平也低下,即使分娩后子宫的交感神经介质再生,其去甲肾上腺素浓度也不能达到妊娠前水平,所以痛经的症状减轻或消失。有报道通过腹腔镜行骶前交感神经切除术治疗原发性痛经,效果良好,其原理是切断了来自宫颈、子宫及输卵管近端向脊柱的神经传导,此研究也进一步证实神经与神经传递在原发性痛经中的作用。

5.其他因素

(1)精神因素:有关精神因素与痛经的关系,争论较大。有人认为,痛经妇女精神因素也很重要。痛经女性常表现为自我调节不良、抑郁、焦虑和内向,很多研究表明,抑郁和焦虑等情绪因素影响痛经,但情绪因素如何参与痛经的发生,机制尚不明确;也有人认为精神因素只是影响了对疼痛的反应而非致病因素。

(2)宫颈狭窄:子宫颈管狭窄或子宫极度前屈或后屈,导致经血流出受阻,造成痛经。用 $CO_2$ 通气法进行研究,结果显示痛经患者子宫峡部的张力高于正常妇女。

(3)免疫因素:近来有研究发现,痛经患者的免疫细胞和免疫反应发生改变,淋巴细胞增殖反应下降,血中单核细胞 β-内啡肽水平升高。认为痛经是一种反复发作性疾病,形成了一种身体和心理的压力,从而导致免疫反应的改变。关于痛经与免疫之间的关系还有待于进一步的研究。

**(二)临床表现**

原发性痛经的临床特点是:①青春期常见,多在初潮后 6~12 个月发病,这时排卵周期多已建立,在孕激素作用下,分泌型子宫内膜剥脱时经血的 PG 含量显著高于增殖型内膜经血中浓度。无排卵月经一般不发生痛经。②痛经多自月经来潮后开始,最早出现在经前12h;行经第 1d 疼痛最剧,持续 2~3d 缓解;疼痛程度不一,重者呈痉挛性;部位在耻骨上,可放射至腰骶部和大腿内侧。③有时痛经伴有恶心、呕吐、腹泻、头晕、乏力等症状,严重时面色发白、出冷汗,与临床应用 PG 时引起胃肠道和心血管系统平滑肌过强收缩的不良反应相似。④妇科检查无异常发现。

### (三)诊断及鉴别诊断

诊断原发性痛经,主要是排除盆腔器质性病变的存在。完整的采取病史,做详细的体格检查,尤其是妇科检查,必要时结合辅助检查,如 B 超、腹腔镜、宫腔镜、子宫输卵管碘油造影等,排除子宫内膜异位症、子宫腺肌病、盆腔炎症等,以区别于继发性痛经。另外,还要与慢性盆腔痛区别,后者的疼痛与月经无关。

关于疼痛程度的判定,一般根据疼痛程度对日常生活的影响、全身症状、止痛药应用情况而综合判定。轻度:有疼痛,但不影响日常生活,工作很少受影响,无全身症状,很少用止痛药;中度:疼痛使日常生活受影响,工作能力亦受到一定影响,很少有全身症状,需用止痛药且有效;重度:疼痛使日常生活及工作明显受影响,全身症状明显,止痛药效果不好。

### (四)治疗及预防

原发性痛经的预防在于注意锻炼身体,增强体质,保持乐观态度,树立健康的人生观。治疗以对症治疗为主,药物治疗无效者,亦可采取手术治疗,中医中药也常能显效。

#### 1.一般治疗

对原发性痛经患者进行必要的解释工作十分重要,尤其是对青春期少女。讲解有关的基础生理知识,阐明"月经"是正常的生理现象,帮助患者打消顾虑,有助于减轻患者的焦虑、抑郁及痛经的程度。痛经重时可以卧床休息或热敷下腹部,注意经期卫生。可以应用一般非特异止痛药,如水杨酸盐类,有解热镇痛的作用。

#### 2.口服避孕药

有避孕要求者,可采用短效口服避孕药抑制排卵达到止痛的效果。口服避孕药可有效治疗原发性痛经,使 50% 的患者痛经完全缓解,40% 明显减轻。口服避孕药可抑制内膜生长,降低血中前列腺素、血管紧张素胺及缩宫素水平,抑制子宫活动。原发性痛经妇女,子宫活动增强部分是由于卵巢激素失衡,可能是黄体期或月经前期雌激素水平升高所致,雌激素可以刺激 $PGF_{2\alpha}$ 和血管紧张素胺的合成、释放。口服避孕药可能通过改变卵巢激素的失衡状态,抑制子宫活动。

#### 3.前列腺素合成酶抑制剂(非甾体抗炎药)

抑制前列腺素合成酶的活动,减少前列腺素的释放,抑制子宫过强的收缩和痉挛。适用于不要求避孕或对口服避孕药效果不好的原发性痛经患者。此类药物为治疗痛经首选药物,推荐使用至少 3 个月经周期。文献报道此类药物对约 70% 痛经患者有效。但因长期服用有导致胃出血可能,建议餐中服用。且服药期间应多饮水,以减轻对肾脏影响。

(1)消炎痛:因前列腺素在经前 2~3d 增长较快,应于经前 3~4d 开始服用,每日 1~3 次,每次 25mg,持续 5~7d。

(2)阿司匹林:每片 0.3g,在经前 3~4d 开始,每日 3 次,连服 5d。

(3)布洛芬:每片 0.2g,在经前 3~4d 开始,每日 3~4 次,持续 7d。

(4)氟灭酸:除抑制前列腺素合成,还能增加血小板的聚合,所以同时可减少经量。可在月经第一天开始服,1次750mg,以后500mg,每6h1次,持续1~2d。

(5)萘普生:550mg,月经痛时开始服,2h再服1次,然后每6h服1次,至第五天止。

(6)塞来考昔:为环氧合酶-2抑制剂,胃肠道不良反应相对较小,但因其费用昂贵,一般用于对常用非甾体抗炎药无效或不能耐受的患者。每次200mg,每日2次。

**4.钙离子通道阻滞药**

硝苯地平可以明显抑制缩宫素引起的子宫收缩,经前预服10mg,每日3次,连服3~7d或痛经时舌下含服10~20mg,均可取得较好效果,该药毒性小,不良反应少,安全有效,服药后偶有头痛。

**5.β肾上腺素受体激动药**

特布他林(间羟舒喘宁)治疗原发性痛经,有一定疗效,但不良反应较NSAID为多。

**6.中药**

中医认为不通则痛,痛经是由于气血运行不畅,治疗原则以通调气血为主。应用当归、芍药、川芎、茯苓、白术、泽泻组成的当归芍药散治疗原发性痛经,效果明显,并且可以使血中的$PGF_{2\alpha}$水平降低。

**7.经皮电神经刺激**

经皮电神经刺激(TENS),可用于药物治疗无效或有不良反应或不愿接受药物治疗的患者。将刺激探头置于耻骨联合上、两侧髂窝或骶髂区域的皮肤上,刺激强度逐渐增加达40~50mA,同时记录宫腔内压力。结果表明,这一方法可迅速缓解疼痛,机制可能是减少子宫缺血或子宫活动及阻断中枢神经的痛觉传导系统。

**8.腹腔镜下骶前神经切除术**

对上述方法治疗无效的顽固痛经的患者,可考虑使用此方法。有报道,对原发性痛经患者,疼痛缓解率可达77%(64/83),其机制是阻断来自宫颈、宫体和输卵管近端的感觉通路。

**9.运动**

有资料表明,体育锻炼对原发性痛经患者是有益的,通过体育锻炼,可减少原发性痛经的发生率及减轻痛经的程度。通过对764例青春期少女痛经的研究,得出结论,任何形式的运动均可减少痛经的发生,可能与运动改善子宫的供血和血流速度有关。

## 二、继发性痛经

继发性痛经常与盆腔器质性疾病有关,如子宫内膜异位症、子宫腺肌病、盆腔感染、子宫内膜息肉、子宫黏膜下肌瘤、宫腔粘连、宫颈狭窄、子宫畸形、盆腔充血综合征、宫内节育器等。首次常发生在初潮后数年,生育年龄阶段多见。常有不同的症状,伴腹胀、下腹坠,牵引痛常较明显一。疼痛常在月经来潮前发生,月经前半期达高峰,以后减轻,直至结束。但子宫内膜异位症的痛经也有可能发生在初潮后不久。盆腔检查及其他辅助检查常有异常发现,可以找出继发痛经的原因。治疗主要是针对病因进行治疗。

# 第四节　经前期综合征

经前期综合征(PMS)是指反复的、周期性的、在黄体期出现的影响女性日常生活和工作，涉及躯体、精神及行为的症状群，月经来潮后症状自然消失。流行病学调查显示，本症多见于25～45岁女性。由于采用不同的问卷、诊断标准及方法学，较难得到确切的发病率。估计发病率为20%～32%。

## 一、病因和发病机制

尚不明确，可能与以下因素有关：

### (一)精神社会因素

PMS患者病史中常有较明显的精神刺激。情绪紧张可使原有症状加重，工作压力和责任增加可导致和加剧PMS。临床上PMS患者对安慰剂治疗的反应率可达30%～50%，有的反应率高达80%，心理、精神干预可帮助患者克服、战胜这种周期不适，改善生活质量。提示社会环境与患者精神心理因素间的相互作用，参与PMS的发生。

### (二)卵巢激素影响

PMS的症状与月经周期相关，无排卵周期、卵巢全切及应用排卵抑制剂时PMS症状消失；应用外源性性激素可使PMS症状重现。这些现象让人们很早就提出卵巢产生的性激素与PMS的病理生理有关。

最初认为，雌、孕激素比例失调是PMS的发病原因，患者孕激素不足或组织对孕激素敏感性失常，雌激素水平相对过高，引起水钠潴留，致使体重增加。后续研究发现，PMS患者体内并不存在孕激素绝对或相对不足，应用孕激素治疗对PMS无效。目前认为，PMS与正常女性月经周期雌、孕激素水平并无差别，月经周期中正常的性激素波动导致易感女性异常的血清素反应。有研究显示，孕酮的代谢产物四氢孕酮与巴比妥类和苯二氮䓬类相似，可以调节γ-氨基丁酸受体功能，并具有相似的抗焦虑作用。PMS患者体内四氢孕酮水平可能与症状严重程度有关。性激素在PMS发生中的作用和孕激素治疗受限这种表面上的矛盾可能与孕酮代谢为四氢孕酮的变化有关。

### (三)神经递质参与

精神和行为症状是PMS的关键特征，推测PMS的发生机制必定涉及大脑。性激素可以很容易通过血脑屏障，脑内调节行为和情绪的区域诸如：杏仁核、下丘脑存在丰富的性激素受体。许多研究已证明性激素通过神经递质影响情感变化及对应激的行为反应，在易感人群中引起PMS，因此有学者提出神经递质学说。

#### 1. 5-羟色胺

目前研究较多的神经递质是5-羟色胺。中枢的5-羟色胺能系统在调节食欲、体温、活动能力、情感等方面都起了很重要的作用。5-羟色胺能的神经传递功能缺陷可能涉及数种神经精神性疾病的发生，特别是内生性抑郁症。先前的研究证据支持5-羟色胺在PMS发病中的重要作用:①正常女性在黄体中期 5-羟色胺水平开始升高,PMS 患者此时无 5-羟色胺升高表现,PMS 患者在黄体中期和晚期及月经前全血 5-羟色胺水平与非 PMS 正常妇女有明显差别。②选择性 5-羟色胺重吸收抑制剂可有效缓解 PMS 症状。③食物中缺乏色氨酸(5-羟色胺前体)或体内色氨酸的耗竭使 5-羟色胺生成减少以及 5-羟色胺受体拮抗剂的应用可激发和加重 PMS 症状。相反,补充色氨酸可缓解 PMS 的症状。

2.阿片肽、单胺类神经递质

与应激反应和控制情感有关,在月经周期中对性激素变化敏感,可能参与了 PMS 的发生。

**(四)其他因素**

前列腺素、维生素、微量元素等可能参与了 PMS 的发生。有学者提出 PMS 的发生还与遗传有关。

## 二、临床表现

PMS 多见于 25～45 岁女性,常见临床表现包括三大方面:

**(一)精神症状**

精神紧张、易怒、急躁、情绪波动,不能自制或抑郁、情绪淡漠、疲乏、困倦以及饮食、睡眠、性欲改变等。

**(二)躯体症状**

头痛多为双侧性,但亦可单侧头痛,疼痛部位不固定,一般位于颞部或枕部,头痛症状于经前数天即出现,伴有恶心甚至呕吐,呈持续性或间歇性。乳房肿胀及疼痛,以乳房外侧边缘及乳头部位为重,严重者疼痛可放射至腋窝及肩部。盆腔坠胀和腰骶部、背部疼痛。手足、眼睑的水肿,腹部胀满,少数患者体重明显增加。此外,还可出现便秘、低血糖等表现。

**(三)行为改变**

注意力不集中、记忆力减退、判断力减弱,工作效率低。有犯罪或自杀倾向。

上述症状出现于月经前 1～2 周,逐渐加重,至月经前 2d 左右最重,月经来潮后症状可突然消失。部分患者症状消退时间较长,逐渐减轻,直到月经来潮后的 3～4d 才完全消失,但在排卵前一定存在一段无症状期,周期性反复出现为 PMS 的重要特征。

## 三、诊断和鉴别诊断

PMS 没有激素测定及其他特殊的实验室检查,诊断的基本要素是确定经前出现症状的严重程度,对工作、生活的影响以及月经来潮后缓解的情况,症状须出现于经前 1～2 周,于月经来潮后缓解,随着症状的缓解,在行经与排卵之间的卵泡期内有一段无症状期。根据经前期出现周期性典型症状,通常可做出诊断,必要时可同时记录基础体温,以了解症状出现与卵巢功能的关系。

美国妇产科学会(ACOG)公布的诊断标准供参考:诊断基于以下数条:①PMS 症状存在;②症状限于月经周期的黄体期;③通过预期评估确定症状模式;④症状导致功能障碍;⑤除外能更好解释症状的其他诊断。

PMS 的临床症状缺乏特异性。但是,根据 PMS 的临床特点,诊断多不困难。注意与以下疾病相鉴别:各种精神病,精神病在整个月经周期中症状不变,无周期性反复出现的特点。对于兼有两种疾病的患者,应指导患者同时到精神病科就诊。PMS 需与心、肝、肾等疾病引起的水肿相鉴别。此外,PMS 还需与甲状腺功能减退、糖尿病、自身免疫性疾病以及子宫内膜异位症等相鉴别。

此外,关于经前焦虑障碍(PMDD),通常指伴有严重情绪不稳定者,被认为是 PMS 的严重形式。其诊断需满足美国精神病学协会的精神障碍诊断和统计手册中的严格标准。但也有学者认为,PMDD 是一种独立疾病。

## 四、治疗

由于 PMS 病因不清,所以缓解症状是主要的治疗目标,并强调个体化原则。

### (一)一般治疗

正确的诊断是有效治疗的第一步。通常先采用心理疏导,调整心理状态,消除顾虑和不必要的精神负担,减轻压力对缓解症状有重要作用。认识疾病、建立勇气及自信心。这种精神安慰治疗对相当一部分患者有效。

生活方式的调整对于缓解症状也很重要。限制盐、酒精、咖啡因和尼古丁的摄入。有研究显示,适当补钙可以缓解 PMS 患者经前的抑郁、疲劳、疼痛和水肿。其他如补充微量元素镁、维生素 E 和维生素 $B_6$ 也有助于缓解症状。碳水化合物的摄入对 PMS 的影响研究颇多,至今尚无定论。此外,规律的有氧运动也很重要,可以改善情绪,缓解症状,可能与增加脑内 β-内啡肽水平有关。一般治疗无效,可给予药物治疗。

### (二)药物治疗

#### 1.抗抑郁药

选择性 5-羟色胺再摄入抑制剂是治疗 PMS 的一线药物,尤其适用于重度 PMS 患者。给药时间为月经开始前 14d 至月经来潮或经后停用,也可全月经周期连续服用,常用药物为氟西汀,20mg,每天一次,口服,无明显不良反应。对缓解精神症状及行为改变效果明显,对躯体症状疗效欠佳。其他还可选择:舍曲林、帕罗西汀、西酞普兰和氯米帕明等。

#### 2.抗焦虑药

适用于明显焦虑及易怒的患者。常用药物:阿普唑仑,由于潜在的药物依赖性,通常作为选择性 5-羟色胺再摄入抑制剂、无效时的二线用药。经前用药,起始剂量为 0.25mg,每天 2～3 次,口服。逐渐递增,最大剂量为每天 4mg,一直用至月经来潮的第 2～3d。

#### 3.抑制排卵

由于认为卵巢产生的性激素与 PMS 的病理生理有关,所以很早就提出了这种治疗方法。

(1)促性腺激素释放激素激动剂(GnRHa),通过降调节抑制垂体促性腺激素分泌,抑制排卵,造成低促性腺激素状态、低雌激素状态、缓解症状。但价格昂贵,其相关的低雌激素症状,尤其是骨质疏松,限制了它的长期应用。低剂量雌激素反相添加治疗虽可防止部分不良反应,但长期应用的有效性仍有待证实。有研究显示,替勃龙(组织选择性雌激素活性调节剂)可保护骨丢失,且不降低 GnRHa 的治疗作用。

(2)连续联合复方口服避孕药,可以抑制排卵,减少月经周期中激素的波动,主要用于改善躯体症状,如头痛、乳房胀痛、腹痛等,但其疗效尚不确定。新型含屈螺酮的口服避孕药可能更有助于症状改善。

4.醛固酮受体拮抗剂

螺内酯(安体舒通)可减轻水钠潴留,明显改善乳房胀痛、腹胀和体重增加。还可改善抑郁情绪,缓解精神症状。20～40mg,每天 2～3 次,口服,每天或黄体期给药。

5.其他

前列腺素抑制剂可缓解头痛、腹痛;溴隐亭对乳房疼痛有效;适量的维生素 $B_6$ 也可改善症状。此外,中医中药和针灸对 PMS 的治疗也在研究中。

总之,经前期综合征(经前期紧张症)是周期性发生,黄体晚期加重的一类涉及神经和精神系统症状为主的疾患。目前病因不清,多归为抑郁障碍相类似的问题。目前的治疗主要采用连续联合复方口服避孕药和抗抑郁药等方法。

# 第三章 子宫内膜异位症与子宫腺肌病

## 第一节 子宫内膜异位症

子宫内膜组织(腺体和间质)出现在子宫体以外的部位时,称为子宫内膜异位症(EMT),简称内异症。异位内膜可侵犯全身任何部位,如脐、膀胱、肾、输尿管、肺、胸膜、乳腺,甚至手臂、大腿等处,但绝大多数位于盆腔脏器和壁腹膜,以卵巢、宫骶韧带最常见,其次为子宫及其他脏腹膜、阴道直肠隔等部位,故有盆腔子宫内膜异位症之称。由于内异症是激素依赖性疾病,在自然绝经和人工绝经(包括药物作用、射线照射或手术切除双侧卵巢)后,异位内膜病灶可逐渐萎缩吸收;妊娠或使用性激素抑制卵巢功能,可暂时阻止疾病发展。内异症在形态学上呈良性表现,但在临床行为学上具有类似恶性肿瘤的特点,如种植、侵袭及远处转移等。

### 一、发病率

流行病学调查显示,生育期是内异症的高发时段,其中76%在25～45岁,与内异症是激素依赖性疾病的特点相符合。有报道绝经后用激素补充治疗的妇女也有发病者。生育少、生育晚的妇女发病明显高于生育多、生育早者。近年来发病率呈明显上升趋势,与社会经济状况呈正相关,与剖宫产率增高、人工流产与宫腹腔镜操作增多有关,在慢性盆腔疼痛及痛经患者中的发病率为20%～90%,25%～35%不孕患者与内异症有关,妇科手术中有5%～15%患者被发现有内异症存在。

### 二、病因

异位子宫内膜来源至今尚未阐明,目前关于内异症的来源主要有以下3种学说。

#### (一)种植学说
传播途径主要包括:

##### 1.经血逆流
经期时子宫内膜腺上皮和间质细胞可随经血逆流,经输卵管进入盆腔,种植于卵巢和邻近的盆腔腹膜,并在该处继续生长、蔓延,形成盆腔内异症,也称为经血逆流学说,许多临床和实验资料均支持这一学说:①70%～90%妇女有经血逆流,在经血或早卵泡期的腹腔液中,均可见存活的内膜细胞;②先天性阴道闭锁或宫颈狭窄等经血排出受阻者发病率高;③动物实验能将经血中的子宫内膜移植于猕猴腹腔内存活生长,形成典型内异症。但该学说无法解释在多数生育期女性中存在经血逆流,但仅少数(10%~15%)女性发病,也无法解释盆腔外的内异症。

2.淋巴及静脉播散

子宫内膜也可以通过淋巴及静脉向远处播散,发生异位种植。不少学者在光镜检查时发现盆腔淋巴管、淋巴结和盆腔静脉中有子宫内膜组织。临床上所见远离盆腔的器官,如肺、四肢皮肤、肌肉等发生内异症,可能就是内膜通过血行和淋巴播散的结果。但该学说无法说明子宫内膜如何通过静脉和淋巴系统,而盆腔外内异症的发病率又极低。

3.医源性种植

剖宫产术后腹壁切口或分娩后会阴切口出现内异症,可能是手术时将子宫内膜带至切口直接种植所致。此途径在人猿实验中获得证实。

（二）体腔上皮化生学说

卵巢表面上皮、盆腔腹膜均由胚胎期具有高度化生潜能的体腔上皮分化而来,在受到持续卵巢激素或经血及慢性炎症的反复刺激后,能被激活转化为子宫内膜样组织。但目前仅有动物试验证实,小鼠卵巢表面上皮可经过 K-ras 激活途径直接化生为卵巢内异症病变。

（三）诱导学说

未分化的腹膜组织在内源性生物化学因素诱导下,可发展成为子宫内膜组织,种植的内膜可以释放化学物质诱导未分化的间充质形成子宫内膜异位组织。此学说是体腔上皮化生学说的延伸,在兔动物实验中已证实,而在人类尚无证据。

内异症的形成可能还与下列因素有关。

1.遗传因素

内异症具有一定的家族聚集性,某些患者的发病可能与遗传有关。患者一级亲属的发病风险是无家族史者的 7 倍,人群研究发现单卵双胎姐妹中一方患有内异症时,另一方发生率可达 75%。此外,有研究发现内异症与谷胱甘肽转移酶、半乳糖转移酶和雌激素受体的基因多态性有关,提示该病存在遗传易感性。

2.免疫与炎症因素

免疫调节异常在内异症的发生、发展各环节起重要作用,表现为免疫监视功能、免疫杀伤细胞的细胞毒作用减弱而不能有效清除异位内膜。研究发现,内异症与某些自身免疫性疾病如系统性红斑狼疮有关,患者的 IgG 及抗子宫内膜抗体明显增加;内异症也与亚临床腹膜炎有关,表现为腹腔液中巨噬细胞、炎性细胞因子、生长因子、促血管生成物质增加。

3.其他因素

国内学者提出"在位内膜决定论",认为在位子宫内膜的生物学特性是内异症发生的决定因素,局部微环境是影响因素。内异症患者在位子宫内膜的特性如粘附性、侵袭性、刺激形成血管的能力均强于非内异症患者的在位子宫内膜。环境因素也与内异症之间存在潜在联系,二噁英在内异症发病中有一定作用。血管生成因素也可能参与内异症的发生,患者腹腔液中VEGF 等血管生长因子增多,使盆腔微血管生长增加,易于异位内膜种植生长。

## 三、病 理

内异症的基本病理变化为异位子宫内膜随卵巢激素变化而发生周期性出血,导致周围纤维组织增生和囊肿、粘连形成,在病变区出现紫褐色斑点或小泡,最终发展为大小不等的紫褐色实质性结节或包块。内异症根据发生的部位不同,分为不同病理类型。

### (一)大体病理

#### 1.卵巢型内异症

卵巢最易被异位内膜侵犯,约80%病变累及一侧,累及双侧占50%。卵巢的异位内膜病灶分为两种类型。

(1)微小病变型:位于卵巢浅表层的红色、蓝色或棕色等斑点或小囊,病灶只有数毫米大小,常导致卵巢与周围组织粘连,手术中刺破后有黏稠咖啡色液体流出。

(2)典型病变型:又称囊肿型。异位内膜在卵巢皮质内生长,形成单个或多个囊肿,称为卵巢子宫内膜异位囊肿。囊肿表面呈灰蓝色,大小不一,直径多在5cm左右,大至10~20cm。典型情况下,陈旧性血液聚集在囊内形成咖啡色黏稠液体,似巧克力样,俗称"卵巢巧克力囊肿"。因囊肿周期性出血,囊内压力增大,囊壁易反复破裂,破裂后囊内容物刺激腹膜发生局部炎性反应和组织纤维化,导致卵巢与邻近器官、组织紧密粘连,造成囊肿固定、不活动,手术时囊壁极易破裂。这种粘连是卵巢子宫内膜异位囊肿的临床特征之一,可借此与其他出血性卵巢囊肿相鉴别。

#### 2.腹膜型内异症

分布于盆腔腹膜和各脏器表面,以子宫骶骨韧带、直肠子宫陷凹和子宫后壁下段浆膜最为常见。在病变早期,病灶局部有散在紫褐色出血点或颗粒状散在结节。随病变发展,子宫后壁与直肠前壁粘连,直肠子宫陷凹变浅,甚至完全消失。输卵管内异症多累及管壁浆膜层,累及黏膜者较少。输卵管常与周围组织粘连,可因粘连和扭曲而影响其正常蠕动,严重者可致管腔不通,是内异症导致不孕的原因之一。腹膜型内异症亦分为两型:①色素沉着型:即典型的蓝紫色或褐色腹膜异位结节,术中较易辨认;②无色素沉着型:为异位内膜的早期病变,较色素沉着型更常见,也更具生长活性。表现形式多种多样,依其外观又可分为红色病变和白色病变。无色素沉着病灶发展成典型的病灶需6~24个月。

#### 3.深部浸润型内异症(DIE)

指病灶浸润深度≥5mm的内异症,累及部位包括宫骶韧带、直肠子宫陷凹、阴道穹窿、阴道直肠隔、直肠或者结肠壁等,也可侵犯至膀胱壁和输尿管。

#### 4.其他部位的内异症

包括瘢痕内异症(如腹壁切口、会阴切口等)以及其他少见的远处内异症,如肺、胸膜等部位的内异症。

### (二)镜下检查

典型的异位内膜组织在镜下可见子宫内膜腺体、间质、纤维素及出血等成分。无色素型早期异位病灶一般可见到典型的内膜组织,但异位内膜反复出血后,这些组织结构可被破坏而难以发现,出现临床表现极典型而组织学特征极少的不一致现象,约占24%。出血来自间质内血管,镜下找到少量内膜间质细胞即可确诊内异症。临床表现和术中所见很典型,即使镜下仅能在卵巢囊壁中发现红细胞或含铁血黄素细胞等出血证据,亦应视为内异症。肉眼正常的腹膜组织镜检时发现子宫内膜腺体及间质,称为镜下内异症,发生率10%~15%。

异位内膜组织可随卵巢周期变化而有增殖和分泌改变,但其改变与在位子宫内膜并不一定同步,多表现为增殖期改变。

国内外文献报道子宫内膜异位症恶变的发生率在1%左右,主要与卵巢型内异症相关。但由于癌组织可能破坏原发的内异症病灶、病理取材不充分或病理报告不完全都可能导致诊断遗漏,故内异症恶变的准确发生率很可能被低估。内异症恶变的主要组织类型为透明细胞癌和子宫内膜样癌,其发生机制尚未明确。

## 四、临床表现

内异症的临床表现因人和病变部位的不同而多种多样,症状特征与月经周期密切相关。有25%患者无任何症状。

### (一)症状

#### 1.下腹痛和痛经

疼痛是内异症的主要症状,典型症状为继发性痛经、进行性加重。疼痛多位于下腹、腰骶及盆腔中部,有时可放射至会阴部、肛门及大腿,常于月经来潮时出现,并持续至整个经期。疼痛严重程度与病灶大小不一定成正比,粘连严重的卵巢异位囊肿患者可能并无疼痛,而盆腔内小的散在病灶却可引起难以忍受的疼痛。少数患者可表现为持续性下腹痛,经期加剧。但有27%~40%患者无痛经,因此痛经不是内异症诊断的必需症状。

#### 2.不孕

内异症患者不孕率高达40%。引起不孕的原因复杂,如盆腔微环境改变影响精卵结合及运送、免疫功能异常导致抗子宫内膜抗体增加而破坏子宫内膜正常代谢及生理功能、卵巢功能异常导致排卵障碍和黄体形成不良等。此外,未破裂卵泡黄素化综合征(LUFS)在内异症患者中具有较高的发病率。中、重度患者可因卵巢、输卵管周围粘连而影响受精卵运输。

#### 3.性交不适

多见于直肠子宫陷凹有异位病灶或因局部粘连使子宫后倾固定者。性交时碰撞或子宫收缩上提而引起疼痛,一般表现为深部性交痛,月经来潮前性交痛最明显。

#### 4.月经异常

15%~30%患者有经量增多、经期延长或月经淋漓不尽或经前期点滴出血。可能与卵巢实质病变、无排卵、黄体功能不足或合并有子宫腺肌病和子宫肌瘤有关。

#### 5.其他特殊症状

盆腔外任何部位有异位内膜种植生长时,均可在局部出现周期性疼痛、出血和肿块,并出现相应症状。肠道内异症可出现腹痛、腹泻、便秘或周期性少量便血,严重者可因肿块压迫肠腔而出现肠梗阻症状;膀胱内异症常在经期出现尿痛和尿频,但多被痛经症状掩盖而被忽视;

异位病灶侵犯和（或）压迫输尿管时，引起输尿管狭窄、阻塞，出现腰痛和血尿，甚至形成肾盂积水和继发性肾萎缩；手术瘢痕内异症患者常在剖宫产或会阴侧切术后数月至数年出现周期性瘢痕处疼痛和包块，并随时间延长而加剧。

除上述症状外，卵巢子宫内膜异位囊肿破裂时，可发生急腹痛。多发生于经期前后、性交后或其他腹压增加的情况，症状类似输卵管妊娠破裂，但无腹腔内出血。

### （二）体征

卵巢异位囊肿较大时，妇科检查可扪及与子宫粘连的肿块。囊肿破裂时腹膜刺激征阳性。典型盆腔内异症双合诊检查时，可发现子宫后倾固定，直肠子宫陷凹、宫骶韧带或子宫后壁下方可扪及触痛性结节，一侧或双侧附件处触及囊实性包块，活动度差。病变累及直肠阴道间隙时，可在阴道后穹隆触及、触痛明显或直接看到局部隆起的小结节或紫蓝色斑点。

## 五、诊断

生育期女性有继发性痛经且进行性加重、不孕或慢性盆腔痛，妇科检查扪及与子宫相连的囊性包块或盆腔内有触痛性结节，即可初步诊断为子宫内膜异位症。但临床上常需借助下列辅助检查。经腹腔镜检查的盆腔可见病灶和病灶的活组织病理检查是确诊依据，但病理学检查结果阴性并不能排除内异症的诊断。

### （一）影像学检查

超声检查是诊断卵巢异位囊肿和膀胱、直肠内异症的重要方法，可确定异位囊肿位置、大小和形状，其诊断敏感性和特异性均在 96％以上。囊肿呈圆形或椭圆形，与周围特别与子宫粘连，囊壁厚而粗糙，囊内有细小的絮状光点。因囊肿回声图像无特异性，不能单纯依靠超声图像确诊。盆腔 CT 及磁共振对盆腔内异症有诊断价值，但费用昂贵，不作为初选的诊断方法。

### （二）血清 CA125 和人附睾蛋白 4（HE4）测定

血清 CA125 水平可能升高，重症患者更为明显，但变化范围很大，多用于重度内异症和疑有深部异位病灶者。但 CA125 在其他疾病如卵巢癌、盆腔炎性疾病中也可以出现升高，CA125 诊断内异症的敏感性和特异性均较低，不作为独立的诊断依据，但有助于监测病情变化、评估疗效和预测复发。HE4 在内异症多在正常水平，可用于与卵巢癌的鉴别诊断。

### （三）腹腔镜检查

是目前国际公认的内异症诊断的最佳方法，除了阴道或其他部位可直视的病变外，腹腔镜检查是确诊盆腔内异症的标准方法。对在腹腔镜下见到大体病理所述的典型病灶或可疑病变进行活组织检查即可确诊。下列情况应首选腹腔镜检查：疑为内异症的不孕症患者、妇科检查及超声检查无阳性发现的慢性腹痛及痛经进行性加重者、有症状特别是血清 CA125 水平升高者。只有在腹腔镜检查或剖腹探查直视下才能确定内异症临床分期。

## 六、鉴别诊断

内异症易与下述疾病混淆，应予以鉴别。

## （一）卵巢恶性肿瘤

早期无症状,有症状时多呈持续性腹痛、腹胀,病情发展快,一般情况差。超声图像显示包块为混合性或实性。血清 CA125 和 HE4 的表达水平多显著升高。腹腔镜检查或剖腹探查可鉴别。

## （二）盆腔炎性包块

多有急性或反复发作的盆腔感染史,疼痛无周期性,平时亦有下腹部隐痛,可伴发热和白细胞增高等,抗生素治疗有效。

## （三）子宫腺肌病

痛经症状与内异症相似,但多位于下腹正中且更剧烈,子宫多呈均匀性增大,质硬。经期检查时,子宫触痛明显。此病常与内异症并存。

# 七、临床分期

内异症的分期方法很多,目前我国多采用美国生育学会(AFS)提出的"修正子宫内膜异位症分期法"。内异症分期需在腹腔镜下或剖腹探查手术时进行,要求详细观察并对异位内膜的部位、数目、大小、粘连程度等进行记录,最后进行评分(表 3-1-1)。该分期法有利于评估疾病严重程度、正确选择治疗方案、准确比较和评价各种治疗方法的疗效,并有助于判断患者的预后。

表 3-1-1　ASRM 修正子宫内膜异位症分期法（1997 年）

| 异位病灶 | | 病灶大小 | | | 粘连范围 | | | |
|---|---|---|---|---|---|---|---|---|
| | | <1cm | 1～3cm | >3cm | | <1/3 包裹 | 1/3～2/3 包裹 | >2/3 包裹 |
| 腹膜 | 浅 | 1 | 2 | 4 | | | | |
| | 深 | 2 | 4 | 6 | | | | |
| 卵巢 | 右浅 | 1 | 2 | 4 | 薄膜 | 1 | 2 | 4 |
| | 右深 | 4 | 16 | 20 | 致密 | 4 | 8 | 16 |
| | 左浅 | 1 | 2 | 4 | 薄膜 | 1 | 2 | 4 |
| | 左深 | 4 | 16 | 20 | 致密 | 4 | 8 | 16 |
| 输卵管 | 右 | | | | 薄膜 | 1 | 2 | 4 |
| | | | | | 致密 | 4 | 8 | 16 |
| | 左 | | | | 薄膜 | 1 | 2 | 4 |
| | | | | | 致密 | 4 | 8 | 16 |
| 直肠子宫陷凹部分消失 | 4 | | | | 完全消失 | 40 | | |

注:(1)若输卵管全部包入应改为 16 分。

(2) Ⅰ期(微型):1～5 分;Ⅱ期(轻型):6～15 分;Ⅲ期(中型):16～40 分;Ⅳ期(重型):>40 分。

## 八、治疗

子宫内膜异位症虽为良性疾病,但其表现具有侵蚀、转移、复发的"恶性"生物学行为,治疗棘手。治疗方法的选择应根据患者年龄、有无生育要求、病变轻重、部位、范围及家庭经济状况综合考虑,对不同患者,采取个性化治疗。此外,也要考虑医院的条件及医师的经验。原则上,对以疼痛为主诉者,应减轻及控制疼痛;以不孕为主诉者,应促进生育;对有盆腔包块者,应去除及缩减病灶,预防复发。

### (一)手术治疗

腹腔镜是子宫内膜异位症的首选治疗方法。腹腔镜一方面可以明确诊断,确定分期,另一方面几乎可以完成开腹手术的所有操作。如分离粘连,去除病变等。并且腹腔镜的损伤小,恢复快,术后粘连少。在发达国家,腹腔镜基本取代了开腹手术。我国多数大、中型医院也具备了开展腹腔镜的设备及技术。对有条件的单位,应推荐腹腔镜手术作为子宫内膜异位症的首选治疗。

#### 1.保留生育功能手术

保留患者的卵巢及子宫,切除所有可见的内膜异位灶,分离粘连,尽可能恢复正常的解剖结构。主要用于年轻、需要保留生育功能的患者。

#### 2.保留卵巢功能手术

保留卵巢功能手术也称半根治手术,切除盆腔病灶及子宫,但至少保留一侧卵巢或部分卵巢,以维持患者卵巢功能,手术适于年龄 45 岁以下,且无生育要求的重症患者。

#### 3.根治性手术

根治性手术即将子宫、双侧附件及盆腔内所有内膜异位灶予以清除。适用于病变严重或以前曾经保守性治疗无效或复发的患者,多用于 45 岁以上的患者。由于子宫内膜异位症为激素依赖性疾病,切除双侧卵巢后,即使体内存留部分异位内膜灶,亦将逐渐自行萎缩以至消失。

### (二)药物治疗

由于妊娠和闭经可避免发生痛经和经血逆流,并能导致异位内膜萎缩退化,故采用性激素治疗导致患者较长时间闭经(假绝经疗法)及模拟妊娠(假孕疗法)已成为临床上治疗内膜异位症的常用药物疗法。但对较大的卵巢子宫内膜异位囊肿,特别是卵巢包块性质尚未十分确定者则不宜用性激素治疗。目前临床上采用的性激素疗法如下。

#### 1.短效避孕药

避孕药为高效孕激素和小量炔雌醇的复合片,连续周期服用,不但可以抑制排卵起到避孕作用,而且可使子宫内膜和异位内膜萎缩,导致痛经缓解和经量减少,从而避免经血及脱落的子宫内膜经输卵管逆流及腹腔种植的可能。服法与一般短效口服避孕药相同。此疗法适用于有痛经症状,但暂无生育要求的轻度子宫内膜异位症患者。此法治疗效果较达那唑及促性腺激素释放激素激动药(GnR H-a)的效果差,其不良反应及禁忌证同口服避孕药。

#### 2.高效孕激素

采用炔雌醇和高效孕激素长期连续服用 9 个月,造成类似妊娠的人工闭经以治疗子宫内膜异位症,故称假孕疗法。由于大剂量炔雌醇导致恶心、呕吐、乳房胀等严重不良反应,患者大多难以坚持,故目前已废弃此法而改用单纯大剂量高效孕激素连续服药进行治疗。高效孕激素抑制垂体促性腺激素的释放和直接作用于子宫内膜,导致内膜萎缩和闭经。常用的高效孕激素有甲羟孕酮20~50mg/d连续6个月,炔诺酮30mg/d,连续6个月或醋酸炔诺酮5mg/d,连续6个月,亦可采用醋酸甲羟孕酮避孕针150mg肌内注射,每个月1次连续6个月或羟孕酮250mg肌内注射,每2周1次共6个月。以上药物的不良反应有不规则点滴出血、乳房胀、体重增加等,若有点滴出血时,可每日加服妊马雌酮0.625mg以抑制突破性出血。一般停药数月后,月经恢复正常,痛经缓解,受孕率增加。

### 3.达那唑

达那唑为合成的17α-乙炔睾酮衍生物,20世纪70年代用于治疗子宫内膜异位症。此药能阻断垂体促性腺激素FSH及LH的合成和释放,直接抑制卵巢甾体激素的合成以及有可能与子宫内膜的雄激素受体及孕激素素体相结合,从而使子宫内膜萎缩导致患者短暂闭经,故称假绝经疗法。达那唑用法为200mg,每日2~3次,从月经第1d开始,持续用药6个月。若痛经不缓解或不出现闭经时,可加大剂量至200mg,每日4次。用药时间也可根据病灶部位及大小而改变,对仅有腹膜病灶而无卵巢异位囊肿可以应用3~4个月;卵巢异位囊肿<3cm,用药6个月;>3cm,用药6~9个月。药物不良反应有雄激素同化作用及卵巢功能受到抑制的症状,如体重增加、乳房缩小、痤疮、皮脂增加、多毛、声音改变、头痛、潮热、性欲减退、肌痛性痉挛等,但其发生率低,症状多不严重,患者一般能耐受。由于达那唑大部分在肝内代谢,已有肝功能损害者不宜服用。用药期间,肝释放的转氨酶显著升高时应停药,停药后即可迅速恢复正常。

达那唑适用于轻度或中度子宫内膜异位症但痛经明显或要求生育的患者。一般在停药后4~6周月经恢复,治疗后可提高受孕率,但此时内膜仍不健全,可待月经恢复正常2次后再考虑受孕为宜。有文献报道800mg/d时的妊娠率为50%~80%。对于肥胖或者有男性化表现的患者不适宜选用达那唑。

### 4.孕三烯酮

孕三烯酮是19-去甲睾酮甾类药物,有抗孕激素和抗雌激素作用,用于治疗内膜异位症的疗效和不良反应与达那唑相同,但远较达那唑的不良反应为低,由于此药在血浆内半衰期长达24h,故可每周仅用药2次,每次2.5mg,于月经第1d开始服药,第4d服用第2次药,1周中服药的2d固定下来以后,在整个治疗过程中保持不变。连续用药6个月。由于此药对肝功能影响较小,故很少因转氨酶过度升高而中途停药。

### 5.促性腺激素释放激素激动药(GnRH-a)

天然的促性腺激素释放激素(GnRH)是由10个氨基酸组成的短肽,由下丘脑分泌和脉冲式释放至门脉循环以调节垂体LH和FSH的分泌。GnRH-a为人工合成的类十肽化合物,改变GnRH肽链上第6位或(和)第10位氨基酸的结构,形成不同效能的GnRH-a复合物。其作用与天然的GnRH相同,能促进垂体细胞释放LH和FSH,但因其与垂体GnRH受体的亲和力强,且对肽酶分解的感受性降低,故其活性较天然的GnRH高数十倍至百倍。若长期连续应用GnRH-a,垂体GnRH受体被耗尽,将对垂体产生相反的降调作用,即垂体分泌的促性腺激素减少,从而导致卵巢分泌的激素显著下降,出现暂时性绝经,故一般称此疗法为"药物性卵巢切除"。目前临床上应用的多为亮丙瑞林缓释剂或戈舍瑞林缓释剂。用法为月经第 1d 皮下注射亮丙瑞林 3.75mg 或皮下注射戈舍瑞林 3.6mg,以后每隔 28d 再注射 1 次,共 3~6 次。用药第 2 个月后一般可达到闭经,其疗效与达那唑治疗相近,均可缓解痛经症状和提高受孕率。此药的不良反应主要为雌激素过低所引起的潮热、阴道干燥、性欲减退及骨质丢失等绝经症状,但无达那唑所引起的体重增加、痤疮、转氨酶升高等不良反应。GnRH-a 特别适用于不能应用甾体类激素治疗的患者或者合并子宫肌瘤的患者,禁用于骨质疏松、精神压抑以及偏头痛患者。

GnRH-a 引起的骨质丢失近年引起人们的广泛关注。为避免长期应用 GnRH-a 对骨质丢失的影响,现主张如用药达 3 个月以上,给予反向添加疗法,即在应用 GnRH-a 的同时给予雌激素或孕激素,使体内雌激素达到"窗口剂量"。雌激素"窗口剂量"为既能减少 GnRH-a 的不良反应又不降低其疗效的雌激素的量。目前多数学者认为血雌二醇浓度为 $30\sim45\mu g/mL$ 时,异位内膜可被抑制,而骨质丢失可至最小。常用的反向添加治疗方案有:①GnRH-a+妊马雌酮 0.625mg+甲羟孕酮 2.5mg/d;②GnRH-a+炔诺酮 5mg/d;③GnRH-a+利维爱 2.5mg/d。

目前有人提出反减治疗,即先用足量 GnRH-a,然后调整 GnRH-a 的剂量,如用半量或小剂量至卵巢本身产生雌激素,达到理想的血雌二醇浓度($30\sim45\mu g/mL$),减少药物的不良反应。

### (三)药物与手术的联合治疗
病变严重者手术治疗前先用药物治疗 2~3 个月,以使病灶缩小,软化,从而有可能缩小手术范围,利于手术操作。术后给予药物治疗可使残留的病灶萎缩、退化,从而降低术后复发率。

以上叙述了子宫内膜异位症总的治疗方法,由于子宫内膜异位症主要表现为不孕及疼痛,因此,应根据患者的症状在治疗上各有侧重。

### (四)不孕
1.治疗原则

(1)全面的不孕检查,排除其他不孕因素。

(2)单纯药物治疗无效。

(3)腹腔镜检查可用于评估内异症病变及分期。

(4)年轻,轻中度内异症者,术后期待自然受孕半年,并给予生育指导。

(5)有高危因素者(年龄 35 岁以上;输卵管粘连,功能评分低;不孕时间超过 3 年,尤其是原发不孕者;中重度内异症,盆腔粘连,病灶切除不彻底者),应积极采用辅助生殖技术助孕。

2.手术方法

(1)保守性腹腔镜手术要尽量切除病灶,分离粘连恢复解剖。剔除卵巢内膜异位囊肿时要特别注意保护正常卵巢组织。

(2)术中同时输卵管通液,了解输卵管的通畅情况;同时行宫腔镜检查,了解宫腔情况。

3.辅助生育技术

控制性超促排卵/人工授精(COH/IUI),体外受精-胚胎移植(IVF-ET),根据患者的具体情况选择。

(1)IUI。①COH/IUI 指征:轻度或者中度 EM、轻度男性因素(轻度少弱精等)、宫颈因素以及不明原因不育。②IUI 成功率与疗程:周期妊娠率约为 15%,3~4 个疗程不成功,调整助孕方式。

(2)IVF-ET。①IVF-ET 指征:重度 EM,其他方法失败者(包括自然受孕、诱导排卵、人工授精、手术治疗后);病程长、高龄不育患者。②IVF-ET 助孕前 GnRH-a 治疗:建议在 IVF-ET 前使用 GnRH-a 预处理 2~6 个疗程,有助于提高助孕成功率。用药长短依据患者内异症严重程度、卵巢储备进行调整。

### (五)盆腔疼痛的治疗

#### 1.期待疗法

对于体检发现或妇科手术中意外发现的子宫内膜异位症,若患者疼痛不重,可采用期待疗法。但也有学者对期待治疗持反对意见,认为在早期给予治疗可以预防内异症的进展。

#### 2.药物治疗

(1)镇痛药:如前列腺素抑制药,用于疼痛明显、体征轻微或不适宜手术及激素治疗者,作为初始治疗或应急治疗,不宜长期应用。

(2)药物治疗:如孕激素、达那唑及 GnRH-a 等各种药物均有一定的缓解疼痛作用。若用药达 6 个月以上缓解盆腔疼痛的有效率为 80%左右。

#### 3.手术治疗

对于年轻需保留生育功能者:

(1)病变轻者,行病灶切除,分离粘连。

(2)病变较重者,除行病灶切除、分离粘连外,可行宫骶韧带切断术(于距宫颈 1.5~2.0cm 处切断宫骶韧带)以及骶前神经切除术,骶前神经切除术较为复杂,手术技巧要求高,一般不作为常规手术。

对于不需保留生育功能者:①年轻患者行半根治术。②年龄较大、近绝经期、病变严重者,行根治术。

## 九、特殊部位子宫内膜异位症及处理

### (一)宫颈、阴道、外阴的子宫内膜异位症

宫颈、阴道内异症的症状往往不典型,可表现为不规则阴道流暗红色血迹或咖啡色样物,检查宫颈可见暗紫色或紫蓝色斑点,阴道可见紫蓝色突起的硬结,多在穹窿部。治疗采取局部激光切除,病变重者配合药物治疗。外阴子宫内膜异位症多发生于会阴侧切口瘢痕,虽然会阴侧切较剖宫产常见,但会阴侧切口异位症较剖宫产腹壁切口异位症少见,可能与外阴局部微环境不适宜异位内膜种植、生长有关。外阴侧切口瘢痕异位症主要表现为与经期同步的周期性局部疼痛和硬节,硬节逐渐增大。治疗方法:若病灶较小、表浅,可行手术切除;若病灶较深、弥漫,则以药物保守治疗为主。

### (二)泌尿系统子宫内膜异位症

以累及膀胱最多见,其次为输尿管,累及肾脏及尿道者极少见。膀胱内异症表现为周期性尿频、尿痛、血尿。膀胱镜检查对确诊有帮助,镜下见膀胱内黏膜下肿块,呈紫蓝色突起,活组织检查可确诊。输尿管内膜异位症多伴有严重的盆腔内异症,病变可为单侧,也可为双侧,多

由于主、骶韧带病变严重导致输尿管下段受累,可表现为腰痛或腹痛。若输尿管周围组织纤维化,可引起尿路梗阻、肾积水。B 型超声、输尿管造影、CT 等检查将有助于诊断。泌尿系内异症首选药物治疗,病变较重者或有严重输尿管梗阻致肾盂积水者应行手术治疗,术后继续应用药物治疗。

### (三)消化道内膜异位症

以结直肠最常见,约占消化道内异症的 71%,其次可累及阑尾及小肠。消化道内异症主要表现为腹痛、腹泻、里急后重、便秘,严重者可有周期性便血或出现肠梗阻症状。查体下腹压痛,妇科检查有附件包块,宫骶韧带有触痛性结节。大便潜血试验阳性,钡灌肠显示肠黏膜下包块,肠壁变厚、变硬。内镜见肠黏膜下质地较硬的紫蓝色包块。消化道内异症的治疗首选药物治疗;对症状较重或肠道出血较多者,应行部分肠切除,术后联合药物治疗。

### (四)呼吸系统内异症

可发生于胸膜、肺、支气管,是比较常见的盆腹腔外的内异症,表现为月经期的呼吸短促、胸痛、咯血、咳嗽,累及胸膜可发生气胸、血胸,以上这些症状多发生在月经来潮的 48~72h,并且 90% 以上累及右侧胸膜及肺。胸部异位症的发生与盆腔异位症有密切关系,55% 的胸部异位症与盆腔异位症有关。胸部异位症的诊断多根据典型的临床表现,治疗可以应用激素类药物如 GnRH-a、达那唑等保守治疗 3~6 个月,若效果不明显行胸腔镜检查或行开胸探查确诊。

### (五)皮肤内异症

皮肤内异症较多见的为腹壁瘢痕处的异位症及脐部异位症。腹壁瘢痕异位症多为剖宫产后,子宫切开术后等内膜种植所致,是支持异位症种植学说的有力证据。不同学者报道的剖宫产后异位症的发生率差异较大,从 0.03%~0.8% 不等,剖宫产后发生异位症的时间不一,短者 2 个月,长者 20 年,多在术后 2 年左右。腹壁瘢痕内异症的表现为月经期腹壁切口处疼痛,并可触到硬结。随病变加重,硬结逐渐长大,局部疼痛可转为持续性,但常在月经期加重。检查瘢痕处硬结触痛明显,B 超及超声引导下的细针穿刺将有助于诊断。腹壁瘢痕异位症以手术切除为主。脐部内异症占所有异位症的 0.5%~1%。表现为脐部质硬的皮下结节,紫色或紫蓝色,硬结大小不等,小者几毫米,大者可至 6cm,部分患者可表现为月经期脐部血性或褐色分泌物。脐部内异症应与脐部皮肤的良性病变相鉴别,如脐息肉、黑痣,恶性疾病如黑色素瘤及鳞癌相鉴别。主要治疗方法为手术切除。

## 十、子宫内膜异位症并发急腹症的临床表现及处理

子宫内膜异位症导致的急腹症最常见的是卵巢子宫内膜异位囊肿破裂。国内报道卵巢子宫内膜囊肿破裂的发生率占 6.4%~10%。由于卵巢异位囊肿壁糟脆,有自发破裂倾向,异位内膜随月经周期变化而发生出血,导致囊腔内出血,压力增高,容易发生破裂。

卵巢内膜异位囊肿破裂表现为月经期或近月经期突发下腹剧痛,部分患者伴恶心、呕吐、肛门憋坠感以及发热。腹部查体特点是腹膜刺激征明显,肌紧张、压痛、反跳痛,部分患者移动性浊音阳性,但患者血压、脉搏稳定,无内出血表现。其腹膜刺激征较异位妊娠破裂及卵巢囊肿蒂扭转明显,可能由于囊内巧克力样物质黏稠,对腹膜刺激性较大有关。妇科检查直肠子宫

陷窝可触及触痛结节,子宫往往后位、饱满、活动差,附件区可触及活动度差的囊性包块,压痛。B超可发现盆腔包块及盆腔积液。若有子宫内膜异位症病史对诊断有帮助,后穹穿刺或腹腔穿刺抽出咖啡色样液体即可确诊。卵巢子宫内膜囊肿破裂应与异位妊娠、黄体破裂及阑尾炎相鉴别。

过去认为,卵巢子宫内膜囊肿破裂一旦诊断,立即手术治疗,手术可解除患者痛苦,并可防止内异症的进一步播散。目前认为,对内异症囊肿破裂是否手术以及手术时间应根据破裂的时间、病变程度以及急症手术能达到治疗目的综合考虑。因子宫内膜异位囊肿本身就存在小的破裂口,若破口不大,症状体征不严重,也可以先保守治疗,然后根据内异症情况进行处理。若囊肿破口大,急腹症明显,破裂时间在24～48h以内,则行急症手术。若破裂时间在48h以上,患者腹痛缓解,此时组织充血水肿,糟脆,手术困难,手术效果常不理想,可先保守治疗,待局部反应消退后手术治疗。有关手术范围根据病变程度、年龄以及有无生育要求行囊肿剥除术,附件切除术或全子宫、双附件切除术等。对年轻未生育患者应尽量保留生育能力,术后应用激素治疗3～6个月。

## 十一、预后

以增加妊娠率及止痛为目的进行治疗的患者,治疗后能够妊娠或缓解疼痛为治疗满意,但并不意味着治愈。除根治性手术外,各种方法治疗后均有一定的复发率,其复发率与病情轻重、治疗方法、随访时间长短及统计方法有关,重症患者复发率高于轻症患者,病情越重越容易在短期内复发。年复发率5%～20%,5年累计复发率为40%。单纯药物治疗后复发率高于手术治疗,术后应用孕激素并不减少复发率,根治手术后雌激素替代治疗不明显增加复发危险。

## 十二、预防

异位症病因不清,其组织学发生复杂,不能完全预防。根据可能的病因及流行病学发现,提出以下预防方法。

### (一)防止经血逆流

及时发现并治疗引起经血逆流的疾病,如先天性处女膜闭锁、阴道闭锁和继发性宫颈粘连等。

### (二)药物避孕

口服药物避孕者异位症发病风险降低,与避孕药抑制排卵、促使子宫内膜萎缩等有关。因此对有高发家族史者可口服药物避孕。

### (三)防止医源性异位内膜种植

月经期避免性交及妇科检查。尽量避免多次的子宫腔手术操作,特别是在月经前期,手术操作要轻柔,如人工流产应避免造成宫颈损伤导致宫颈粘连。切开子宫的手术如剖宫产以及子宫黏膜下肌瘤剥除术等,特别是中期妊娠剖宫取胎手术,注意保护好腹壁切口,防止子宫内膜的异位种植。

# 第二节　子宫腺肌病

当子宫内膜腺体及间质侵入子宫肌层时,称子宫腺肌病。多发生于 30～50 岁经产妇,约 15％同时合并内异症,约半数合并子宫肌瘤。虽对尸检和因病切除的子宫作连续切片检查,发现 10％～47％子宫肌层中有子宫内膜组织,但其中 35％无临床症状。子宫腺肌病与子宫内膜异位症病因不同,但均受雌激素的调节。

## 一、病因

子宫腺肌病的病因至今不明,大多认为它来源于子宫内膜,由子宫内膜的基底层直接向肌层生长,并向深层侵入平滑肌肌束间。可能与下列因素有关。

### (一)子宫内膜损伤

子宫腺肌病患者多有妊娠、宫腔操作或手术史,妊娠或宫腔操作(或手术)时可能损伤子宫内膜及浅肌层,促使基底层内膜侵入肌层内生长而发病。双侧输卵管结扎后,月经期可使两侧宫角部压力增加进而诱发本病。宫内膜电切术、热球滚珠内膜去除术、微波内膜去除术操作时内膜损伤、局部均需加压,子宫内膜尚有部分残留,日后再生和修复过程中也易向子宫肌层生长而发病。

### (二)性激素的作用

大量研究证实,雌激素可以诱发子宫腺肌病,且年龄大者其诱发成功率增加。子宫腺肌病的发病亦与孕激素有关,在孕激素水平高的条件下,子宫腺肌病的发病率也相应增加。

### (三)催乳素的作用

动物实验证明催乳素(PRL)在子宫腺肌病的发病机制中起重要作用。将小鼠腺垂体移植到子宫可诱发血 PRL 升高,子宫腺肌病的发病率明显升高。若给腺垂体移植后的小鼠立即用溴隐亭,则 PRL 下降,腺肌病的发病率下降。PRL 升高可能因其直接干扰性激素及性激素受体浓度,从而促进腺肌病的形成。PRL 升高可能同时需要高水平的孕激素才能促使腺肌病形成。有报道如给腺垂体移植后的小鼠应用抗孕激素制剂米非司酮,则腺肌病的发病率明显下降,从而证实 PRL 促进腺肌病的形成需要其他性激素参与。PRL 在雌、孕激素的作用下,可使子宫肌细胞变性从而使内膜间质侵入,最终导致腺肌病。

### (四)免疫因素

子宫腺肌病患者的自身抗体阳性率升高,内膜中的 $IgG$、$C_3$ 补体、$C_4$ 补体均增加,提示免疫功能可能参与了子宫腺肌病的发病过程。

## 二、病理

### (一)大体

病变仅局限于子宫肌层,多使子宫呈一致性的球形增大,很少超过妊娠 12 周子宫大小。子宫内病灶有弥漫型和局限型 2 种,一般为弥散性生长,且多累及后壁,故后壁常较前壁厚。

少数子宫内膜在子宫肌层中呈局限性生长形成结节或团块,类似肌壁间肌瘤,称为子宫腺肌瘤。病变处较正常的子宫肌组织硬韧,触之有结节感,切面呈肌纤维编织状,在增生的肌束间有暗红色或紫蓝色的小裂隙;病变部位与周边组织无明确的边界,亦无包膜。

## (二)镜下

可在深肌层组织间见到片状或岛状的子宫内膜腺体及间质,多为仅对雌激素影响有反应和不成熟的内膜,呈增生期改变,少数可有增殖表现,但一般很少有对孕激素有反应而出现分泌期改变,说明子宫腺肌病对孕激素治疗无效,病灶侵入的深度和广度,与痛经和月经过多密切相关。

# 三、诊断要点

## (一)临床表现

约有 35% 的子宫腺肌病患者无临床症状,临床症状与病变的范围有关,常见的症状和体征有:

### 1.痛经

15%~30% 的患者有痛经,疼痛的程度与肌层中内膜岛的多少及浸润的深度有关,约 80% 的痛经者为子宫肌层深部病变。PGF$_{2\alpha}$合成增加刺激子宫的兴奋性也可引起痛经。

### 2.月经过多

月经过多占 40%~50%,其发生可能与病变使子宫内膜面积增加、子宫肌层收缩不良、合并子宫内膜增殖症、前列腺素的作用使肌肉松弛、血管扩张、抑制血小板的聚集等有关。一般病灶深者出血较多。

### 3.其他症状

性欲减退占 7%,子宫腺肌病不伴有其他不孕疾病时,一般对生育无影响,伴有子宫肌瘤时可出现肌瘤的各种症状。

### 4.体征

双合诊或三合诊检查可发现子宫呈球形增大,质硬,一般为一致性增大,如孕 2~3 个月大小,个别病灶局限者可有硬性突起,易与子宫肌瘤相混淆。子宫在经前期开始充血增大,随之痛经出现,月经结束后随痛经的缓解,子宫亦有所缩小,因此对比经前及经后子宫大小及质地变化有助于诊断。

## (二)辅助检查

### 1.B超检查

子宫腺肌病的 B 超图像特点为子宫增大,肌层增厚,后壁更明显,致内膜线前移。与正常子宫肌层相比,病变部位常为等回声或稍强回声,有时其间可见点状低回声,病灶与周围组织无明显边界。阴道 B 超检查可提高诊断的阳性率和准确性。

### 2.磁共振

正常子宫的 MRI 图像分为内带(子宫内膜及黏液)、结合带(子宫肌层的内 1/3)、外带(子宫肌层的外 2/3)。腺肌病的 MRI 图像特点:子宫增大,边缘光滑;T2W1 显示带状解剖形态纡曲或消失;T2W1 显示子宫前壁或后壁有一类似结合带的低信号肿物。有学者认为诊断腺肌病,结合带的变化非常重要,结合带越宽,腺肌病的可能性越大。

**3.子宫腔造影**

以往行碘油造影,可见碘油进入子宫肌层,阳性率为 20%,现采用双氧水声学造影,可提高阳性率。

**4.内镜检查**

宫腔镜检查子宫腔增大,有时可见异常腺体开口,若用电刀切除子宫内膜及其下方的可疑组织送病理学检查,有时可以明确诊断。腹腔镜检查见子宫均匀增大,前后径更明显,子宫较硬,外观灰白或暗紫色,表面可见一些浆液性小泡。有时浆膜面突出紫蓝色结节。有条件时可行多点粗针穿刺活检或腹腔镜下取活检明确诊断。

**5.血 CA125**

CA125 来源于子宫内膜,体外试验发现内膜细胞可以释放 CA125,且在子宫内膜的浸出液内有高浓度的 CA125,有学者在子宫腺肌病的内膜中测出 CA125,且浓度高于正常内膜的腺上皮细胞。其诊断标准为高于 35U/mL。CA125 在监测疗效上有一定的价值。

子宫腺肌病一般通过临床表现及辅助检查可做出初步诊断,主要须与子宫肌瘤相鉴别,最后确诊有赖于组织学检查。

## 四、治疗

治疗方案应根据患者的症状、年龄及生育情况而定。

### (一)手术治疗

**1.子宫切除术**

子宫切除术是主要治疗方法,可以根治痛经和(或)月经过多,适用于年龄较大,无生育要求者。

**2.子宫腺肌瘤挖除术**

子宫腺肌瘤挖除术适用于年轻、要求保留生育功能的子宫腺肌瘤的患者。弥散性子宫腺肌病做病灶大部分切除术后妊娠率较低,但仍有一定价值。术前可使用 GnRHa 治疗 3 个月,以缩小病灶利于手术。

**3.子宫内膜去除术**

近年来,有学者对伴有月经过多的轻度子宫腺肌病患者于宫腔镜下行子宫内膜去除术,术后患者月经明显减少,甚至闭经,痛经好转或消失。但对浸润肌层较深的严重病倒有术后子宫大出血需急症切除子宫的报道。

**4.子宫动脉栓塞术**

目前国内外均有报道应用子宫动脉栓塞术治疗子宫腺肌病,观察例数不多,近期效果较好,有少数复发,远期效果尚在观察。此疗法目前尚在探索阶段,有一定并发症,只用于其他疗法无效又不愿切除子宫者。

### (二)药物治疗

对于症状轻,给予吲哚美辛、萘普生或布洛芬对症治疗后症状可缓解者,可采用对症保守治疗。对年轻有生育要求者或已近绝经期者可试用达那唑、内美通或促性腺激素释放激素类似物(GnRHa)等,用药剂量及注意事项同子宫内膜异位症。高效孕激素及假孕疗法对此病无效。近年来,有报道应用米非司酮治疗子宫腺肌病取得良好效果,米非司酮是一种孕激素拮抗药,对垂体促性腺激素有抑制作用,具有抑制排卵,诱发黄体溶解,干扰宫内膜完整性的功能。用法:米非司酮 12.5～25.0mg/d,3～6 个月为一疗程,一般除轻度潮热外无明显不良反应,但要注意肝功变化。

# 第四章　生殖系统肿瘤

## 第一节　外阴癌

外阴恶性肿瘤少见,仅占女性生殖道肿瘤的 5%,据美国癌症协会统计,2007 年美国新发病例 3490 人,死于外阴癌病例 880 人。许多医师可能从未遇到过外阴癌患者。虽然偶有患者无症状,但大多数外阴癌患者会以外阴部瘙痒、疼痛或者持续性包块不消退甚至破溃而就诊。临床上,非妇科肿瘤专业医师常会忽视了外阴肿瘤的存在而仅经验性地认为炎症的可能性大,常常先按炎症处理,而没有进行适当的体检或组织活检,以致患者从症状出现到外阴癌被确诊的时间常被延误。有报道称,88% 的外阴鳞癌患者从出现症状到确诊的时间间隔超过 6 个月,其中 31% 的妇女在诊断外阴癌之前至少已就诊 3 次,27% 的妇女曾被医师经验性地给予雌激素和皮质激素。外阴常被角化的鳞状上皮覆盖,大多数外阴癌为鳞状细胞癌,因此,我们当前了解的流行病学、播散方式、预后因素和生存数据等资料基本来源于鳞癌的回顾性分析和少量的前瞻性研究。恶性黑色素瘤是第二种常见的外阴肿瘤,此外还有许多相对少见的外阴恶性肿瘤,包括基底细胞癌、腺癌、汗腺癌、佩吉特病或异位乳房组织病和更为少见的软组织肉瘤,包括平滑肌肉瘤、恶性显微组织细胞瘤、脂肪肉瘤、血管肉瘤、横纹肌肉瘤、上皮肉瘤和卡波西肉瘤。外阴肿瘤也会继发于膀胱、直肠、肛门等邻近生殖器官的肿瘤。传统的外阴癌治疗方法是行根治性外阴切除术,包括单纯外阴切除(原发灶切除)、腹股沟股淋巴结切除及必要时盆腔淋巴结的切除。近年来研究发现,术后放疗对高危患者可以提高生存率,甚至也有报道认为,辅以术后放疗和同步放化疗可以极大程度地弥补晚期肿瘤患者的不满意根治性切除,放疗和化疗以及生物治疗的进步某种程度上使得外阴癌的手术范围相对缩小了。当今对外阴癌的治疗更强调多手段的综合治疗而不是仅仅做大范围的外阴切除,从而满足了患者保持外阴解剖学上常态及性功能的要求,使得治疗更加个性化、人性化。

### 一、流行病学

以往外阴癌多发生于绝经后妇女,但最近报道提示,外阴癌有明显的年轻化趋势。有研究发现,外阴癌患者中伴有高血压、糖尿病、肥胖者较多,因此推测其可能与外阴癌有关,但也有研究持否定观点,认为仅仅是伴随年龄而出现的改变,不具有特异性。

某些感染因素可能与外阴癌相关,这些感染包括肉芽肿性感染、单纯疱疹病毒感染及人乳头瘤病毒(HPV)感染。有学者发现,腹股沟肉芽肿、性病性淋巴肉芽肿或外阴梅毒与外阴癌存在相关性,提示有性传播疾病的妇女可能会有较高的外阴癌发病风险,血清学阳性的Ⅱ型疱疹病毒感染者与外阴原位癌有相关性。尽管不少研究提示,外阴癌与性传播疾病感染之间可能存在相关性,但始终未能分离出相关病毒抗原,以至于无法确定两者之间的因果关系。

随着对 HPV 病毒研究的不断深入,近年来,越来越多的证据提示外阴癌及外阴湿疣样病变与潜在的 HPV 感染相关,HPV-DNA 也已从浸润性外阴癌和原位癌组织中分离出来,自此确定了外阴 HPV 感染与外阴癌的相关性。HPV 可有众多亚型,现已证实与外阴癌相关的亚型有 HPV16,HPV6,HPV33 型,其中 HPV16 型感染最为常见。HPV-DNA 可在 70%~80% 的上皮内病灶中被发现,但在浸润性病灶中的发现率仅有 10%~50%,提示浸润性外阴癌可能不完全是 HPV 感染所致,临床上及组织学上也发现因 HPV 感染引起的外阴癌有别于无 HPV 感染者,故应分别对待。有生殖道湿疣史、异常巴氏涂片史及吸烟史的妇女患外阴癌的风险明显升高,其中既有吸烟史又有生殖道湿疣史者患外阴癌的风险上升 35 倍,有慢性免疫抑制者和浸润性外阴癌也有一定相关性,因此,认为 HPV 感染与非特异性免疫抑制可能均为外阴癌的致病因素。目前越来越多的观点倾向于吸烟、非特异性免疫抑制可能是外阴癌发展过程中的辅助因子,它可以使 HPV 感染更容易实现,进而导致外阴癌。

外阴营养不良、硬化性苔藓等慢性外阴感染性病变以及鳞状上皮内瘤变,尤其是原位癌,这两种因素均可能是外阴浸润性鳞癌的癌前病变。有研究发现,32% 的无 HPV 感染的外阴癌患者实际上是与外阴硬化性苔藓有关,提示硬化性苔藓可能是外阴癌的癌前病变,进行的一项大样本的回顾性病理学复习并没有发现从硬化性苔藓到外阴癌的转化证据。在一项对外阴原位癌患者的观察研究中发现,8 例未被治疗者中有 7 例在 8 年内进展为浸润癌,而在 105 例接受治疗的患者中只有 4 人在 7~18 年进展为浸润癌,但随后对 405 例外阴Ⅱ~Ⅲ级上皮内瘤变病例的研究中,有学者发现,在 1.1~7.3 年(平均 3.9 年),3.8% 的经过治疗病例及 10 例未被治疗的病例均发展为浸润癌。虽然一些上皮内瘤变可能自然消退,但持续存在或进展为浸润癌的患者仍不在少数。最近来自美国和挪威的发病率数据分析显示,从 20 世纪 70—90 年代,外阴原位癌的发生率上升了 2~3 倍,但并未看到外阴浸润癌的发生率相应上升。对此不同的解释是:①受感染的妇女随访年限还未达到患浸润性病变的年限;②浸润前病变的积极治疗阻止了向浸润癌的发展;③原位癌和浸润癌的起因不太相关。外阴鳞癌也许是异源性病因学产生的结果,根据他们的研究,具有基底样或疣状特征的两个组织学亚型的癌与 HPV 感染相关,而角化型鳞状细胞癌与 HPV 不相关,而且,基底样或疣状癌与经典的宫颈癌危险因素也相关,包括初次性交的年龄、性伴侣的数目、先前异常的巴氏涂片、吸烟和较低的社会经济地位等,而在一些病例中角化型鳞癌和这些因素的相关性不明显。

有学者发现,与 HPV 阳性的外阴癌相比较,HPV 阴性的外阴癌更容易出现 p53 抑癌基因的突变。p53 是个抑癌基因,具有调控细胞生长和增生的功能,外阴癌的发生可能与 p53 基因失活有关,这种失活在 HPV 阴性的外阴癌中是基因突变导致,而在 HPV 阳性的外阴癌中则是通过 HPV 基因产物的表达所致。在对 169 例外阴浸润癌的研究中发现,约有 13% 的外阴癌是继发于生殖道鳞状上皮新生物的,这种继发于原发肿瘤的外阴癌与 HPV 感染明显相关,也说明一些鳞状上皮病变起初始于性传播病毒,这种病毒具有感染整个下生殖道而产生瘤样病变的能力。

## 二、播散方式

外阴癌的播散方式有 3 种:局部蔓延、经淋巴转移及血行转移。外阴皮下组织中淋巴系统十分发达,因此,外阴癌极易出现区域性淋巴结转移。有研究显示,当外阴癌病灶浸润<1mm时很少累及淋巴系统,但病灶浸润 2～3mm 时常累及淋巴系统,当癌浸润>10mm 时 50% 以上可出现局部淋巴结转移。通常外阴癌从原发灶扩散至区域淋巴结遵循逐级规则,很少跳跃性转移,外阴癌灶首先转移至表浅腹股沟淋巴结和股淋巴结,再扩散至深部腹股沟和盆腔淋巴结,但偶尔也可出现直接累及深部腹股沟淋巴结、闭孔淋巴结而直接向上转移至盆腔各组淋巴结的情况,特别是当病灶累及阴蒂周围时。晚期患者的皮下淋巴管系统被广泛侵犯,可导致下腹壁或大腿间的皮肤呈现明显的炎症卫星状病灶出现。肺转移是外阴和阴道癌血行转移最常见的转移部位。

## 三、临床表现及诊断

大多数外阴癌患者均有外阴瘙痒、干燥等不适主诉,体检可见外阴部与其主诉相对应部位存在不同类型的病变,如白斑样、苔藓样、皲裂破溃样、溃疡状、弥漫湿疹样、湿疣样等,仅通过症状和体检来确定为外阴癌常常困难,因其表现并不具有特异性,不能与外阴良性病变所区别,因此,外阴癌的诊断必须通过活检而做出。活检的部位也有推敲,通常单一的、局限的病灶活检,其部位选择不困难,但在慢性外阴营养不良、弥散性白斑、多点异常性病变或佩吉特病的患者选择合适的活检部位是困难的,有时不得不行多点活检。对于仅有较小单一可疑病灶的患者可在局麻下完整切除病灶,既达到活检目的,又兼顾了治疗。组织活检尽量包括可疑的表皮病灶及皮下组织,以便于浸润癌的病理和深度能被准确评估。如前所述,临床医生在门诊处理外阴癌患者时,因常常不会在第一时间进行活检而导致诊断延误,使得一些妇女丧失了早期诊治的大好时机,影响预后。晚期患者主要表现为局部疼痛、出血和来源于肿瘤的渗液,有腹股沟淋巴结转移或远处转移病灶者可还出现相应的症状。

外阴癌患者的病情评估主要包括病变范围,如原发肿瘤的测量、有否累及毗邻器官或骨膜、腹股沟淋巴结累及的可能性等以及有否内科合并症等。盆腔检查一直是外阴和阴道癌局部扩散程度评估最重要的方法。病灶定位、肉眼形态、累及部位、可见深度和触摸肿瘤质地等须仔细记录并做肿瘤图解,肿瘤是否紧挨中线结构也应该被记录。影像学检查,特别是磁共振能被用来评估膀胱或病灶下方组织的深部浸润,直肠镜或膀胱尿道镜检查也可用来确认影像学证据,包括膀胱、尿道、肛门或直肠的累及。虽然 CT 对于检测盆腔和腹股沟淋巴结有所帮助,但普通 CT 对于局部解剖提供的信息较少。外阴或阴道癌患者都必须有详细的病史和体检,胸部 X 线检查、全血常规和生化检查也应作为初始评估。影像学检查虽然有助于治疗计划的制定,但不能更改 FIGO 分期。

## 四、分 期

0 期:原位癌,表皮内癌。

Ⅰ期:肿瘤局限于外阴或(和)会阴,肿物直径≤2cm,无淋巴结转移。

ⅠA 期：肿瘤局限于外阴或（和）会阴，肿物直径≤2cm，间质浸润深度≤1mm，无淋巴结转移。

ⅠB 期：肿瘤局限于外阴或（和）会阴，肿物直径≤2cm，间质浸润深度＞1mm，无淋巴结转移。

Ⅱ期：任何肿瘤大小且侵犯邻近结构（下 1/3 尿道，下 1/3 阴道，肛门），无淋巴结转移。

Ⅲ期：任何肿瘤大小且侵犯邻近结构（下 1/3 尿道，下 1/3 阴道，肛门），伴淋巴结转移。

ⅢA 期：1～2 个区域淋巴结转移。

ⅢB 期：≥2 个区域淋巴结转移。

ⅢC 期：淋巴结外受累。

Ⅳ期：

ⅣA 期：任何肿瘤大小且局部侵犯更广（上 2/3 尿道、上 2/3 阴道、膀胱黏膜或直肠黏膜或固定在盆骨）和（或）双侧区域淋巴结转移。

ⅣB 期：任何远处转移，包括盆腔淋巴结转移。

# 五、预后因素

外阴鳞癌的发病率较高，病例资料较多，所以肿瘤发病与预后的相关性分析也较透彻，预后的评估也就较详细。外阴鳞癌中主要的预后因素包括肿瘤直径、肿瘤浸润深度、淋巴结的播散和远处转移，这些在 FIGO 分期中都有所体现，是肿瘤复发和死亡的最重要预后因素。有学者提出了外阴癌的微浸润概念，并且建议对于浸润深度＜5mm 的小肿瘤免于腹股沟淋巴结手术切除，但随后的报道发现 10%～20% 符合此标准的患者有隐匿的腹股沟淋巴转移，随即废除了腹股沟淋巴结不需切除的理念。对于微浸润肿瘤与腹股沟淋巴转移的相关性，一致的意见是以肿瘤浸润＜1mm 为界。这也反映了 FIGO 分期中将浸润＜1mm 分为ⅠA 期的道理所在。在一项对 1342 例不同病灶直径、无淋巴结转移患者的预后研究中发现，无论病灶大小均有相近的生存率（≤2cm，94%；2.1～4cm，82%；4.1～6cm，83%；6.1～8cm，82%；＞8cm，88%）；另一项对 578 例患者的研究显示，同为病灶直径＜2cm 者，其浸润深度不同，淋巴结状态就完全不同（淋巴结转移率：≤1mm，0；1～2mm，7.7%；2～3mm，8.3%；3～5mm，26.7%；＞5mm，34.2%），说明病灶大小不是独立的预后因素，也不再是腹股沟淋巴结切除术的指征，而浸润深度要比病灶大小和淋巴结转移的关系更密切，因此术前活检应包含部分皮下组织，以判断皮下浸润深度来决定是否切除淋巴结。

淋巴结状态是最重要的独立预后因素，与临床分期及预后密切相关。腹股沟淋巴结有否转移是外阴癌的独立预后因子，有报道显示，有腹股沟淋巴结转移者在初始治疗后的 2 年内大多复发，预示着长期生存率可能减少 50%。手术前临床预测淋巴结转移是不准确的，通过影像学检测手段如 MRI、CT、PET 和超声等试图评估腹股沟股淋巴结转移也不满意，均没有足够高的阴性预测价值来取代以手术方式切除腹股沟淋巴结所做出的评估准确，因此，目前仍然强调系统地切除腹股沟淋巴结，而不是取样或活检。至于淋巴结播散是单侧还是双侧，许多报道表明，单侧和双侧淋巴结转移的生存率没有差异，双侧淋巴结转移并不是一个独立的预后因素,而阳性淋巴结数目的多少是影响预后的重要因素。一项609例外阴癌的研究显示,淋巴结阳性数目与5年生存率极其相关(阴性:90.9%;1~2个阳性:75.2%;3~4个阳性:36.1%;5~6个阳性:19%;>7个阳性:0),但在1988年的FIGO分期中却没有体现,2009年的FIGO分期中对此做出了细致规定。2009版分期对病理报告的要求极高,要求病理报告要包括阳性淋巴结的数量、大小和是否囊外扩散,因为阳性淋巴结的大小和是否囊外扩散也是影响预后的重要因素,研究显示,淋巴结大小及是否囊外扩散,其5年生存率明显不同(直径<5mm,90.9%;直径5~10mm,41.6%;直径>10mm,20.6%;局限囊内,85.7%;囊外扩散,25.0%)。

关于局部复发风险,虽然与肿瘤体积和范围有关,但更重要的是与手术切除边缘是否足够,有关。有报道在外阴癌切缘≤8mm的40个外阴癌中9个局部复发,而切缘>8mm的患者没有局部复发;在病理组织切片中也发现,显微镜下切缘少于8mm时局部复发率明显上升,认为病理边缘距离≤8mm是局部复发的重要预测因子,因此,建议在未固定的组织中切除边缘至少要达到1cm。为了帮助手术医生设计手术切缘,测量了外阴浸润性鳞癌的肉眼边缘及显微镜下病灶的边缘,结果发现肉眼和显微镜下的边缘几乎一样,因此,手术医生仅凭肉眼判断病灶边缘并在其外>1cm作为切缘即可。

## 六、治疗

### (一)外阴鳞癌的治疗

在1940—1950年推崇的双侧腹股沟股淋巴结切除的根治性外阴切除术较以往的生存率明显提高,特别是对于小肿瘤和阴性淋巴结患者,长期生存率可达85%~90%。然而,这种根治手术也带来了相应的术后并发症增加,如伤口裂开和淋巴水肿等。近年来,手术强调个体化治疗,许多妇科肿瘤专家认为,较小的肿瘤可以采用缩小的根治手术方式,故建议对于低危人群缩小手术范围,这样做明显的好处是有效保留未受累的外阴组织、减少了手术并发症;在高危人群,基于宫颈鳞癌的治疗方法,联合放疗、手术和化疗的多重模式治疗正在逐渐探索中;对于出现播散的晚期病例,治疗方法仍欠满意。

1.不同分期的治疗

(1)ⅠA期肿瘤:肿瘤基质浸润≤1mm的ⅠA肿瘤多发生在年轻患者,以多灶性浸润前病灶为主,但上皮内病灶中隐蔽的浸润也常见,常与HPV感染有关。外阴肿瘤基质浸润≤1mm时其淋巴转移的风险很小,故这类患者的腹股沟淋巴结转移可被忽略。手术切缘要保证在正常组织外1cm以上,这样能明显减少局部复发。由于与HPV感染相关,可能会伴有下生殖道弥散性病灶存在,故在切除病灶之前整个下生殖道和外阴应被仔细评估,以避免假复发或在其他外阴部位出现新的病灶,术后应对患者进行仔细随访检查。

(2)传统的Ⅰ和Ⅱ期(2009版的Ⅰ期)肿瘤:处理是包括双侧腹股沟股淋巴结切除的根治性切除术,手术去除了原发灶、周边一定宽度的正常组织、外阴真皮淋巴管和区域淋巴结,这样处理后可获得较好的长期生存和90%的局部控制率。但根治性手术也有明显的缺点,包括因正常外阴组织的减少及形态的改变带来的外观和性功能的影响、50%的切口裂开率、30%的腹股沟并发症发病率(裂开、淋巴囊肿、淋巴管炎)和10%~15%下肢淋巴水肿的发生率,另外,

10%～20%的淋巴结阳性患者术后补充放疗也增加了淋巴水肿的发生率。因此,如何扬长避短、减少术后并发症发病率并且增强患者的生存信心,就成为外阴癌手术方式改良与否的关键。一些专家建议对于较小的外阴肿瘤行缩小范围的根治手术,该手术对腹股沟的处理倾向于保守:患侧的表浅腹股沟淋巴结通常被作为淋巴转移的前哨淋巴结,仅在靠中线处(如阴蒂、会阴体)的病灶处理时才行双侧腹股沟浅淋巴结切除术,术中病理检查淋巴结若阴性,则不再做进一步其他淋巴结的切除及术后治疗。有报道这种缩小范围的根治手术在ⅠA期患者可获得超过90%的生存率,但另一些相对保守的专家认为,随便缩小手术范围存在诸多潜在危险,如外阴皮肤的潜在复发,腹股沟淋巴结的不充分评估,可能存在的阳性淋巴结转移未被切除等。已发表的经验性报告显示,这种手术的患侧腹股沟处理失败率≤5%,而对侧腹股沟处理失败的概率几乎罕见,因此,这种手术方式仍有应用的可行性。鉴于目前还没有随机的前瞻性研究进行评估,故何种外阴根治术更好仍难以确定。表浅腹股沟淋巴结作为前哨淋巴结的相关研究已不罕见,结论仍不一致,如果能够提供适当的敏感度和特异度,广泛淋巴结切除手术也许会被摒弃。

(3)Ⅱ～Ⅳ期肿瘤:2009版的Ⅱ期肿瘤的定义扩展到邻近的黏膜,Ⅲ期扩展到腹股沟淋巴结。处于这些期别的肿瘤常是大块的,但一些体积虽小、侵犯重的肿瘤也可见。Ⅱ期肿瘤有可能通过根治手术治愈,例如根治性外阴切除及受累的盆腔脏器部分切除或廓清术,有报道为得到阴性手术切缘,手术切除远端尿道≤1.5cm时不影响膀胱控制功能,但对于Ⅳ期肿瘤而言,做到满意切除十分困难,因此对于这种估计难以切净的晚期肿瘤患者,近来更多倾向于联合治疗,如放疗或放化疗结合手术治疗。一些回顾性和前瞻性研究显示,外阴癌对放疗是有效的并且对晚期患者接受联合治疗模式较为合适,过度的根治性切除手术仅用于选择性患者。虽然采用超大型手术、放疗和化疗的联合方式有治愈可能性,但权衡利弊,ⅣB期患者一般仍选择姑息治疗。

(4)淋巴结阳性肿瘤患者:对于淋巴结阳性患者的处理策略仍不明确。在区域淋巴结的处理上,放疗能在控制或消灭小体积淋巴结上有重要作用,手术切除大块融合淋巴结也可改善区域状况并有可能加强术后补充放疗治愈疾病的概率。在一个多元分析中发现,将有阳性腹股沟淋巴结的患者分为手术仅行腹股沟大块淋巴结切除及手术行全部腹股沟淋巴结切除两组,术后均予放疗比较其预后情况,结果显示手术淋巴结切除的方式没有预后意义(大块淋巴结切除与整个腹股沟淋巴结切除)。对于初始治疗经历了双侧腹股沟股淋巴结切除有阳性淋巴结,特别是超过一个阳性淋巴结的患者,可能从术后对腹股沟区域和下盆腔放疗中获益。对于有盆腔淋巴结阳性患者的处理,术后放疗优于大范围的手术。术后病率在表浅和深部腹股沟淋巴结切除加放疗的模式中容易出现,慢性腹股沟和下肢并发症率在此类患者中常见,主要是淋巴水肿。

仅行表浅淋巴结切除发现有阳性淋巴结时可有几种处理方法:①不再进一步手术。②继续扩展淋巴结切除,包括同侧深部淋巴结和(或)对侧的腹股沟淋巴结。③术后放疗。由于外阴癌表现的多样性,治疗的个性化选择是需要的。如果术后对腹股沟淋巴结的放疗是必需的,那么限制性切除肉眼阳性的淋巴结是合理的,因为这样可以缩小根治手术和后续放疗后导致的淋巴水肿的可能性,但对明显增大的可疑淋巴结仍主张术中切除。术后放疗要有仔细的治疗计划,可用 CT 测量残留病灶及需要照射的腹股沟淋巴结深度,以求精准。目前,应用选择性腹股沟淋巴结切除和精确的术后辅助放疗达到了良好的局部控制率并减少术后并发症的发病率。

(5)复发癌:不考虑初始治疗,外阴癌的复发有 3 种情况:外阴局部、腹股沟区域和远处。局部复发的外阴癌结局较好,当复发限制在外阴并且能够切除肉眼肿瘤边缘时,无瘤生存率仍能达到 75%。如果一些复发远离原发灶或原发灶治疗非常成功数年后再复发,这种情况可以认为是新发病灶,而不是疾病进展。腹股沟处的复发是致命性的,很少有患者能通过大块切除病灶和局部放疗来被挽救。有远处转移的患者只能用全身化疗及姑息性放疗,疗效不佳。

2.手术治疗

经典术式为根治性外阴切除术+双侧腹股沟股淋巴结切除术,具体手术方式本书不做介绍。

3.放疗(放射治疗,简称放疗)

以往认为放疗对外阴癌的作用不大,且局部皮肤放疗反应大以至于患者的依从性极差,很难完成放疗剂量,故放疗效果不佳。随着放疗技术及放疗理念的进步,越来越多的证据表明,放疗对于局部晚期外阴癌起着非常重要的作用,是外阴癌多手段治疗不可缺少的组成部分。目前对局部晚期外阴癌及腹股沟淋巴结阳性的外阴癌患者手术后给予外阴部、腹股沟区域及下盆腔部补充放疗已基本成为常规。

(1)外阴局部的放疗:肿瘤皮肤或基底部切缘<8mm(固定后)被认为是局部复发及影响 5 年生存率的明显高危因素,术后需补充放疗。有研究报道,44 例切缘<8mm 的患者中有 21 例复发,而切缘≥8mm 的 91 例患者中无 1 例复发。另外,脉管间隙浸润和深部皮下间质浸润也是局部复发风险增加的重要因素,术后也推荐补充放疗。尽管不少局部复发可以通过再次手术和或放疗得到控制,但对有限的外阴皮肤而言,二次手术再达到满意切缘的可能性已大大减少,手术比较困难,同时局部复发也有利于区域或远处扩散。目前尚没有前瞻性的临床研究来证实术后局部放疗的优势,但在有高危因素(切缘不足、深部浸润等)的选择性病例中术后对原发肿瘤床补充放疗,明显改善了外阴癌局部控制状况,减少了局部复发。

也有人建议在明显存在高危因素可能性的晚期外阴癌患者中,术前先行一定剂量的局部放疗,其理由如下:①先行放疗后肿瘤活力降低,有利于根治性手术的完成;②先行放疗后可使局部病灶减小、边缘清楚,有利于获得满意的手术切缘,而最大限度地减少尿道、肛门等重要脏器的结构及功能破坏;③对于微卫星样外阴病灶或基底固定的腹股沟淋巴结,仅靠术前放疗即可消灭微小病灶并使淋巴结松动、缩小,有利于随后的手术切除。尽管有关术前放疗的报道不多,但有限的报道已足以鼓舞人心,采用相对温和的放疗剂量对局部晚期肿瘤照射后再行手术切除,达到了满意的局部控制率,说明放疗能够明显控制大块晚期病灶,在保证良好局部控制的前提下,使得手术更趋于保守,器官保留成为可能。

最近,同步放化疗治疗外阴癌的文章不断涌现,其初衷是受到肛门癌的治疗启发,认为同步放化疗能使患者获益更大。所用的化疗药物主要有氟尿嘧啶、顺铂、丝裂霉素,在经验性的报道中普遍认为同步放化疗要好于单纯放疗,由于在外阴癌中尚无前瞻性随机的临床研究来证实此结论,但最近在晚期子宫颈鳞癌的治疗中以放疗同步顺铂化疗的方法明显改善了局部控制率及生存率,提示可能对晚期的下生殖道肿瘤均有益处。GOG101 及 GOG205 两项 Ⅱ 期临床试验也均证实其益处。对于局部晚期外阴癌患者,术前同步放化疗不但可获得约 70% 的完全反应率,而且也为手术及更加个性化的手术创造了条件。

(2)区域淋巴结的放疗:手术切除腹股沟区淋巴结后再补充局部预防性放疗,对于有局部淋巴结阳性者可明显预防腹股沟区复发。在一项对 91 个患者的复习中发现,5 周内给予 45~50Gy 的腹股沟区外照射,只有 2 例复发,并发症少见,仅 1 例轻度下肢水肿,但对于局部淋巴结阴性者,术后补充局部预防性放疗意义不大。借鉴子宫颈癌的处理模式,在有放疗指征的患者,给予同步放化疗可能效果更好。

(3)放疗反应:急性放疗反应是剧烈的,35~45Gy 的常规剂量即可诱发皮炎样潮湿脱皮,但适当的局部对症治疗,急性反应常在 3~4 周治愈。坐浴、类固醇软膏涂抹和对可能伴有的念珠菌感染的治疗都能帮助患者减少不适感。照射剂量要足够,虽然大多数患者至放疗第 4 周时均有外阴皮肤黏膜炎,但权衡利弊患者通常能坚持,实在不能耐受时可暂时中断治疗,但中断的时间应该尽量短,因为容易引起肿瘤细胞的再增殖。迟发放疗反应的发病率有许多因素影响,患者常是年龄大、合并有内科并发症的,如糖尿病、先前多次手术、骨质疏松等。单纯腹股沟放疗可致下肢水肿及股骨头骨折,但淋巴水肿不是研究的主要考虑内容,股骨头骨折却是需要考虑的内容,限制股骨头处放疗受量少于 35Gy 可能会缩小这一并发症的风险,也不排除严重的骨质疏松导致股骨头并发症的可能性。

4.化疗(化学治疗,简称化疗)

有关化疗治疗外阴癌的资料有限,主要是因为:①外阴癌的发生率低;②晚期外阴癌多倾向于年龄偏大者,患者体质较弱,合并症较多,化疗的不良反应明显,使化疗的应用受到限制,导致适合化疗的人选较少;③以往外阴癌的治疗理念为多采用手术治疗,用或不用术后放疗,而化疗仅被作为一种挽救性治疗来使用;④在已行广泛手术和(或)放疗的患者复发时才用化疗,初治化疗患者少,使得患者对化疗药物的敏感性及耐受性均差;⑤治疗外阴鳞癌的化疗药物在 Ⅱ 期临床试验中显示,仅多柔比星和博来霉素单药有效,氨甲蝶呤可能也有效但证据不足,顺铂显示在许多妇科肿瘤中有广泛作用,但在外阴难治性鳞癌患者的治疗中作用不大。近年来的研究显示,联合化疗用于不能手术的晚期外阴癌患者,在部分患者中出现明显效果,甚至创造了手术机会,尤其在初治患者中,其疗效明显好于顽固性、复发性患者。常用的化疗方案有 BVPM 方案(博来霉素、长春新碱、顺铂、丝裂霉素)、BMC 方案(博来霉素、氨甲蝶呤、司莫司汀),这些方案的毒性可以忍受,主要不良作用有黏膜炎(重度:21%),感染或发热(35%),博来霉素肺病(死亡 1/28 例)。

同步放化疗对晚期不能手术的外阴癌患者的报道越来越多,其原动力来自子宫颈鳞癌的随机临床试验的阳性结果,由于局部晚期宫颈鳞癌患者采用以顺铂为基础的同步放化疗治疗获得了明显效果,有人认为对于同属下生殖道的局部晚期外阴鳞癌而言理论上也应有效,应可以借鉴子宫颈鳞癌的治疗方法。外阴癌由于病例少,很难进行随机临床试验。最近一项对 73 例局部外阴晚期鳞癌的 GOG 研究显示,分割剂量放疗对无法切除的腹股沟淋巴结及原发灶肿瘤进行照射联合同步化疗[顺铂:75mg/m²,第 1d;氟尿嘧啶:1000mg/(m² · d),第 1~5d]后再手术,46% 的患者达到肉眼无瘤,其余仍有肉眼癌灶者中,只有 5 例不能达到手术切缘阴性,生存资料尚不成熟,但总的趋势是持肯定态度,不良反应可以接受。先采用氟尿嘧啶 [750mg/(m² · d),第 1～5d]和丝裂霉素 C(15mg/m²,第 1d)联合局部放疗(总剂量 54Gy)对 58 例晚期初治患者和 17 例复发患者进行治疗,然后行局部广泛切除和腹股沟淋巴结切除,结果 89%的患者完成了预计的放疗和化疗,80%出现治疗反应,72%的患者获得手术机会,并有 31%在原发灶及淋巴结上出现病理学完全反应,3 例出现治疗相关性死亡。以同样化疗方案 及分割放疗照射(总剂量仅 36Gy)治疗 31 例患者,结果反应率达 94%(29/31),但术后病率达 65%,死亡率达 14%,在腹股沟淋巴结阳性的患者中,55%(5/9)术后病理阴性,复发率 32%。 采用 45～50Gy 放疗联合氟尿嘧啶[1000mg/(m² · d),持续静脉滴注 96h]、丝裂霉素(10mg/m², 第 1d)治疗 19 例临床Ⅲ～Ⅳ期的外阴癌患者,结果总反应率达 90%,局部控制率达 74%。

### (二)外阴非鳞癌的治疗

#### 1.恶性黑色素瘤

外阴恶性黑色素瘤多见于绝经后的白种妇女中,典型表现是无症状性的外阴色素沉着病 灶,可单发或多发,也可表现为外阴包块,可伴有疼痛或出血,包块可以为黑色、蓝色或棕色,甚 至可以为无色素型。确诊需靠活检,免疫组化染色显示 S-100 抗原阳性有助于不确定病例的 诊断。外阴恶性黑色素瘤可以新发也可以起源于原已存在的外阴色素病损基础上,因此若有 怀疑,任何外阴色素病变均应考虑活检。外阴恶性黑色素瘤极易出现腹股沟淋巴结及远处转 移,这种转移与肿瘤浸润的深度密切相关,故外阴恶性黑色素瘤的分期也与一般的外阴癌不 同,采用的是基于病变浸润深度或肿瘤厚度与预后关系的微分期系统,目前共有 3 种分期方 式,但其本质基本一致。

外阴恶性黑色素瘤主要的治疗方式是行根治性外阴切除术＋双侧腹股沟股淋巴结切除 术,大多数治疗失败的病例多为出现远处转移,故想通过超大范围的根治性外阴切除术来改善 预后几乎是徒劳的,相反,对于一些早期发现的外阴恶性黑色素瘤患者给予相对缩小的根治性 外阴切除术可能更现实,既不影响生存率,又可减少手术创面,甚至最近有人推荐仅行患侧外 阴切除术或根治性外阴切除术,双侧腹股沟股淋巴结可视情况切除。病灶浸润的深度、有否溃 疡形成与预后极其相关,故在制定治疗计划时应充分考虑。在病灶深度≤1.75mm 的患者中无 一例复发,建议对这类患者可仅行局部广泛切除术,而所有病灶深度＞1.75mm 的患者尽管给 予了肿瘤根治手术,但仍全部复发。局部淋巴结转移也与预后相关,在对 664 例患者的多因素 分析中发现,阳性淋巴结为 0,1,≥2 个的 5 年无瘤生存率分别为 68%,29%,19%,因此认为 局限于真皮层、无皮下结缔组织浸润的(相当于≤Ⅲ期)可以不做淋巴结切除。对某些高危患 者,放疗对于加强局部控制可能有帮助,化疗及生物免疫治疗多用于辅助、挽救或晚期姑息性 治疗,效果不确定。外阴恶性黑色素瘤患者总的生存率接近 50%。

#### 2.外阴疣样癌

外阴疣样癌多为局部浸润,很少转移,所以仅行局部广泛切除即可治愈。复发少见,多在 局部复发,通常是由于局部手术不彻底所致。

#### 3.外阴佩吉特病

多为外阴红肿病灶,可形成溃疡,局部可有瘙痒或烧灼感,将近 15%的佩吉特病患者可伴 有潜在的浸润性腺癌成分,20%～30%的患者将会有或将发展为非外阴部位的腺癌,尽管最近的报道提示继发性腺癌的发生率较低,但仍能见到其他部位的佩吉特病,如乳腺、肺、结直肠、胃、胰腺及女性上生殖道,因此,有佩吉特病的患者应注意检查、监测这些部位。佩吉特病的病程进展较慢,但真皮层的浸润常较肉眼见到的范围广,故手术切缘应比其他外阴癌的范围要广,以保证边缘切净,避免复发。一旦局部复发,只要无浸润证据可以再次局部切除,仍可达到一定疗效。

　　总的来说,外阴鳞癌的治疗效果较好,约 2/3 的患者均为早期肿瘤,5 年生存率按 FIGO 1988 年的分期,Ⅰ～Ⅱ期患者可达 80%～90%,晚期生存率较差,Ⅲ期 60%,Ⅳ期 15%。在相同原发灶大小的患者,有或没有淋巴结转移其生存率相差 50%。由于外阴非鳞癌相对罕见,可靠、有效的治疗方案及长期结局尚不十分明确。鉴于外阴部位的肿瘤相对容易发现,因此对于高危患者,如 HPV 感染者、原位癌、外阴苔藓样病变等可进行严密筛查随访,使外阴癌控制在早期时被诊断。

# 第二节　子宫肌瘤

　　子宫肌瘤是女性生殖器官中最常见的一种良性肿瘤,由平滑肌及纤维结缔组织组成,常见于 30～50 岁妇女。因肌瘤多无或很少有症状,临床报道发病率低于肌瘤真实发病率。

## 一、病因

　　子宫肌瘤的确切病因尚不明了。细胞遗传学研究显示,25%～50%子宫肌瘤存在细胞遗传学的异常,包括 12 号和 17 号染色体长臂片段相互换位、12 号染色体长臂重排、7 号染色体长臂部分缺失或三体异常等。分子生物学研究结果提示:子宫肌瘤是由单克隆平滑肌细胞增殖而成;多发性子宫肌瘤是由不同克隆细胞形成的。生物化学检测证实,肌瘤中雌二醇的雌酮转化明显低于正常组织,肌瘤中的雌激素受体浓度明显高于周边肌组织,故认为肌瘤组织局部对雌激素的高敏感性是肌瘤发生的重要因素之一。此外,研究证实孕激素有促进肌瘤有丝分裂活动、刺激肌瘤生长的作用。

## 二、分类

按肌瘤与子宫肌壁的关系分为三类。

### (一)肌壁间肌瘤
占 60%～70%,肌瘤位于子宫肌壁内,周围均被肌层包围。

### (二)浆膜下肌瘤
约占 20%,肌瘤向子宫浆膜面生长,突起于子宫表面。肌瘤表面仅由子宫浆膜覆盖。当瘤体继续向浆膜面生长,仅有一蒂与子宫肌壁相连,成为带蒂的浆膜下肌瘤,其营养由蒂部血管供应,因血供不足易变性、坏死。若蒂突发扭转而断裂,肌瘤脱落至腹腔或盆腔,形成游离性肌瘤。若肌瘤位于宫体侧壁向宫旁生长,突入阔韧带两叶之间称阔韧带肌瘤。

### （三）黏膜下肌瘤

黏膜下肌瘤占 10％～15％。肌瘤向子宫黏膜方向生长，突出于宫腔，仅由黏膜层覆盖，称为黏膜下肌瘤。肌瘤多为单个，使宫腔变形增大，子宫外形无明显变化。黏膜下肌瘤易形成蒂，在宫腔内生长犹如异物，常引起子宫收缩。肌瘤可被挤出宫颈外而突入阴道，称为子宫肌瘤阴道娩出。

子宫肌瘤常为多个，各种类型的肌瘤可发生在同一子宫，临床上称多发性子宫肌瘤。

## 三、病理

### （一）大体检查

肌瘤为实质性球形结节，表面光滑，与周围肌组织有明显边界。虽无包膜，但肌瘤周围的子宫肌层受压形成假包膜，其与肌瘤间有一层疏松网状区域，容易剥出。肌瘤长大或多个融合时，呈不规则形状，切面呈白色，质硬，可见漩涡状或编织状结构。肌瘤颜色与硬度因纤维组织多少而变化。

### （二）镜检

肌瘤由梭形平滑肌细胞和纤维结缔组织构成，细胞大小均匀，呈长卵圆形，排列成漩涡状或栅状，核为杆状，染色较深。

## 四、肌瘤变性

肌瘤失去其原有典型结构称肌瘤变性。常见的变性类型：

### （一）玻璃样变

又称透明样变，最多见。肌瘤部分组织水肿变软，剖面漩涡状结构消失，被均匀的透明样物质取代，色苍白。镜下见病变区肌细胞消失，为均匀粉红色无结构区，与无变性区边界明显。

### （二）囊性变

继发于玻璃样变，组织坏死、液化发生囊性变，此时子宫肌瘤变软，很难与妊娠子宫或卵巢囊肿区别。肌瘤内出现多个大小不等的囊腔，其间有结缔组织相隔，也可融合成一个大囊腔，腔内含清澈无色液体，也可自然凝固成胶冻状。镜下见囊腔由玻璃样变的肌瘤组织构成，内壁无上皮衬托。

### （三）红色样变

多见于妊娠期或产褥期，为一种特殊类型的坏死，发生机制不清楚，可能与肌瘤内小血管退行性变引起血栓及溶血，血红蛋白渗入肌瘤内有关。患者主诉急性腹痛、发热，检查肌瘤迅速增大等。肌瘤创面呈暗红色，如半熟的烤牛肉，腥臭、质软、旋涡状结构消失。镜下见组织高度水肿，假包膜内大静脉及瘤体内小静脉有栓塞，广泛出血伴溶血，肌细胞减少，细胞核常溶解消失，并有较多脂肪小球沉积。

### （四）肉瘤样变

肌瘤恶变为肉瘤少见，发病率为 0.4％～0.8％，多见于年龄较大妇女。因无明显症状，易被忽视。肌瘤在短期内迅速增大或伴不规则阴道流血者，应考虑有肉瘤变可能，若绝经后妇女肌瘤增大,更应警惕发生恶变。肌瘤恶变后,组织变软而且脆,切面灰黄色,似生鱼肉状,与周围组织边界不清。镜下见平滑肌细胞增生,排列紊乱,漩涡状结构消失,细胞有异型性。

### (五)钙化

多见于蒂部狭小血供不足的浆膜下肌瘤及绝经后妇女的肌瘤。常在脂肪变性之后进一步分解成三酰甘油再与钙盐结合成碳酸钙石,形成营养不良性钙化沉积在肌瘤内。X线摄片可清楚看到钙化阴影。镜下见钙化区为层状沉积,呈圆形或不规则形,苏木素染色有深蓝色微细颗粒。

## 五、临床表现

### (一)症状

多无明显症状,仅在体检时偶然发现。症状与肌瘤部位、有无变性相关,而与肌瘤大小、数目关系不大。常见症状:

1.经量增多及经期延长

多见于大的肌壁间肌瘤及黏膜下肌瘤。肌瘤使宫腔增大,子宫内膜面积增加,并影响子宫收缩,可有经量增多、经期延长等症状。此外肌瘤可能使肌瘤附近的静脉受挤压,导致子宫内膜静脉丛充血与扩张,从而引起月经增多。黏膜下肌瘤伴有坏死感染时,可有不规则阴道流血或血样脓性排液。长期经量增多可继发贫血,出现乏力、心悸等症状。

2.下腹包块

肌瘤较小时在腹部摸不到肿块;当肌瘤逐渐增大使子宫超过3个月妊娠大时可从腹部触及。肿块居下腹正中部位,实性、可活动、无压痛、生长缓慢。巨大的黏膜下肌瘤可脱出于阴道外,患者可因阴道脱出肿块就诊。

3.白带增多

肌壁间肌瘤使宫腔面积增大,内膜腺体分泌增多,并伴有盆腔充血,致使白带增多;子宫黏膜下肌瘤一旦感染可有大量脓样白带,如有溃烂、坏死、出血时,可有血性或脓血性恶臭的阴道溢液。

4.压迫症状

子宫前壁下段肌瘤可压迫膀胱引起尿频、尿急;宫颈肌瘤可引起排尿困难、尿潴留;子宫后壁肌瘤(峡部或后壁)可引起下腹坠胀不适、便秘等症状。阔韧带肌瘤或宫颈巨型肌瘤向侧方发展,嵌入盆腔内压迫输尿管使上泌尿路受阻,形成输尿管扩张甚至发生肾盂积水。

5.其他

常见下腹坠胀、腰酸背痛,经期加重,可引起不孕或流产。肌瘤红色样变时有急性下腹痛,伴呕吐、发热及肿瘤局部压痛。浆膜下肌瘤扭转可有急性腹痛,黏膜下肌瘤由宫腔向外排出时可致腹痛。

### (二)体征

与肌瘤大小、位置、数目及有无变性相关。大肌瘤可在下腹部扪及实质性不规则肿块。妇科检查子宫增大,表面不规则单个或多个结节状突起。浆膜下肌瘤可扪及单个实质性球状肿块与子宫有蒂相连。黏膜下肌瘤位于宫腔内者子宫均匀增大;黏膜下肌瘤脱出子宫颈外口,窥阴器检查即可看到子宫颈口处有肿物,粉红色,表面光滑,宫颈四周边缘清楚,伴感染时可有坏死、出血及脓性分泌物。

## 六、诊断

### (一)病史及临床表现

患者多无明显症状,仅在体检时偶然发现。若有子宫肌瘤的既往史,并有典型的临床表现,则进一步提示疾病严重程度。

### (二)辅助检查

对于不典型的疑难病例,可采用以下检查手段协助诊断。

1.B型超声

B型超声为目前最为常用的辅助诊断方法。可显示子宫增大,形状不规则,见低回声团块,帮助判断肌瘤数目、部位、大小及内部是否均匀或液化、囊性变等。超声检查既有助于诊断子宫肌瘤,并为区别肌瘤是否变性提供参考,又有助于与卵巢肿瘤或其他盆腔肿块鉴别。

2.诊断性刮宫

通过宫腔探针探测子宫腔大小及方向,感觉宫腔形态,了解宫腔内有无肿块及其所在部位。对于子宫异常出血的患者常需鉴别子宫内膜病变,诊断性刮宫具有重要价值。

3.宫腔镜检查

在宫腔镜下可直接观察宫腔形态、有无赘生物,有助于黏膜下肌瘤的诊断。

4.腹腔镜检查

当肌瘤须与卵巢肿瘤或其他盆腔肿块鉴别时,可行腹腔镜检查,直接观察子宫大小、形态、肿瘤生长部位并初步判断其性质。

5.磁共振检查

一般情况下,无须采用磁共振检查。磁共振成像有助于鉴别子宫肌瘤和子宫肉瘤。

## 七、鉴别诊断

应与下列疾病鉴别:

### (一)妊娠子宫

应注意肌瘤囊性变与妊娠子宫先兆流产鉴别。妊娠者有停经史,早孕反应,子宫随停经月份增大变软,借助尿或血 β-hCG 测定、B型超声可确诊。

### (二)卵巢肿瘤

一般无月经改变,多为偏于一侧的囊性肿块。实质性卵巢肿瘤可误认为是带蒂浆膜下肌瘤;肌瘤囊性变可被误诊为卵巢囊肿。应详细询问病史,仔细行三合诊检查,注意肿块与子宫的关系,必要时可借助 B型超声、腹腔镜或探宫腔长度及方向等检查协助诊断。

### (三)子宫腺肌病

两者均可使子宫增大、经量增多,局限性子宫腺肌病类似子宫肌壁间肌瘤,质硬,亦有经量增多等症状。但子宫腺肌病有继发性进行性痛经,子宫常均匀性增大,很少超过 3 个月妊娠大小,且可有经期子宫增大、经后缩小的变化。有时两者可以并存。

### (四)子宫恶性肿瘤

**1.子宫肉瘤**

子宫肉瘤好发于老年妇女,生长迅速,侵犯周围组织时出现腰腿痛等压迫症状。有时从宫口有息肉样赘生物脱出,触之易出血,肿瘤的活组织检查有助于鉴别。肌瘤切除术后常规行活检,确认无恶变。

**2.子宫内膜癌**

子宫内膜癌以绝经后阴道流血为主要症状,好发于老年妇女,子宫呈均匀增大或正常,质软。应注意更年期妇女肌瘤可合并子宫内膜癌。诊刮有助于鉴别。

**3.宫颈癌**

宫颈癌有不规则阴道流血及白带增多或不正常排液等症状,外生型较易鉴别,内生型宫颈癌则应与宫颈管黏膜下肌瘤鉴别。可借助于 B 型超声检查、宫颈细胞学刮片检查、宫颈活组织检查、宫颈管搔刮及分段诊刮等鉴别子宫恶性肿瘤。

### (五)盆腔炎性包块

盆腔炎性包块患者常有盆腔感染病史。包块边界不清,与子宫粘连或不粘连,有压痛,经抗感染治疗后症状、体征好转。

### (六)其他

子宫畸形、卵巢子宫内膜异位囊肿等根据病史、体征及 B 型超声检查鉴别。

## 八、治疗

治疗必须根据患者年龄、生育要求、症状及肌瘤的部位、大小、数目等情况进行全面考虑。

### (一)随访观察

若肌瘤小且无症状,通常不需治疗,尤其近绝经年龄患者,雌激素水平低落,肌瘤可自然萎缩或消失,每 3~6 个月随访一次。随访期间若发现肌瘤增大或症状明显时,再考虑进一步治疗。

### (二)药物治疗

肌瘤小于 2 个月妊娠子宫大小,症状不明显或较轻,近绝经年龄及全身情况不宜手术者,可给予药物对症治疗。

**1.促性腺激素释放激素类似物(GnRH-a)**

采用大剂量连续或长期非脉冲式给药可产生抑制 FSH 和 LH 分泌作用,降低雌二醇至绝经水平,以缓解症状并抑制肌瘤生长使其萎缩。但停药后又逐渐增大到原来大小。用药 6 个月以上可产生绝经综合征、骨质疏松等不良反应,故长期用药受限制。一般应用长效制剂,每月皮下注射 1 次。常用药物有亮丙瑞林,每次 3.75mg 或戈舍瑞林每次 3.6mg。目前临床多用于:①术前辅助治疗 3~6 个月,待控制症状、纠正贫血、肌瘤缩小后手术,有助于降低手术难度,减少术中出血,避免输血;②对近绝经期患者有提前过渡到自然绝经作用,避免手术。

2.雄激素

可对抗雌激素,使子宫内膜萎缩,作用于子宫平滑肌,增强收缩、减少出血,近绝经期可提前绝经。常用药物:丙酸睾酮 25mg 肌内注射,每 5d 1 次,经期 25mg/d,共 3 次,每月总量不超过 300mg。

3.其他药物

米非司酮亦可用于子宫肌瘤治疗,12.5mg/d 口服,作为术前用药或提前绝经使用。但不宜长期使用,以防其拮抗糖皮质激素的不良反应。

### (三)手术治疗适应证

①月经过多继发贫血;②有膀胱、直肠压迫症状或肌瘤生长较快;③保守治疗失败;④子宫大于 10 周妊娠大小;⑤不孕或反复流产排除其他原因。手术途径可经腹、经阴道或宫腔镜及腹腔镜下手术。手术方式:

1.肌瘤切除术

适用于希望保留生育功能的患者。多经腹或经腹腔镜下切除,突出宫口或阴道内的黏膜下肌瘤可经阴道或经宫腔镜切除。术后复发率 50%,约 1/3 患者需要再次手术。

2.子宫切除术

肌瘤大,个数多,症状明显,经药物治疗无效,不需保留生育功能或疑有恶变者,可行全子宫切除术。必要时可于手术中行冷冻切片组织学检查,依具体情况决定是否保留双侧附件。术前应行宫颈细胞学检查排除宫颈恶性病变,围绝经期患者可行诊刮排除子宫内膜癌。

3.其他微创治疗

除了腹腔镜手术,其他微创技术包括核磁引导下聚焦超声技术(MRgFUS)、子宫动脉栓塞(UAE)等。

## 九、子宫肌瘤合并妊娠

子宫肌瘤合并妊娠并不常见,占肌瘤患者的 0.5%~1%,妊娠的 0.3%~0.5%。

### (一)妊娠对子宫肌瘤的影响

妊娠由于性激素的变化和盆腔血液供应丰富,可促使肌瘤快速生长和变性,常为红色变性。临床表现为肌瘤迅速增大,剧烈腹痛、发热、血白细胞升高等。

### (二)肌瘤对妊娠和分娩的影响

黏膜下肌瘤可妨碍受精卵着床而引起早期流产。大的肌壁间肌瘤可引起子宫腔变形和压迫,也可导致流产或胎位异常。若肌瘤位置较低,可妨碍胎儿先露部进入骨盆造成难产。产后则肌瘤可妨碍子宫收缩而导致产后大出血。

### (三)处理

发生红色变性时应保守治疗,使用止痛、抗感染、安胎药物。肌瘤造成产道梗阻者应做剖宫产。除非带蒂的浆膜下肌瘤,一般不主张在剖宫产的同时做子宫肌瘤切除术,以免引起难以控制的出血。

## 十、预防

早年注意减少高危环境的暴露,饮食健康,作息规律。研究提示,每天摄入 3～4 次乳制品的女性和不吃乳制品的女性相比,前者肌瘤风险降低 30%。水果和蔬菜的摄入也有助于降低肌瘤的风险,其中水果的效果优于蔬菜。据研究,红酒中的一种膳食抗毒素——白藜芦醇,可以促进子宫肌瘤细胞的凋亡,降低细胞活力和数量,增加停留在 G1 期细胞的比例,同时具有抗纤维形成作用。

# 第三节　宫颈癌

宫颈癌是女性恶性肿瘤中仅次于乳腺癌的常见恶性肿瘤。我国每年新增宫颈癌病例约 13.5 万,占全球发病数量的 1/3。宫颈癌以鳞状细胞癌为主,高发年龄在 45～55 岁之间。近 40 年来,由于宫颈细胞学筛查的普遍应用,宫颈癌的发病率和死亡率已有明显下降。但是,随着经济的发展和人口流动性的增加,近年来宫颈癌发病有年轻化的趋势。

## 一、发病相关因素

目前认为人乳头瘤病毒(HPV)感染,特别是高危型的持续性感染,是引起子宫颈癌前病变和宫颈癌的基本原因。其他的相关影响因素有早年分娩、多产、高危男性伴侣以及机体免疫功能抑制等。

### (一)人乳头瘤病毒(HPV)

HPV 为乳头多瘤空泡病毒科 A 亚群,是一类具有高度宿主特异性和亲和力的、无包膜的、小的双链环状 DNA 病毒,由核心和蛋白衣壳组成。目前已发现 120 多种 HPV 亚型,其中 10 多种亚型感染与宫颈癌的发病有关。

分子流行病调查已发现 99.8% 的宫颈癌标本中有高危 HPV 型别 DNA 存在,超过 2/3 的标本被检出 HPV-16 或 18 型,之后依次为 HPV-45、31、33、52、58 型。且发现 HPV 高危型别的 DNA 能随机整合到宿主基因组并表达 E6、E7 癌基因,使宿主细胞永生化。因此证实 HPV 特别是高危型别的持续性感染是引起宫颈癌前病变和宫颈癌的基本原因。

### (二)其他因素

仍有少量病例在肿瘤组织中未检出 HPV DNA,特别是在一些老年患者中。流行病学研究发现早年分娩、多产与宫颈癌发生密切相关。随着分娩次数的增加,患宫颈癌的危险亦增加。此相关性可能为分娩对宫颈的创伤及妊娠对内分泌及营养的改变所致。此外,高危男子与宫颈癌的发病相关。凡有阴茎癌、前列腺癌或其妻曾患宫颈癌的男子均为高危男子。与高危男子接触的妇女易患宫颈癌。吸烟可抑制机体免疫功能,有促癌可能。

## 二、病理

### (一)宫颈鳞状细胞浸润癌

宫颈鳞状细胞浸润癌(简称宫颈鳞癌)占宫颈癌的 80%～85%,以具有鳞状上皮分化、细胞间桥而无腺体分化或黏液分泌为病理诊断要点。多数起源于鳞状上皮和柱状上皮交接处移行带区的非典型增生上皮或原位癌。老年妇女宫颈鳞癌可位于宫颈管内。

**1.大体检查**

镜下早期浸润癌及极早期宫颈浸润癌肉眼观察常类似宫颈糜烂,无明显异常。随病变发展,可有以下 4 种类型:

(1)外生型:最常见,癌灶向外生长呈乳头状或菜花样,组织脆,易出血。癌瘤体积较大,常累及阴道,较少浸润宫颈深层组织及宫旁组织。

(2)内生型:癌灶向宫颈深部组织浸润,宫颈表面光滑或仅有轻度糜烂,宫颈扩张、肥大变硬,呈桶状;常累及宫旁组织。

(3)溃疡型:上述两型癌组织继续发展合并感染坏死,脱落后形成溃疡或空洞,似火山口状。

(4)颈管型:癌灶发生于宫颈管内,常侵入宫颈及子宫下段供血层或转移至盆腔淋巴结。

**2.显微镜检**

(1)镜下早期浸润癌:指在原位癌基础上镜检发现小滴状、锯齿状癌细胞团突破基底膜,浸润间质,诊断标准同临床分期。

(2)宫颈浸润癌:指癌灶浸润间质范围已超出镜下早期浸润癌,多呈网状或团块状浸润间质。根据癌组织分化程度可分为三级。Ⅰ级:高分化鳞癌(角化性大细胞型),大细胞,有明显角化珠形成,可见细胞间桥,瘤组织细胞异型性较轻,少或无不正常核分裂($<2/HPF$)。Ⅱ级:中分化鳞癌(非角化性大细胞型),大细胞,少或无角化珠,细胞间桥不明显,细胞异型性明显,核分裂象较多($2\sim4/HPF$)。Ⅲ级:低分化鳞癌,即小细胞型,多为未分化小细胞,无角化珠及细胞间桥,细胞异型性明显,核分裂多见($>4/HPF$),常须做免疫组织化学检查(如细胞角蛋白等)及电镜检查确诊。

### (二)宫颈腺癌

宫颈腺癌占宫颈癌的 15%～20%。

**1.大体检查**

大体形态与宫颈鳞癌相同,来自宫颈管内,浸润管壁或自颈管内向宫颈外口突出生长,常可侵犯宫旁组织,病灶向宫颈管内生长时,宫颈外观可正常,但因宫颈管向宫体膨大,宫颈管形如桶状。

**2.显微镜检**

主要组织学类型有 3 种。

(1)黏液腺癌:最常见,来源于宫颈管柱状黏液细胞,镜下可见腺体结构,腺上皮细胞增生呈多层,异型性明显,可见核分裂象,腺癌细胞可呈乳突状突入腺腔。可分为高、中、低分化腺癌,随分化程度降低,腺上皮细胞和腺管异型性增加,黏液分泌量减少,低分化腺癌中癌细胞呈实性巢、索或片状,少或无腺管结构。

(2)宫颈恶性腺瘤:又称微偏腺癌(MDC),属高分化宫颈内膜腺癌。腺上皮细胞无异型性,但癌性腺体多,大小不一,形态多变,呈点状突起伸入宫颈间质深层,常伴有淋巴结转移。

(3)宫颈腺鳞癌:较少见,是由储备细胞同时向腺癌和鳞状上皮非典型增生鳞癌发展而形成。癌组织中含有腺癌和鳞癌两种成分。两种癌成分的比例及分化程度均可不同,低分化者预后极差。

## 三、转移途径

宫颈癌转移途径主要为直接蔓延及淋巴转移,血行转移少见。

### (一)直接蔓延

直接蔓延最常见,癌组织局部浸润,向邻近器官及组织扩散,向下累及阴道壁,向上由宫颈管累及宫腔。癌灶向两侧扩散,可累及主韧带及阴道旁组织直至骨盆壁;晚期可向前、后蔓延侵及膀胱或直肠,形成癌性膀胱阴道瘘或直肠阴道瘘。癌灶压迫或侵及输尿管时,可引起输尿管堵塞及肾积水。

### (二)淋巴转移

癌灶局部浸润后累及淋巴管,形成瘤栓,并随淋巴液引流进入局部淋巴结,经淋巴引流扩散。淋巴转移一级组包括宫旁、宫颈旁、闭孔、髂内、髂外、髂总、骶前淋巴结;二级组包括腹股沟深浅、腹主动脉旁淋巴结。

### (三)血行转移

血行转移极少见,晚期可转移至肺、肝或骨骼等。

## 四、临床分期

目前最常用的宫颈癌分期是 FIGO 分期(2018)。此分期与以往分期的最大区别是,将淋巴结转移纳入分期,对淋巴结转移的判断可以是影像学检查或是手术病理。同样,妇科检查是必需的,妇检要求三合诊检查,二人同时,至少一人是妇科肿瘤医师。必要时在麻醉下进行。

宫颈癌的 FIGO 分期(2018)

Ⅰ期:病变严格局限于宫颈(扩展至宫体可以被忽略)。

ⅠA 期:镜下浸润癌,浸润深度<5mm。

ⅠA1 期:间质浸润深度<3mm。

ⅠA2 期:间质浸润深度≥3mm,但不超过 5mm。

ⅠB 期:浸润深度≥5mm,病变局限于宫颈。

ⅠB1 期:浸润深度≥5mm,但肿瘤最大径<2cm。

ⅠB2 期:肿瘤最大径≥2cm,但<4cm。

ⅠB3 期:肿瘤最大径≥4cm。

Ⅱ期:肿瘤超出宫颈,但未达盆壁,或未达阴道下 1/3。

ⅡA 期:肿瘤浸润局限于阴道上 2/3,且无宫旁浸润。

ⅡA1 期:肿瘤最大径<4cm。

ⅡA2 期:肿瘤最大径≥4cm。

ⅡB 期:有明显宫旁浸润,但未达盆壁。

Ⅲ期:肿瘤侵及盆壁和(或)侵及阴道下 1/3 和(或)导致肾盂积水或无功能肾和(或)盆腔和(或)腹主动脉旁淋巴结转移。

ⅢA 期:肿瘤侵及阴道下 1/3,未侵及盆壁。

ⅢB 期:肿瘤侵及盆壁和(或)导致肾盂积水或无功能肾。

ⅢC 期:盆腔和(或)腹主动脉平淋巴结转移,不考虑肿瘤大小(用 R 和 P 来注释)。

ⅢC1 期:仅有盆腔淋巴结转移。

ⅢC2 期:腹主动脉旁淋巴结转移。

Ⅳ期:肿瘤超出真骨盆或(活检证实)侵及膀胱或直肠黏膜。泡状水肿不能分为Ⅳ期。

ⅣA 期:肿瘤侵及邻近器官。

ⅣB 期:肿瘤侵及远处器官。

## 五、临床表现

早期宫颈癌常无症状和明显体征,宫颈可光滑或与慢性宫颈炎无区别;宫颈管癌患者,宫颈外观正常亦易漏诊或误诊。病变发展后可出现以下症状和体征。

### (一)症状

#### 1.阴道流血

早期多为接触性出血,发生在性生活后或妇科检查后;后期则为不规则阴道流血。出血量多少根据病灶大小、侵及间质内血管情况而变化,晚期因侵蚀大血管可引起大出血。年轻患者也可表现为经期延长,经量增多;老年患者常因绝经后出现不规则阴道出血就诊。一般外生型癌出血较早、量多,内生型癌则出血较晚。

#### 2.阴道排液

多数有阴道排液增多,可为白色或血性,稀薄如水样或米泔样,有腥臭。晚期因癌组织坏死伴感染,可有大量泔水样或脓性恶臭白带。

#### 3.晚期症状

根据癌灶累及范围,可出现不同的继发症状。邻近组织器官或神经受累时,可出现尿频尿急、便秘、下肢肿胀、疼痛等症状;癌肿压迫或累及输尿管时可引起输尿管梗阻、肾积水及尿毒症;晚期患者可有贫血、恶病质等全身衰竭症状。

### (二)体征

宫颈上皮内瘤样变、宫颈原位癌、镜下早期浸润癌及极早期宫颈浸润癌,局部均无明显病灶,宫颈光滑或为轻度糜烂。随宫颈浸润癌生长发展可出现不同体征。外生型宫颈可见息肉状、菜花状赘生物,常伴感染,质脆易出血。内生型表现为宫颈肥大、质硬,颈管膨大。晚期癌组织坏死脱落形成溃疡或空洞伴恶臭。阴道壁受累时可见赘生物生长;宫旁组织受累时,三合诊检查可扪及宫颈旁组织增厚、结节状、质硬或形成冰冻盆腔。

## 六、诊断

根据病史和临床表现,尤其有接触性阴道出血者,通过"三阶梯"诊断程序或对宫颈肿物直接进行活检可以明确诊断。病理检查确定宫颈癌后,应由两名有经验的妇科肿瘤医生通过详细全身检查和妇科检查来确定临床分期。根据患者具体情况进行 X 线胸片检查,静脉肾盂造影,膀胱镜及直肠镜检查,B超检查和 CT、MRI、PET 等影像学检查,评估病情。对诊断不明确的患者,下列检查有助于诊断。

### (一)宫颈细胞学检查

宫颈细胞学检查为宫颈癌筛查的主要办法,应在宫颈移行带区取材,由病理医师诊断。

### (二)碘试验

正常宫颈阴道部鳞状上皮含丰富糖原,碘溶液涂染后呈棕色或黄褐色。不能染色区说明该处上皮缺乏糖原,可为炎症或其他病变区。在碘不染色区取材行活检,可提高活检率。

### (三)阴道镜检查

若宫颈细胞学检查发现不典型细胞,应在阴道镜下观察宫颈表面病变情况,选择可疑癌变区行活检,提高诊断准确率。

### (四)宫颈和宫颈管活检

宫颈和宫颈管活检可为宫颈癌及其癌前病变确诊提供依据。宫颈无明显癌变可疑区时,可在鳞-柱状交接部的 3、6、9、12 点 4 处取材或行碘试验、阴道镜观察,对可疑病变区取材做病理检查。所取组织应包括一定间质及邻近正常组织。若宫颈有明显病灶,可直接在癌变区取材。宫颈刮片阳性、宫颈光滑或活检阴性,应用小刮匙搔刮宫颈管,将刮出物送病理检查。

### (五)宫颈锥切术

对宫颈刮片检查多次阳性,而宫颈活检阴性或活检为 CIN Ⅲ级需确诊者,均应做宫颈锥切并送病理检查。宫颈锥切可采用冷刀切除、环状电凝切除(LEEP)或冷凝电刀切除术;宫颈组织应做连续病理切片(24~36 张)检查。

## 七、鉴别诊断

宫颈癌应与有临床类似症状或体征的各种宫颈病变相鉴别,主要依据是活检结果。

### (一)宫颈良性病变

宫颈糜烂、息肉,宫颈内膜异位,宫颈腺上皮外翻和宫颈结核性溃疡等。

### (二)宫颈良性肿瘤

宫颈黏膜下肌瘤、宫颈管肌瘤、宫颈乳头瘤。

### (三)宫颈恶性肿瘤

原发性宫颈恶性黑色素瘤、肉瘤及淋巴瘤、转移性癌(以子宫内膜癌、阴道癌多见)。应注意原发性宫颈癌可与子宫内膜癌并存。

## 八、治疗

### (一)各期子宫颈癌的治疗原则

#### 1.原位癌

该类型基本无淋巴累及的危险,通常通过局部治疗如锥切或简单的子宫切除术即可,如果患者要求保留生育功能,倾向于应用更保守的方法,但保守治疗后残余高危 HPV 感染、HPV病毒负荷高、切缘阳性、年龄偏大者复发率也高,如患者无生育要求可行全子宫切除术。保留子宫的不良反应包括宫颈弹性下降、早产及不孕可能。锥切后如有 CINⅢ残留、颈管内切缘为CIN 及颈管内诊刮仍阳性,则易于发展为浸润癌。锥切后颈管内诊刮阳性是预测疾病持续的最重要的相关因素,患者锥切后如颈管内诊刮阳性或原位癌锥切标本颈管内切缘阳性,应该在子宫切除术前重复锥切以免导致浸润性宫颈癌的不合适治疗。

原位腺癌的处理存在争议,有应用锥切治疗原位腺癌和ⅠA1 期宫颈腺癌 2 年以上无复发的报道,但锥切手术的成功需要建立在切缘阴性和无脉管浸润的基础上。有文献报道 55 名妇女应用锥切治疗,80%的患者随后进行了子宫切除术,其中 33%(7/21)的锥切标本切缘阴性者在全子宫切除标本上仍有残余病变,甚至 3 名为浸润性宫颈腺癌;53%(10/19)锥切后有阳性切缘的患者在子宫切除标本中有残余病变,5 例为浸润性腺癌,因此有学者强调锥切后应行颈管内诊刮,对检测病灶残留的阳性预测值接近 100%。就锥切后切缘状态的重要作用,原位腺癌患者更推荐行冷刀锥切。原则上原位或微浸润腺癌不推荐锥切的基本原因在于腺癌多位于宫颈管内,锥切常常难以切净。

#### 2.ⅠA 期癌(微浸润癌)

微浸润的定义为突破基底膜但有很少或无淋巴管累及或扩散的危险。ⅠA1 期报道有0.8%的淋巴结转移率,且随着间质浸润深度增加淋巴结转移率也有所增加。ⅠA 期宫颈癌治疗后复发率很低,故对于宫颈微小浸润的鳞癌如需保留生育力者可以采用保守性手术治疗,但如锥切后存在复发因素,如颈管内诊刮阳性或切缘阳性,则应行子宫切除术。ⅠA1 期通常用锥切或子宫切除术治疗,控制率接近 100%。有脉管浸润者较无脉管浸润者肿瘤复发率高(9.7% vs.3.2%),也是盆腔淋巴结转移的重要因素。有脉管浸润者,应采用改良根治性子宫切除+盆腔淋巴结切除。ⅠA2 期的处理更有争议,但锥切是绝对不推荐作为ⅠA2 期的治疗方式。ⅠA2 期患者若脉管浸润阳性,采用保守治疗不合适,因为平均淋巴结转移率可达5%～13%,脉管浸润并且范围广泛则预后更差。2010 年 NCCN 推荐的ⅠA2 期宫颈鳞状细胞癌治疗方案是改良的(Ⅱ型)根治性子宫切除术和盆腔淋巴结清扫术±腹主动脉旁淋巴结的取样,同样也可选择根治性放疗(A 点:75～80Gy),对于要求保留生育功能者也可行根治性宫颈切除术+盆腔淋巴结清扫术±腹主动脉旁淋巴结的取样。但有学者认为,单纯的或改良的根治性子宫切除术对于ⅠA2 期无脉管浸润的患者已足够,也有学者认为,单纯子宫切除术+盆腔淋巴结切除术对ⅠA2 期也适合。对于ⅠA2 期患者最值得推荐的还是改良的根治性子宫切除术+盆腔淋巴结清扫术。对于不能手术的患者,可应用腔内放疗,有研究报道 34 名ⅠA 期患者,13 例仅接受腔内放疗,其余 21 例加用盆腔放疗,只有 1 例ⅠA 期复发,总体并发症率约

6%。对于肿瘤最大径线>2cm的ⅠA1~ⅠB期患者行腹腔镜根治性子宫切除与腹式根治性子宫切除比较,二者均有很好的生存率,但腹腔镜手术对较大病灶者复发率更高。

3.ⅠB1~ⅡA1期癌(非巨块型)

ⅠB1期和ⅡA1期无过度阴道累及的患者,2010年NCCN作为1类推荐的是行根治性子宫切除+盆腔淋巴结切除±腹主动脉旁淋巴结的取样;也可直接行盆腔放疗+腔内近距离放疗(A点:80~85Gy,B点50~55Gy);对于要求保留生育功能者行根治性宫颈切除术+盆腔淋巴结清扫术+腹主动脉旁淋巴结的取样,术后根据手术情况酌情行放化疗。此期就治疗结果来说,根治性手术和全量放疗的结果相似,至于选择哪种治疗方式可根据所在医疗单位的情况、肿瘤专家的特长、患者的整体情况及肿瘤的特点而定。年轻妇女倾向于手术治疗,因为手术可以保留卵巢功能、阴道弹性及性功能,术中可将卵巢移位,避开日后可能补充放射时的射线损伤,从而预防放疗性卵巢衰竭。卵巢功能的保留与卵巢接受的辐射剂量有关。根治性子宫切除术可以经腹、经阴道或腹腔镜、机器人辅助下进行。卵巢的转移率非常低,约为0.9%,故附件切除不是根治性子宫切除术的内容,应根据患者的年龄或其他因素具体考虑。手术最常采用的类型为Ⅱ型和Ⅲ型术式。Ⅱ型手术时间短,失血和输血率低,术后并发症和Ⅲ型相似,长期并发症Ⅱ型少于Ⅲ型。腹腔镜下根治性子宫切除术伴或不伴盆腔淋巴结切除与常规根治性子宫切除术比较具有住院时间短的优点,手术时间、并发症、获得的淋巴结数量相似,但常规标准手术的复发率低。根治性手术会缩短阴道长度,但放疗除缩短阴道长度外,还缩小阴道宽度及润滑度,这些症状均可通过激素替代和阴道扩张等方法得以减轻。

4.ⅠB2~ⅡA2期癌(巨块型)

此期巨块型颈管内肿瘤和所谓的桶状宫颈肿瘤有更高的中央型复发、盆腔和腹主动脉旁淋巴结转移及远处扩散率。2010年NCCN作为1类推荐的治疗为盆腔放疗+含顺铂的同步放化疗+腔内近距离放疗(A点:≥85Gy);根治性子宫切除+盆腔淋巴结切除+腹主动脉旁淋巴结的取样被作为2B类推荐;而盆腔放疗+含顺铂的同步放化疗+腔内近距离放疗(A点:75~80Gy)+辅助性子宫切除术为3类推荐。GOG对宫颈直径≥4cm的256名患者进行了一项随机试验,分别应用全量放疗(体外照射+腔内照射)与术前放疗+近距离放疗+放疗后辅助性子宫切除术(AHPRT)进行治疗,结果3年无瘤生存率和总体生存率分别为79%和83%,进展发生率放疗组为46%,联合手术组为37%,但长期随访结果显示,联合手术组与放疗组相比并不能提高生存率,毒性反应两组相似。对被切除的子宫标本进行病理学评估显示48%无肿瘤残留,40%有显微镜下肿瘤残留,12%有肉眼肿瘤残留,与无肿瘤患者比较,死亡率高出7倍。实施AHPRT的主要动机是减少盆腔复发率,但其使用仍存有争议,因为整体生存率不受影响。进行AHPRT可能的受益者是颈管内有>4cm的大块病灶;宫颈管受肿瘤压迫解剖位置不清使腔内放疗置管困难、限制了近距离放疗;放疗后病灶持续存在的患者。除此之外,对处于此期的肿瘤患者,常规处理仍倾向于直接放化疗。

5.ⅡB~ⅣA期癌(局部晚期癌)

大多数ⅡB~ⅣA期患者直接应用根治性的放化疗,ⅠB期患者单用放疗的5年生存率为60%~65%,盆腔控制失败率为18%~39%。多个随机临床试验及2010年NCCN指南均推荐同步放化疗,包括盆腔外照射和腔内近距离放疗联合同步化疗是ⅡB~ⅣA期宫颈癌标准的初始治疗。常用的化疗药物包括顺铂、氟尿嘧啶、丝裂霉素、卡铂、紫杉醇和表柔比星。同步化疗方案为:顺铂 $40mg/m^2$,外照射期间每周 1 次;氟尿嘧啶+顺铂每 3~4 周 1 次。所有入选 GOG85 试验的ⅡB~ⅣA 期肿瘤患者,中位随访期 8.7 年,铂类为基础的化疗联合放疗的生存率达 55%。对肿瘤没有浸润到盆壁的ⅣA 期患者,特别是合并有膀胱阴道瘘或直肠阴道瘘者,初始治疗可选盆腔脏器廓清术,体外照射可采用四野照射或盆腔前后野照射,盆腔前后野照射为先给予全盆照射 DT 25~30Gy,以后中间挡铅 $4cm×(8~10)cm$ 照射 DT 15~20Gy。腔内照射 A 点 DT 35~40Gy(高剂量率)。总照射的推荐剂量为 A 点85~90Gy,B 点55~60Gy。髂总或主动脉旁淋巴结阳性者,应考虑扩大野放疗。特别要单独提出的是对ⅡB 期宫颈癌的处理,因宫颈癌的分期完全依赖于妇瘤医生的手感,早期宫旁浸润的判断难免带有主观性,故对ⅡB 期宫颈癌的处理我们认为可有一定的灵活性,即对有些阴道穹不固定、年龄较轻、坚决要求手术者,可以在充分评估后给予手术治疗,必要时可以先期化疗 1~2 次再行手术。我们在临床工作中发现,术前诊断为可疑ⅡB 期的患者,术后病理评价时无一例主、骶韧带出现转移的,说明ⅡB 期宫颈癌的临床诊断常可能比真实分期偏重,但对估计手术后很可能存在需补充放疗因素的(局部肿瘤极大、深层浸润、脉管阳性等)仍以不手术为佳。

### (二)手术治疗

#### 1.手术治疗原则

手术仅限早期病例,ⅠB1~ⅡA1 期(≤4cm),但近年来由于宫颈癌的年轻化、腺癌比例的增加及提高治疗后生活质量的要求,也有建议可以对中青年局部晚期、大癌灶(IB2~ⅡB,>4cm)患者给予新辅助化疗(NACT)后手术治疗。新辅助化疗是指对宫颈癌患者先行数个疗程化疗后再行手术或放疗,以增加手术满意率,提高疗效,但这种治疗方式仍存在争议。ⅡB 期宫颈癌患者在新辅助化疗缩小病灶后手术可以保留卵巢和阴道功能,对于阴道切除>3cm 时可酌情做阴道延长术。目前主要有两种方法延长阴道,即腹膜返折阴道延长术和乙状结肠阴道延长术,其术式主要来自先天性无阴道治疗中以腹膜代阴道成形术的一些成功经验,前者较简单,后者复杂但效果较好。由于宫颈腺癌对放疗不敏感,因此只要患者能耐受手术且估计病灶尚能切除者,无论期别如何,均应尽量争取手术。

#### 2.手术范围

宫颈癌的临床分期是以宫颈原发癌灶对宫旁主、骶韧带和阴道的侵犯而确定的,因此,宫颈癌广泛手术是以切除对宫旁主、骶韧带和阴道的宽度来确定的。手术范围包括子宫、宫颈及骶、主韧带,部分阴道和盆腔淋巴结,一般不包括输卵管和卵巢。盆腔淋巴结清扫手术范围包括双侧髂总、髂外、髂内、深腹股沟、闭孔深、浅组淋巴结,不包括腹主动脉旁淋巴结。如果髂总淋巴结阳性,应取样甚至清扫到腹主动脉旁淋巴结。

#### 3.手术类型

手术类型共分为 5 种类型。Ⅰ型:扩大的子宫切除即筋膜外子宫切除术;Ⅱ型:次广泛子宫切除术,切除 1/2 骶、主韧带和部分阴道;Ⅲ型:广泛性子宫切除术,靠盆壁起切除骶、主韧带和上 1/3 阴道;Ⅳ型:超广泛子宫切除术:从骶、主韧带的盆壁部切除全部骶、主韧带和阴道 1/2~2/3;Ⅴ型:盆腔脏器廓清术(可包括前盆、后盆、全盆)。

4.宫颈癌根治术的手术方式

(1)经腹的子宫颈癌根治术:最为经典,几十年来,在手术操作的某些环节做了改良,目的在于术时少出血,术野清晰、干净,减少副损伤和缩短手术时间,目前已成为早期子宫颈浸润癌的主要治疗手段之一。

(2)经阴道广泛全子宫切除术和经腹膜外盆腔淋巴结切除术:经阴道广泛全子宫切除术可避免进腹腔对胃肠道的干扰,术后患者恢复快。但经阴道手术术野小,暴露困难,遇到宫颈癌灶较大时,切除主韧带和宫骶韧带的宽度受限,且还需改变体位行腹膜外盆腔淋巴切除,手术时间长,故仅建议在早期浸润癌不需行盆腔淋巴结切除者应用。

(3)腹腔镜下子宫颈癌根治术:尽管 CT 及 MRI 对淋巴结转移的诊断率仅有 60% 左右,但仍推荐术前 CT 和(或)MRI 在每个病例中应用,如果提示有增大的淋巴结,应给予穿刺活检,活检显示有转移,行腹腔镜手术则无意义;活检阴性,可以行腹腔镜手术,但仍有可能术中发现明显转移的淋巴结。游离这样的淋巴结即使存在血管粘连,腹腔镜技术也是可行的,但应尽量限制这种尝试,因为淋巴结可能被剥离破裂,增加肿瘤扩散的风险。此时的明智选择是:①细针穿刺,证明有转移后推荐患者进行放疗。②开腹行淋巴结大块切除术。2010 年 NCCN 指南中明确提出,对于不做手术仅行全量放化疗的患者,应在制定放疗计划前充分评估盆腔及腹主动脉旁淋巴结,以明确放射野范围。因此,腹腔镜手术的第一优势即是在微创的前提下准确评估区域淋巴结,从而帮助决定治疗方案。腹腔镜手术的第二优势是,对于较早期患者腹腔镜手术比经腹行子宫颈癌根治术具有创伤小、术后恢复快的优点。

机器人手术应用于妇科恶性肿瘤虽还不到 10 年,但发展迅速。有学者进行了机器人妇科恶性肿瘤手术的淋巴结清扫,其中包括 11 例子宫颈癌,清除淋巴结平均数目为 11～15 个。2006 年,挪威学者用机器人进行了世界首例广泛性全子宫切除术。到目前为止,此类手术的报道均为小样本(10～20 例),总体的平均手术时间在 3.5～6.5h,失血量平均为 81.0～355mL,清扫淋巴结数目平均为 8～27 个。对于宫颈癌的机器人手术目前仍在探索中。

(4)保留神经功能的根治性子宫切除术:传统的根治性子宫切除术中因盆底支配膀胱、直肠的自主神经受损,影响其器官功能,如术后膀胱收缩功能降低、出现尿潴留,直肠功能降低、出现排便困难等,因此近年来,保留神经功能的宫颈癌根治术受到重视。宫颈癌根治术时,保留盆腔内脏神经、盆腔神经丛以及膀胱背侧神经支,对术后膀胱功能的恢复至关重要。日本某学者最早在宫颈癌开腹手术中提出保留膀胱神经,可以减少术后尿潴留的发生,主要方法是在切除主韧带时识别并推开盆腔交感神经,此后他又提出了保护盆内脏神经丛的手术步骤,这种保留神经的术式称为"东京术式"。在未保留神经的患者中,37% 术后 1 个月有尿潴留;而保留了一侧或双侧神经的患者,尿潴留率仅为 10%。德国学者则提出宫颈癌广泛子宫切除术中利用吸脂术保护神经的建议。虽然手术中保留膀胱神经有许多优点,但对保留神经与广泛手术之间是否存在矛盾,是否同时保留了较多的宫旁组织而增加宫颈癌的复发机会,尚存争议。

(5)根治性子宫颈切除术:根治性宫颈切除术是近年来兴起的一种新的术式,作为治疗早期宫颈癌保留生育功能的手术,适用于有强烈生育要求的、临床分期为 ⅠA 期、病灶直径＜2cm,浸润深度＜3mm,无脉管浸润、行腹腔镜淋巴活检后无淋巴结受累的早期浸润性宫颈癌的年轻患者。2009 年的 NCCN 将此手术的适应证扩大至病灶直径≤4cm 的 ⅠB1～ⅡA1 期患者,对此有学者表示反对,因为肿瘤体积过大时往往肌层浸润深,淋巴转移的风险相对较高,且肿瘤过大时经阴道操作困难,宫颈旁、阴道旁组织难以切净,增加了复发的风险。首先开创根治性宫颈切除术的是 Dangent D,他在 1987 年进行了经阴道切除宫颈和宫旁组织(经阴道根治性宫颈切除术,VRT)以及上段阴道切除,在宫颈子宫结合处放置环扎带以及腹腔镜下盆腔淋巴结切除术(LPL)。有学者报道了 72 名应用 VRT+LPL 术治疗的患者,中位年龄为 32岁,74%未产,术后 31 名妇女共妊娠 50 次,早期和中期流产率为 16%和 40%,72%的妊娠达到了晚期,整体早产率为 16%~19%,总体复发率为 4%。将病灶<2cm 的患者分别行VRT+LPL 与根治性经阴道子宫切除术+LPL 进行了比较,结果显示,术中并发症相似(2.5% vs.5.8%),术后并发症(21.2% vs.19.4%),复发率也相似,分别为 5.2% vs.8.5%。该术式的术前评估包括:①复核病理切片,明确浸润深度、宽度、组织类型及细胞分化程度;②必要时进行 CT 或 MRI 检查,充分估计宫颈管长度,确定宫颈内口至病变的距离,除外宫旁、宫体浸润或扩散以及淋巴结转移;③应在手术前麻醉下再次进行认真窥视及三合诊,进行临床分期核对,了解阴道宽度及显露情况,为手术实施提供依据。

手术步骤分四步:①腹腔镜下盆腔淋巴结切除,并行第一次冷冻病理检查,淋巴结阴性则手术继续,若阳性则改为放疗或放、化疗;②根治性子宫颈切除,从切除标本或从残余宫颈上取组织,第二次冷冻病理检查,切缘阴性表明范围已够;③子宫颈内口环扎,以预防宫颈过短或内口松弛造成的功能不全而致晚期流产及早产;④缝接残余宫颈和阴道黏膜,形成新的宫颈。该手术的主要并发症为:宫颈内口松弛、宫颈管狭窄、流产、早产等。

(6)盆腔和腹主动脉淋巴结切除术:对于盆腔淋巴结无论影像学检查、腹腔镜评估及冷冻切片(前哨淋巴结和其他盆腔淋巴结冷冻切片)均未显示累及的患者,在根治性手术时是否需要腹主动脉旁淋巴结切除仍有争议。若盆腔淋巴结阴性,主动脉旁淋巴结累及的危险很小,则不推荐行腹主动脉旁淋巴结切除;如果在最初的腹腔镜分期中发现盆腔淋巴结受累,则应行腹主动脉旁淋巴结切除。淋巴结受累数目≤2 个,根治性手术是合理的选择,如果受累淋巴结数>2 个,应放弃根治性子宫切除术,改为同步放化疗是最好的选择。如果盆腔淋巴结累及在最终病理学检查时才被发现(非最初的冷冻切片或假阴性的冷冻切片),二次手术时应行腹主动脉旁淋巴结切除。

### (三)放射治疗

#### 1.放疗的原则与指征

(1)放疗的原则:宫颈癌的放疗根据目的不同主要分为根治性放疗、术后辅助性放疗及局部姑息性放疗。放疗方式主要有体外照射及经阴道腔内后装近距离放疗。腔内放射的目的是控制局部病灶,体外放射则用以治疗盆腔淋巴结及宫颈旁组织等处的病灶。早期病例多以腔内放疗为主,体外放疗为辅;中期病例内外各半;晚期病例则以体外放疗为主,腔内放疗为辅。之所以这样分配内、外照射的比例是因为:早期患者病灶局限,盆腔转移的概率极小,将主要放疗剂量集中于腔内近距离,有利于最大限度地杀灭肿瘤细胞,而对周围正常组织的损伤最小;对于晚期患者,整个盆腔甚至腹主动脉旁都可能有病灶累及,并且距离宫颈原发灶越远的转移灶其细胞活力可能越强,因此,加强外围照射,有效控制肿瘤的继续转移,可能要比控制宫颈原发灶的意义更大。目前标准的宫颈癌根治性放疗方案为盆腔体外照射加腔内近距离照射,同时应用铂类为基础的化疗。至于先体外后腔内、先腔内后体外还是二者同期进行应因人而异，临床上最常用的方法是体外、腔内同期进行。

目前宫颈癌根治性放疗的计划设计基本上还是基于妇科盆腔检查进行的，与其他部位肿瘤基于影像学表现有所区别。主要是因为：①目前的影像学技术（包括 PET-CT）还不能很好显示盆腔内妇科肿瘤病变。②靶区在盆腔，GTV（肿瘤区）、CTV（临床靶区）、PTV（计划靶区）难区分。③影像学表现至今未被作为分期依据。因此，妇科检查对制定根治性放疗计划仍很重要。

（2）放疗的适应证：放射治疗是宫颈癌治疗的重要手段，各期宫颈癌均可采用放射治疗，但ⅡA 期以前多以手术治疗为主，ⅡB 期及以后则以放疗为主。早期患者根治术后如存在手术切缘不净、淋巴结转移、宫旁浸润等高危因素时需术后辅助同步放化疗；如有深层间质浸润、淋巴血管间隙受侵等应给予术后辅助性盆腔放疗。由于宫颈腺癌对放疗不敏感，只要患者能耐受手术且估计病灶尚能切除者，应尽量争取手术。

（3）放疗的禁忌证：骨髓抑制、周围血白细胞总数<$3\times10^9$/L、血小板<$70\times10^9$/L；肿瘤广泛转移、恶病质、尿毒症；急性或亚急性盆腔炎时；急性肝炎、精神病发作期、严重心血管疾病未获控制者；宫颈癌合并卵巢肿瘤，应先切除卵巢肿瘤后再行放疗。

（4）个性化放疗原则：患者的个体情况有所不同（如身体素质、以往病史、对射线的耐受性及解剖情况等），肿瘤的部位、形状、体积、放疗敏感性、瘤床情况及病理类型亦各异，因此设计治疗计划时必须具体考虑。在治疗过程中还要根据患者及肿瘤反应的具体情况调整治疗方案。多年来，在临床放疗过程中实施个体化治疗中积累了不少经验，如：①早期浸润癌仅单纯腔内放疗即可，如需体外照射可依据宫旁情况及患者体型将放射野的长度、宽度及形状适当调整；②宫颈局部体积大可增加局部剂量或先给予消瘤量，小宫颈者可减少局部剂量；③阴道侵犯多、阴道狭窄、宫颈呈空洞、合并炎症的可从全盆照射开始，并可增加全盆照射剂量，相应减少腔内治疗剂量；④阴道浸润严重及孤立转移者可附加阴道塞子或模子进行腔内放疗；⑤晚期宫颈癌（如冷冻骨盆）可考虑采用以体外为主的治疗方式；⑥小宫体或宫颈残端癌可增加体外剂量或增加阴道剂量，因为残端短无法行颈管放疗；⑦子宫偏位者，应调节体外剂量，以弥补远离子宫侧的宫旁剂量不足。

**2.放疗与手术联合**

适用于早期宫颈癌（ⅠA～ⅡA）病例，有 3 种方式。

（1）术前放疗，目的之一在于缩小肿瘤及减少手术时医源性播散，在广泛子宫切除术前给予部分剂量的放置，适用于：①ⅠB2，ⅡA2 期宫颈癌有较大的外生型肿瘤；②ⅡA 期宫颈癌累及阴道较多；③病理细胞为差分化；④黏液腺癌、鳞腺癌；⑤桶状形宫颈癌。目的之二为不适合广泛性手术但全量放疗后子宫局部控制不佳而补充放疗后辅助性子宫切除术（AHPRT）。

（2）术中放疗：由于技术原因和防护问题等已较少应用。

（3）术后放疗，术后给予补充体外照射或腔内后装治疗，继续消除可疑残存病灶，控制病情发展，提高治疗效果。适用于：①盆腔及（或）腹主动脉旁淋巴结阳性；②切缘距病灶<3mm；③深肌层浸润；④血管、淋巴管间隙受侵；⑤不良病理类型或癌组织分化差等。需要特别注意：常规放疗中，盆腔外照射总量 40～50Gy；腔内照射用单独阴道施源器，每次源旁 5～10mm 处

5～7Gy,共 3～4 次,总量一般不超过 24Gy。

有报道在ⅠB～ⅡA 期仅采用标准放疗的患者 5 年生存率ⅠB 期为 85%～90%,ⅡA 期为 65%～75%;而此期行根治性手术治疗后发现有宫旁累及、切缘阳性和(或)淋巴结阳性需要术后补充放疗的比率ⅠB1 期为 54%(62/114)、ⅠB2 期为 84%(40/55),尽管生存率无差异,但术后补充放疗组发生严重并发症率明显高于直接放疗组(28% vs.12%,$P=0.000\,4$),其原因可能为手术容易造成盆腔小肠粘连,使固定于盆腔的部分小肠接受较大的放疗剂量引起肠壁纤维化、肠坏死、甚至肠梗阻、肠瘘。因此有学者建议对ⅠB～ⅡA 期患者术前也需要仔细评估,对于术后极有可能需要补充放疗者最好放弃手术,选用一种方法(手术或放疗)治疗,而不是两种方法(手术＋放疗)治疗可能更好。术后有复发高危因素者采用同步放化疗(CCRT)可以改善生存率,化疗方案为氟尿嘧啶＋顺铂或单用顺铂,其他可选择的药物有异环磷酰胺、紫杉醇、拓扑替康、吉西他滨等。髂总或主动脉旁淋巴结阳性者,应考虑扩大野放疗。

辅助性术后盆腔放疗分为中危组(局部肿瘤大、间质浸润深、脉管浸润阳性)与高危组(盆腔淋巴结阳性、边缘靠近病灶或阳性、宫旁浸润)。回顾性和前瞻性分析显示,在完成根治性手术的中、高危组患者中,辅助性术后盆腔放疗明显改善骨盆控制率及无瘤生存率。在高风险的患者中加入化疗作用更明显。

①中危组(局部肿瘤大、间质浸润深、脉管浸润阳性):荷兰的一项回顾性研究观察了 51 例中危组、淋巴结阴性的肿瘤患者,其中 34 例接受了放疗而 17 例未接受。结果放疗组 5 年无瘤生存率为 86%,对照组为 57%。GOG92 将 277 例术后淋巴结阴性的患者加或不加术后辅助盆腔放疗进行比较,140 例未加放疗,137 例根治性子宫切除术后存在间质浸润＞1/3,LVSI(＋),肿瘤直径＞4cm,3 项中≥2 项的患者给予术后补放疗,全盆外照 46～50.4Gy,未使用近距离放疗,平均随访 5 年,结果显示,加用放疗组复发率显著下降(15% vs.28%),Cox 模型分析表明,放疗组的复发风险降低了 44%。在附加的随访和数据成熟后,Rotman 等从GOG92 中得出最后结论,与观察组相比,放疗组的复发危险性下降了 46%($P=0.007$),进展或死亡的风险也有所下降($P=0.009$)。尤其令人惊奇的是术后放疗对腺癌或腺鳞癌患者的作用,放疗组只有 8.8% 的复发率,而对照组是 44%,放疗组有强烈的改善生存率的趋势,但尚未达到统计学意义($P=0.074$)。但有严重或威胁生命的不良反应在放疗组高达 7%,对照组仅为 2.1%。即便如此,术后放疗作为手术后的有效补救措施,权衡利弊,仍推荐有中危因素者补充放疗。

②高危组(盆腔淋巴结阳性、边缘靠近病灶或阳性、宫旁浸润):盆腔淋巴结转移可能与病灶大小、间质深度侵犯、毛细血管或脉管累及相关,属术后辅助盆腔放疗的指征。美国西南肿瘤协作组领导的一项 SWOG/GOG/RTOG 临床试验对手术后有盆腔淋巴结转移、宫旁累及、切缘阳性的ⅠA2,ⅠB 或ⅡA 期患者加用或不加用 CCRT 进行了研究,127 例患者给予盆腔外照加氟尿嘧啶、顺铂同步化疗,116 例患者仅给予盆腔外照射治疗,中位随访时间为 43 个月。结果显示,放疗加同步顺铂、氟尿嘧啶化疗的 3 年生存率为 87%,而单独放疗组的 3 年生存率仅为 77%,差异有显著意义,PFS($P=0.003$),OS($P=0.007$)。化疗似乎可以减少盆腔和盆腔外的复发,但化疗组急性毒性反应更多见,权衡利弊,认为术后补充全盆照射＋含铂同步化疗＋/－阴道近距离放疗使患者明显获益,因此,NCCN 将手术后存在高危因素的患者术

后补充放化疗作为 1 类推荐。某学者进一步分析了这项随机试验的数据,以评估患者在哪些分组的辅助治疗中更有好处,在中位随访时间为 5.2 年时,化放疗与单纯放疗组的存活率分别为 80% 和 66%。单因素分析显示,化疗疗效最为显著的是肿瘤直径>2cm 和 1 个以上淋巴结转移的患者。经过一系列接受术后放疗患者的详尽分析的数据发现,死亡和复发率随阳性淋巴结数目而增加,无阳性淋巴结者 5 年无瘤生存率为 89%,而有 1,2,3 或更多个淋巴结阳性的患者生存率则分别降低至 85%,74%,56%。

约 85% 参与 SWOG/GOG/RTOG 分组研究的患者有盆腔淋巴结累及,但只有 5% 的患者切缘阳性。手术切缘靠近病灶或者手术切缘阳性、宫旁累及被认为是高危因素,应行辅助性放化疗,但对一些仅有接近或阳性切缘的患者,仅采取术后放疗可能就已足够。对 51 例行根治性子宫切除但切缘距病灶≤5mm 的患者进行了回顾性分析,23 例患者淋巴结阴性但病灶离切缘近,虽然接受放疗的 16 例患者有其他危险因素,但接受辅助盆腔放疗的患者复发率(12.5%)明显降低和 5 年生存率(81.3%)显著提高。分析了 117 例有宫旁浸润接受辅助性放疗的患者,51 例淋巴结阴性患者中只有 6 例盆腔外复发,5 年总生存率和无复发生存率分别为 89% 和 83%,相比之下,淋巴结阳性患者情况不佳。有学者发现,接受根治性子宫切除后,如果无淋巴结转移和阴道侵犯仅宫旁阳性的患者,给予辅助性放疗预后很好,5 年生存率为 90%。因此,同为高危组患者,若无淋巴结阳性,可能仅补充放疗也可以,一旦出现淋巴结阳性,加入 CCRT 可能是明智的选择。

3.放疗与化疗联合

适用于治疗中、晚期宫颈癌(ⅡB~ⅢB)及盆腔复发的病例,在消除局部巨大肿瘤、控制肿瘤蔓延及晚期复发、转移中均有一定作用,可以改善患者的生存率,联合化疗比单纯放疗疗效好。

(1)放疗后化疗:以往常用此种方式作为晚期肿瘤放疗后的补充治疗或姑息治疗。目前认为由于放疗后盆腔纤维化,小血管闭塞,对盆腔肿瘤的作用有限,故多不主张放疗后化疗,除非对有盆外转移或可疑潜在转移的癌使用。

(2)放疗前化疗:理论上对缩小局部肿瘤体积及减少全身潜在性转移有利。但是由于宫颈癌病灶大多较为局限且宫颈癌对放疗较为敏感,加之一些临床试验未证实放疗前辅助化疗可以提高宫颈癌放疗的疗效,因而并不提倡辅助化疗常规用于宫颈癌的放疗之前。一项对局部晚期宫颈癌(主要是Ⅲ期和Ⅳ期)的随机试验显示,与单独放疗治疗相比,放疗前化疗无论是在完全缓解率或生存率方面均无意义,先化疗再放疗组患者盆腔控制率差,甚至对生存率也有负面影响,并且还可出现严重并发症。其原因不清,有人认为可能化疗导致了细胞存活克隆加速再生,从而减弱了随后的放疗效果,也有认为可能是某些化疗药物和辐射之间产生了交叉耐药所致,学者认为可能还与先期化疗延误了放疗开始的时间有关。一项涵盖了 18 个随机临床试验 2074 名患者的 Meta 分析显示,先化疗再放疗与单独放疗相比,无论在无进展生存、局部无瘤生存、无转移生存或整体存活率方面,都没有显示出其优势。故放疗前化疗治疗局部晚期宫颈癌的方法不推崇。

对手术后需补充放疗的患者,在放疗开始前的无保护期时适当应用是可行的。2010 年 ASCO 会议上(ABSTRACT5005)介绍了一项 NOGGO-AGO 关于对高危宫颈癌术后辅助治疗的对照研究,将ⅠB~ⅡB期宫颈癌行全子宫切除术+/-盆腔、腹主动脉旁淋巴结清扫后伴有一个以上高危因素的患者,分别给予联合顺铂周疗的同步放化疗6周或先给予紫杉醇+卡铂21d 1次,重复4次后序贯体外放疗6周的治疗,结果虽然生存获益不明显,但紫杉醇+卡铂序贯体外放疗组在耐受性方面明显优于同步放化疗治疗组。

也有人尝试在适量放化疗后给予根治性手术的方法治疗中晚期宫颈癌。有学者报道了对35例局部晚期宫颈癌患者术前放化疗后行根治性手术的长期结果。术前接受顺铂、氟尿嘧啶化疗联合A点45Gy的放疗,结果ⅠB~ⅡB期的患者中有12/20例、Ⅲ~ⅣA期的患者中有4/15例获得完全组织学反应,盆腔控制率为88.6%,10年无瘤生存率为66.4%,5例患者术后出现严重并发症。

(3)同步化放疗:同步放化疗是指放疗的同时辅以化疗,一些化疗药物除具有化疗的作用外,还同时可以为放疗增敏,提高疗效,改善预后。同步化疗和放疗可分别作用于不同的细胞周期,化疗使肿瘤细胞与放疗敏感时期同步化并干扰肿瘤细胞亚致死损伤后的DNA修复、起到放疗增敏作用。同步放化疗较诱导化疗周期短,可最大限度地减少肿瘤细胞在放疗后期的加速再增殖和产生对治疗的交叉耐药性。随机对照试验结果显示,以铂类为基础的同步放化疗较单纯放疗能明显提高无瘤生存率及总生存率,与单纯放疗相比宫颈癌复发及死亡风险分别下降了50%和40%,虽然急性不良反应较重,但常为一过性,并不增加远期不良反应。因此,美国国立癌症研究所及2010年NCCN指南均肯定了同步放化疗在治疗中、晚期宫颈癌中的疗效,并提出凡采用放射治疗的宫颈癌患者都应同时接受化疗,也是IB2期以上宫颈癌治疗的标准模式。目前同步放化疗的适应证为:ⅠB2(不宜手术)~ⅣA期的局部晚期宫颈癌;ⅣB和复发转移性宫颈癌。常用的化疗方案是单药顺铂(DDP)每周30~40mg/m²;以顺铂为主的联合方案,如PF(氟尿嘧啶600mg/m²,DDP 60~70mg/m²,间隔3~4周重复,共2~3个疗程)方案、PVB方案、PBM方案及BIP方案等。目前放化疗同时应用的最佳搭配方案还未确定,应尽量选用对放疗有增敏作用的化疗药物,注意给药时间及剂量的合理性。同步放化疗的毒性反应高于单纯放疗或化疗,故对这种治疗也有争议,主要是考虑到化疗增加了单纯放疗的毒性,降低了患者对按时放疗的耐受性,尤其在年老体弱者,因此认为,并不应强调所有病例均使用同步化放疗,可以只对那些体质较好、晚期、不良病理类型的病例实施同步化放疗,同时应加强支持治疗,减轻毒性反应,保证患者的生活质量。

4.放疗增敏剂的使用

虽然放射治疗宫颈癌已取得了较大的进展,但仍有部分患者因对放疗不敏感而导致治疗失败。因此,在宫颈癌患者接受放疗前对其进行相关检测,并有针对性地选择增加放疗敏感性的治疗,成为提高放疗疗效的重要环节。研究发现,细胞周期、凋亡受阻、DNA倍体、肿瘤组织中的乏氧细胞、缺氧诱导因子-1(HIF-1)等均与宫颈癌放射敏感性有关,其中肿瘤中的乏氧细胞对射线有抗拒性,其放射敏感性只有富氧细胞的1/3,因此肿瘤内乏氧细胞量越多,对放疗的敏感性越差。HIF-1是广泛存在于哺乳动物和人体内的一种转录因子,在人体及动物肿瘤中的过度表达影响着肿瘤的发生、发展及对放、化疗的敏感性,因此,检测HIF-1在宫颈癌中的表达水平可预测其放疗效果。所谓增敏,就是使处于不同细胞周期的细胞同步化,并尽可能动员$G_0$期细胞进入增殖周期,以便于放射线将其杀伤。增敏的方法可概括为物理增敏(如加温、超短微波等)和化学增敏(如 metronidazon 化学增敏剂)。为了增强放射敏感性,国内外学者进行大量的研究,在基因和分子靶向药物等方面也取得了一些进展。目前放射增敏剂主要分为 8 类,包括:乏氧细胞放射修饰剂如米索硝唑,非乏氧细胞增敏剂如 5-碘-2-嘧啶酮-2′-脱氧核苷(IPdR),细胞毒类药物包括顺铂、紫杉醇等,生物治疗药物如表皮生长因子受体阻断药 IMG-C225(西妥昔单抗),氧,血管生成调节剂如 ZD6474 等,用基因治疗的方法增强放射敏感性,还有中药增敏剂如毛冬青提取物、地龙提取物等。肿瘤的微环境极其复杂,虽经数十年的研究合成了大量不同类型的化合物,但能在临床应用的放射增敏剂不多,因此寻找高效低毒的放射增敏剂,任务仍很艰巨。

5.国内常用的放疗技术

(1)体外照射:指射线经过一定的空间距离到达肿瘤组织进行治疗,一般均穿过皮肤后达到受照射肿瘤组织。目前体外照射多由加速器或 60 钴体外照射机实施。放疗前首先应确定靶区,盆腔野一般应包括子宫、宫颈、宫旁和上 1/3 阴道(或距阴道受侵最低点 2cm)以及盆腔淋巴引流区如髂内、闭孔、髂外、髂总、骶前及腹股沟深淋巴结,ⅢA 期患者包括全部阴道。其次应精确设定照射野。

①盆腔前后野(矩形野):上界在 $L_4 \sim L_5$ 间隙;下界:闭孔下缘或肿瘤下界以下至少 2cm;侧界:真骨盆最宽处向外 1.5~2cm。同时,应用铅块或多叶光栅技术(MLC)遮挡正常组织。

②四野箱式照射。

③扩大野照射:髂总或主动脉旁淋巴结转移时,可从上述两种照射野上缘向上延伸至所需照射的部位,野宽 8cm。

(2)近距离放射治疗:指放射源在肿瘤附近或组织内进行放疗,后者又称组织间放疗,其放射源可在短距离内明显衰减。妇科近距离治疗最常用是腔内放疗,指放射源置于宫腔、阴道内进行治疗。治疗过程中,先用不带放射性模拟源模拟定位,再行源位置空间再建,经优化处理,得出合理的剂量分布,也可直接应用一些标准程序。

①剂量率:后装腔内治疗机根据其对"A"点放射剂量率的高低分为 3 类:低剂量率(0.667~3.33cGy/min)、中剂量率(3.33~20cGy/min)、高剂量率(在 20cGy/min)。目前,国内多使用高剂量率腔内治疗。

②方法与剂量:高剂量率腔内治疗每周 1 次,每次 A 点剂量 6~7Gy 为宜,A 点总剂量35~42Gy。

(3)调强放疗(IMRT):该技术不是将单一的大束射线穿过机体,而是将射线分成数千段细小线束,每一线束均有不同的强度,从许多不同的方向进入机体。如此产生了一个聚焦的高剂量区,在这个高剂量区内有急剧升高或降低的剂量梯度,使复杂的不规则的临床靶体积被强烈照射而邻近正常组织仅接受了极低剂量的照射。IMRT 可应用于盆腔淋巴结、阴道穹、宫颈旁组织和阴道旁组织某一病灶特殊剂量的照射,又可减少直肠、膀胱和小肠的受量。目前 IMRT 的应用还应慎重,因对初治宫颈癌或术后病人盆腔内器官位置改变,如膀胱或直肠充盈以及子宫转动的问题还没有解决。IMRT 尽管可以做到局部超强度定位放疗,但是否可以代替腔内近距离放疗仍有争议,因为腔内治疗可在宫颈局部产生极强的剂量,在剂量学上拥有巨大的优越性。

（4）三维适形放射治疗（3D-CRT）：患者首先在 CT 或 MRI 模拟定位机下进行治疗区域的扫描，由放疗医师确定靶区及周围正常组织的范围、预期的照射剂量，然后将图像传输到逆向计划系统，由计划系统优化放射野参数以达到理想的临床目标。3D-CRT 不仅能使射线束在三维空间形态上与靶区形状一致，而且在计划优化的条件下能实现靶区边缘被 90% 等剂量曲线包绕，很好地满足临床剂量等要求，符合肿瘤放疗生物学原则，不受病灶大小和形态的限制，适应证范围较广。3D-CRT 在给予盆腔不同区域和淋巴结引流区足够剂量的同时，比常规放射野更有效地减少小肠、直肠和膀胱的受量，其优势在于：

①定位精确：采用 3～5mm CT 模拟定位，能清楚显示原发病变和邻近组织器官的关系。

②设计和治疗精确：采用非共面立体照射方式，保证了肿瘤组织获得比常规治疗更高的靶区剂量，且剂量分布与肿瘤在三维空间上形状一致即靶点精度更高，靶区内剂量均匀，肿瘤周围组织得到有效的保护，剂量分布更合理。3D-CRT 精度高，放射反应小，治疗时间短，提高了肿瘤的局部控制率，改善了宫颈癌的治疗效果。

③克服了传统盆腔四野加[192]铱后治疗操作不易规范、容易造成机械损伤、腔内放射源定位不准确等造成剂量分布不均、剂量过量或不足的弊端。减少了近期反应和远期并发症，提高了患者的生存质量。

④为复发癌的再治疗提供了更有效的治疗手段，解决了宫颈癌术后或放疗后盆腔内复发无法进行放射治疗的困难。目前 3D-CRT 临床上应用较多的包括大体可见的淋巴结受侵、肿瘤距切缘较近或切缘阳性或者那些不能进行近距离治疗的患者。

## （四）化疗

化疗在宫颈癌中的作用已越来越受到重视，大量资料表明，以铂类为基础的化疗方案对宫颈癌的疗效肯定。手术及放疗仅能作用于局部，对于肿瘤已有扩散的晚期癌或有扩散倾向的早期癌而言，手术及放疗的作用十分有限，此时有效的化疗恰可弥补此不足。目前化疗主要用于以下几种情况。①晚期、复发及转移性宫颈癌的治疗。②宫颈癌的术前化疗，即新辅助化疗。③宫颈癌的同步放化疗。以铂类为主的同步放化疗已成为治疗局部晚期宫颈癌的标准治疗方案之一。常用于宫颈癌化疗的药物有：顺铂、紫杉醇、拓扑替康、异环磷酰胺、多柔比星、表柔比星和长春瑞滨等，顺铂以外的单药反应率为 20% 左右，若与顺铂联合用药反应率可增加 1 倍，无进展期生存率也有提高，但与顺铂单药相比，没有改善总生存率。＞2 种药的联合化疗不提倡，既增加毒性，又没有改善总生存率。

### 1.新辅助化疗

新辅助化疗（NACT）是指在宫颈癌患者手术或放疗前先给予化疗后再做手术或放疗的一种治疗，其优点在于可使患者的肿瘤体积缩小、有效控制亚临床转移，以利于局部的进一步治疗。手术前肿瘤血供尚未被破坏，与手术后子宫旁血管多被结扎相比，术前化疗具有药物更容易进入瘤体的优势。临床上术前 NACT 主要用于肿瘤不易控制、易发生淋巴或远处转移、局部肿瘤直径≥4cm 的ⅠB2～ⅢA 期局部晚期宫颈癌患者，给药途径可静脉、动脉或超选择介入治疗，各种途径疗效相近。宫颈癌的 NACT 采用顺铂为基础的联合方案，如 PF 方案（顺铂、氟尿嘧啶）、BIP 方案（顺铂、博来霉素、异环磷酰胺、美司钠）、PVB 方案（顺铂、长春新碱、博来霉素），一般＜3 个疗程，肿瘤缩小即可手术。在 2008 年美国 ASCO 会议上，报道了和美新＋

顺铂周疗作为 NACT 治疗局部晚期宫颈癌的 Ⅱ 期临床研究（$n=22$），具体用法为：托泊替康 $2mg/m^2$＋顺铂 $40mg/m^2$ 每周 1 次，共 6 次，化疗有效和疾病稳定者行根治手术，疾病进展者全量放疗。结果显示，91％的患者完成了 6 个疗程的化疗（82％的疗程为足量、定时化疗），临床应答率为 82％，病理学缓解率为 95％，5％的患者出现 3～4 级骨髓毒性，3 例患者输血，3 例使用粒细胞集落刺激因子，1 例使用促红细胞生成素，无患者死亡，认为托泊替康＋顺铂周疗作为新辅助化疗治疗局部晚期宫颈癌疗效肯定，耐受性良好。NACT 最大的缺点是如果化疗不敏感，有可能延误治疗时机。有报道指出，通过检测化疗前宫颈癌肿瘤组织中环氧化酶-2（COX-2）的表达、有丝分裂指数（MI）、Ki-67 等可以协助判断肿瘤对于化疗药物的敏感性。NACT 的疗效除通过妇科检查判断外，还可通过检测化疗前后肿瘤组织的细胞凋亡指数（AI）、微血管密度（MVD）、SCCA 水平的变化进行评估。

20 世纪 90 年代许多非随机研究报道了 NACT 后进行手术的情况，认为取得了较好的治疗效果，因此有逐渐得到认可的趋势。包括 5 个随机临床试验 872 例患者的 Meta 分析，对 NACT 后手术±放疗与单独放疗进行了比较，结果显示，NACT 行手术组在无进展期生存、局部无瘤生存、无转移生存和整体存活方面都有显著改善；NACT 最好的用药是顺铂剂量强度每周＞$25mg/m^2$，剂量密度与治疗间隔少于 14d；顺铂为基础的方案耐受性好，可以诱发高反应率（尤其是在早期），且没有或很少对手术产生并发症；NACT 可以降低包括淋巴结累及、毛细管间隙累及、深层浸润，未确诊的宫旁疾病的发生率；降低复发率。

2.术后辅助化疗

一些非随机研究显示了根治术后有复发高风险患者术后辅助化疗可能有用。两个小样本量的随机试验试图评估根治术后有高风险的宫颈癌患者行辅助化疗的疗效。第一项研究共 71 例（均有淋巴结转移），将术后放疗与术后 3 个周期的 PVB（顺铂、长春新碱、博来霉素）方案化疗后辅以放疗进行比较。在第二项研究中，76 例患者[盆腔淋巴结转移和（或）血管侵犯]随机分别接受辅助化疗（卡铂＋博来霉素，每 4 周 1 次，共 6 次）、标准放疗或无进一步治疗。结果这 2 项研究在复发率、复发或生存模式方面均无明显差异。故术后单纯补充化疗多不推崇。

3.晚期、复发及转移性宫颈癌的治疗

晚期、复发及转移性宫颈癌的治疗已不是手术、放疗这些针对局部治疗的方法所能顾及的，某种程度上，尽管化疗的效果可能不如手术及放疗，但仍不失为晚期宫颈癌的治疗手段，尤其铂问世以来。GOG179 试验比较了拓扑替康＋顺铂（$n=147$）与单药顺铂（$n=146$）用于不能手术的Ⅳ期、复发或持续存在的宫颈癌患者，用药剂量：拓扑替康 $0.75mg/m^2$/（第 1～3d）＋顺铂 $50mg/m^2$（第 1d，每 3 周 1 次），单药顺铂 $50mg/m^2$，第 1d，每 3 周 1 次，结果显示拓扑替康＋顺铂是第一个总生存超过单药顺铂的方案，明显提高了生存时间，血液学毒性高于单药顺铂，非血液学毒性和顺铂接近，没有降低患者的生活质量，所以美国 FDA 批准拓扑替康 $0.75mg/m^2$，第 1～3d，顺铂 $50mg/m^2$，第 1d，每 3 周重复疗程用于复发及不可手术的子宫颈癌。2004 年的 GOG169 试验比较了紫杉醇＋顺铂与顺铂对Ⅳ期、复发性、难治性宫颈癌（$n=264$）的治疗效果，用药剂量：顺铂 $50mg/m^2$，紫杉醇 $135mg/m^2$＋顺铂 $50mg/m^2$，结果显示，联合用药在总反应率、无进展生存率方面均有优势，尽管总生存优势不明显，但血液学毒性低，患者生存质量好，因此，也被推荐用于晚期不可手术患者的治疗。目前用于一线化疗的联合方案主要有：顺铂＋紫杉醇，顺铂＋拓扑替康，顺铂＋吉西他滨及单药如：顺铂、卡铂、奈达铂、紫杉醇、拓扑替康、吉西他滨等；二线化疗有：贝伐单抗、多西他赛、表柔比星、氟尿嘧啶、异环磷酰胺、伊立替康、丝裂霉素、培美曲塞、长春瑞滨等。

### （五）免疫治疗

长久以来，复发/难治性子宫颈癌的治疗始终是临床实践的难点，疗效亟待改善。子宫颈癌患者的 MSI-H 比例较低（2.62%），但 TMB-H 者占比为 14.9%，PD-L1 表达率较高，可达 34.4%～96.0%，提示 PD-1 抑制剂有可能用于晚期/复发子宫颈癌的治疗。

#### 1.免疫单药

在 KEYNOTE 系列研究中纳入的晚期/复发子宫颈癌患者的数据显示，PD-L1 表达阳性者对帕博利珠单抗治疗的 ORR 为 14.6%～17.0%。另有数项 Ⅰ/Ⅱ 期临床研究结果表明纳武利尤单抗在晚期/复发子宫颈癌的治疗中也有一定疗效，ORR 为 4.0%～26.3%。KEYNOTE-158 和 JapicCTI-163212 研究均根据纳入病例的 PD-L1 表达状况进行亚组分析，结果表明 PD-L1 表达阳性者对 PD-1 抑制剂的反应性较好。

EMPOWER-Cervical1/GOG-3016/ENGOT-cx9 研究是一项比较 cemiplimab 与医生选择的化疗方案（培美曲塞、长春新碱、拓扑替康、伊立替康或吉西他滨）治疗既往一线含铂化疗进展后的晚期或转移性子宫颈癌患者的多中心、开放标签、随机对照Ⅲ期临床研究。中期分析提示：在整体人群中，与化疗组相比，cemiplimab 组患者 PFS 时间显著延长，复发或死亡风险降低 25%；OS 时间显著延长 3.5 个月，死亡风险降低 31%。Cemiplimab 组患者的 ORR 为 16%，中位反应持续时间为 16 个月；化疗组患者的 ORR 为 4%，中位反应持续时间为 7 个月。在鳞癌和腺癌亚组中，趋势与总人群一致：cemiplimab 组患者预后显著改善。该研究表明，与单药化疗相比，cemiplimab 可显著改善既往一线含铂化疗进展后的晚期或转移性子宫颈癌患者的 OS，与 PD-L1 表达状况和组织学类型无关。

#### 2.免疫联合

目前，免疫治疗联合化疗/放疗、PARP 抑制剂、小分子 TKI 等治疗子宫颈癌的临床试验正在进行中。KEYNOTE-826 研究是一项随机、双盲、安慰剂对照的Ⅲ期临床研究，探索帕博利珠单抗联合含铂化疗（加或不加贝伐珠单抗）应用于持续性、复发性或转移性子宫颈癌患者一线治疗的疗效与安全性。研究结果显示，与对照组相比，无论 PD-L1 的表达状态［CPS≥1%、CPS≥10%、意向治疗（ITT）人群］如何，帕博利珠单抗＋化疗±贝伐珠单抗均能显著提高患者的 PFS（$P<0.001$），降低死亡风险。同样，帕博利珠单抗联合化疗±贝伐珠单抗也可显著提高患者 OS（$P<0.001$），且不论 PD-L1 状态。这一方案有望成为晚期复发、转移性宫颈癌一线治疗的新标准。

### （六）基因治疗与宫颈癌

随着对恶性肿瘤的研究在分子水平上取得的突破性进展，恶性肿瘤的基因治疗已成为当前研究的热点。用基因工程技术研究开发的药物也取得了不少成绩，如目前应用较广泛的干扰素（IFN）、白细胞介素-2（IL-2）及细胞集落刺激因子（C-CSF）等。基因治疗的方法主要包括抑癌基因治疗、癌基因治疗、免疫基因治疗及自杀基因治疗等。抑癌基因治疗的方法有反义寡核苷酸、核酶以及 RNA 干扰（RNAi）。反义寡核苷酸包括反义 DNA 和反义 RNA，通过

Watson-Crick 碱基互补的原则,寡核苷酸与目的基因的 mRNA 特异位点结合和杂交,封闭靶基因,抑制基因的翻译表达。联合使用针对 HPV16E6/E7mRNA 的反义寡核苷酸,能够有效抑制宫颈癌细胞在体内和体外的生长,并且这种联合治疗有可能对 HPV16 的多种变异体有效。携带 HPV16E6/E7 的反义 RNA 的重组腺病毒,对细胞内 E6/E7 蛋白的抑制持续时间可达 3d,并且能够完全抑制癌细胞在裸鼠体内的成瘤性。核酶是具有催化活性的 RNA,主要参与 RNA 的加工与成熟,催化结构域在目标 RNA 的特定位点切割,从而抑制特定基因的表达,有研究表明特异性 HPV16 的核酶能够抑制细胞生长和促进细胞凋亡,并且能够抑制裸鼠体内成瘤。免疫基因治疗就是通过转染某些细胞因子基因或共刺激分子基因进入肿瘤细胞或体细胞,使其在体内表达来刺激机体免疫系统对癌细胞的攻击能力。目前研究较多的是 IFN 及白介素、肿瘤坏死因子和 CSF。基因治疗为宫颈癌的生物学治疗提供了一种崭新的治疗手段,其疗效已在体内外实验中得到了一定的证实,但宫颈癌的基因治疗尚处于探索阶段,真正成为新的临床治疗手段还需要更多的研究和摸索。

# 第四节　子宫内膜癌

子宫内膜癌是指原发于子宫内膜腺上皮的恶性肿瘤,具有浸润肌层和远处扩散的潜能,是常见的妇科恶性肿瘤之一。尽管 75% 的患者在诊断内膜癌时处于早期,但其发生率和死亡率呈逐年上升趋势,严重威胁妇女生命健康。在发达国家,子宫内膜癌已经成为女性生殖道最常见的恶性肿瘤。根据美国癌症协会(ACS)报道,1999 年美国子宫内膜癌新病例数为 37 000 例,因内膜癌死亡 6400 例,2007 年新增病例 39 080 例,死亡病例数 7400 例,2008 年新增病例 40 100 例,死亡病例数为 7470 例。年龄调整后的平均年发病率为 22.7/10 万。子宫内膜癌发病率在北美、南美及欧洲中部最高,在亚洲南部及东部和绝大多数非洲国家较低。发达国家由于对子宫颈癌的筛查,使得宫颈癌死亡率明显下降,子宫内膜癌和卵巢癌成了女性生殖道恶性肿瘤的前两位。国内尚缺乏大范围确切的流行病学调查资料,但根据某医院的统计,子宫内膜癌在妇科住院总数所占比较 20 世纪 50—90 年代均有明显上升。子宫内膜癌的中位发病年龄为 61 岁,高发年龄为 50～60 岁,>50 岁者占 90%,<40 岁者占 5%,20% 的妇女在绝经前发病。根据病因学、组织学和生物学特征的不同,子宫内膜癌可分为三大类。①雌激素依赖型(Ⅰ型):即子宫内膜样腺癌,与内源性或外源性雌激素增高有关,占子宫内膜癌的 80%～85%,常分化好,对孕酮治疗有反应,预后较好,多见于绝经前妇女。②非雌激素依赖型(Ⅱ型):占子宫内膜癌的 10%～15%,组织学表现为浆液性、透明细胞性、未分化性,常分化差,侵袭性强,分期晚,预后差,发病年龄偏大,多见于有色人种。Ⅱ型内膜癌的流行病学特征还不确定。③遗传性:约占 10%,其中 5% 为 LynchⅡ综合征,可伴发遗传性非息肉型结直肠癌。

## 一、病因及危险因素

子宫内膜癌的确切病因尚不清楚,已知与过多的无孕激素拮抗的雌激素长期刺激有关。

由于Ⅱ型子宫内膜癌所占比例小，子宫内膜癌发病的流行病学研究主要针对Ⅰ型子宫内膜癌。凡是影响体内雌激素水平的因素均可影响子宫内膜癌的发病率，包括影响机体激素水平的生殖内分泌因素，饮食、体力活动、口服激素类药物等行为因素以及遗传因素等。

### （一）内源性雌激素过多

#### 1.不排卵

青春期下丘脑-垂体-卵巢（H-P-O）轴激素间的反馈调节尚不成熟，雌激素对大脑中枢的正反馈作用存在缺陷，无促排卵性 LH 高峰形成，导致不排卵；围绝经期，卵巢功能发生衰退，卵巢对垂体促性腺激素的反应低下，卵泡因退行性变而不发生排卵；生育期因为外界各种因素（如精神紧张、营养不良、应激等）影响 H-P-O 轴的正常调节，发生无排卵，子宫内膜持续受雌激素刺激，无孕酮拮抗或孕酮不足所致。

#### 2.不孕不育

子宫内膜癌患者中 15%～20%有不育史。不排卵型的不孕者孕酮水平相对不足，导致子宫内膜过度增生，甚至子宫内膜癌。有研究结果表明，没有生育过的妇女患内膜癌的风险是已经生育妇女的 2～3 倍，而患有不孕症的妇女患内膜癌的风险更高，是正常人群的 3～8 倍。正常妊娠期间和哺乳期可使子宫内膜可免受雌激素刺激，而不孕患者无此保护因素。

#### 3.多囊卵巢综合征（PCOS）

PCOS 患者由于不排卵缺乏孕激素的调节和周期性内膜的脱落，加上雄激素的升高使体内雌酮水平增加，血清性激素结合蛋白低下，游离雌二醇浓度增加，最终在雌激素长期刺激下使子宫内膜增生甚至癌变。40 岁以下的子宫内膜癌患者有 19%～25%患有 PCOS，PCOS 患者以后发生子宫内膜癌的危险性约为同龄女青年的 4 倍。

#### 4.初潮早及绝经延迟

初潮早及绝经延迟，使子宫内膜接受雌激素刺激的机会增多。据报道，绝经年龄＞52 岁患者子宫内膜癌的危险性是 45 岁以前绝经者的 1.5～2.5 倍。通常初潮早及绝经延迟与排卵异常有关。

#### 5.卵巢激素分泌性肿瘤

分泌雌激素的卵巢肿瘤如卵泡膜细胞瘤、颗粒细胞瘤和部分浆液性卵巢肿瘤，可刺激子宫内膜增生至癌变。卵巢肿瘤合并内膜癌的概率为 4%（2.5%～27%），卵泡膜细胞瘤合并子宫内膜癌为颗粒细胞瘤的 4 倍。

### （二）外源性激素应用

#### 1.口服避孕药

口服避孕药可以降低内膜癌风险，用药妇女与未用药妇女比较，风险降低 50%，且长期应用效果更明显。研究发现，口服避孕药不但对用药期间妇女的内膜与有保护作用，而且停药至少 5 年内仍有保护作用。避孕药中孕激素剂量越高，对内膜的保护作用越明显，能够明显降低肥胖、未生育妇女的内膜癌风险。但那些雌激素成分较多而孕激素成分少的避孕药对子宫内膜不但没有保护作用，反而增加内膜癌风险。

#### 2.绝经后激素替代治疗

单一雌激素替代治疗增加子宫内膜癌的发生机会，其危险性与外源性激素的用量大小、持续时间、是否合用孕激素、是否中间停药及患者体质有关。研究结果表明,3 年内单用雌激素替代治疗内膜癌的风险并不增加,超过 3 年则明显增加,超过 10 年,患内膜癌的相对风险达到 20 倍以上。因此,长期单一雌激素疗法是内膜发生癌变的高危因素,雌孕激素序贯疗法将使雌激素治疗的安全性明显增加,但若孕激素用量不足仍然增加内膜癌的风险。

**3.他莫昔芬(TAM)**

他莫昔芬是非甾体类抗雌激素制药,但有微弱的雌激素样作用。有学者报道应用 TAM2 年以上者,子宫内膜癌发生的危险性较不用者增加 2 倍,应用 5 年者其危险性增加 5 倍。有文献报道 164 例绝经后妇女服用 TAM 后,20.7% 发生子宫内膜病变,如果连续服用 48 个月,30.8% 将发生子宫内膜病变,包括子宫内膜增殖症、子宫内膜癌、子宫内膜息肉等。

### (三)体质因素

**1.肥胖**

肥胖,尤其是绝经后肥胖,明显增加子宫内膜癌的危险性。绝经后卵巢功能衰退,肾上腺分泌的雄烯二酮在脂肪组织内经芳香化酶作用转化为雌酮,脂肪组织越多,转化力越强,血浆中雌酮水平也越高,子宫内膜长期受到无孕激素拮抗的雌酮影响,可导致子宫内膜由增生到癌变。下丘脑-垂体-肾上腺功能失调造成子宫内膜癌的同时也可造成代谢异常,引起子宫内膜癌三联征:肥胖、高血糖、高血压。糖尿病或糖耐量异常者患子宫内膜癌的概率是正常人的 2.8 倍,说明肥胖、高血压、糖尿病增加子宫内膜癌的风险。

**2.饮食习惯与运动**

既然肥胖是子宫内膜癌的高危因素,与肥胖密切相关的饮食习惯与体力活动也间接与子宫内膜癌的发病有关。食物中的营养元素可能影响体内的激素水平,过多摄取动物性脂肪、蛋白将增加子宫内膜癌的风险率,膳食纤维、β胡萝卜素、维生素(维生素 A,维生素 C,维生素 E)可以降低子宫内膜癌的风险率。体力活动可能通过影响体内类固醇激素、胰岛素、胰岛素样生长因子-1 等水平影响子宫内膜癌的发病率。

**3.内外科疾病**

中枢神经系统的疾病,如胶质细胞瘤、脑外伤等可引起下丘脑、垂体器质性损害或功能的异常,从而影响它们对雌激素合成和分泌的调节;内分泌腺体疾病,如肾上腺皮质增生、甲状腺功能性障碍等,可能促使体内雌激素的合成增加;肝病变引起肝功能障碍可影响雌激素降解,致雌激素积聚。

### (四)遗传因素

**1.家族史**

子宫内膜癌是遗传性非息肉型结直肠癌(HNPCC)中最常见的肠外表现,约 42% 的 HNPCC 妇女发生子宫肿瘤。在有卵巢癌、乳腺癌或子宫内膜癌家族史者中,患子宫内膜癌的风险增大。有报道遗传性子宫内膜癌属非激素依赖型,分化差,预后差。

**2.相关基因**

目前发现癌基因 K-ras,HER-2/neu,C-myc 及人端粒酶反转录酶、survlvln 等与子宫内膜癌的发生有关,有学者报道子宫内膜癌中 19%~46% 存在 K-ras 基因编码区 12 位点的突变,9%~30% 存在 HER-2/neu 的过度表达,11% 有 C-myc 基因的扩增。研究发现子宫内膜癌的

hTERTmRNA 和端粒酶活性显著高于正常子宫内膜,且发现 G2,G3 级子宫内膜癌中 survivin mRNA 平均含量明显高于 G1 级子宫内膜癌。与子宫内膜癌相关的抑癌基因主要有 PTEN,p53,p16,p21 等,其中对 PTEN 及 p53 研究最多。PTEN 有 9 个外显子,子宫内膜样腺癌中最常见的是第 5,6,7,8 外显子的突变。一些研究者报道 PTEN 突变在子宫内膜样腺癌中的作用可能与微卫星不稳定性(MSI)有关,PTEN 基因在 MSI(+)的子宫内膜样腺癌中突变率可高达 60%~80%,而在 MSI(-)者中突变率为 24%~35%。研究发现 p53 蛋白的表达状况与子宫内膜癌的分化程度有关,肿瘤分化越低 p53 蛋白的表达越高。除了上述基因外,还有一些与子宫内膜癌侵袭、转移密切相关的基因,如 β-环连蛋白基因、转录因子 Ets 差异基因 5(ETV5/ERM)、基质金属蛋白酶(MMPs)基因、血管内皮生长因子(VEGF)基因等。有人认为 β-环连蛋白核表达是子宫内膜样腺癌的分子特征,似乎也与 MSI 有关,在子宫内膜样腺癌中 MSI(+)的细胞核上 β-环连蛋白表达高于 MSI(-)者。利用组织芯片技术发现 ETV5/ERM 在萎缩型子宫内膜、单纯增生内膜、复杂增生内膜和内膜癌组织中的表达逐渐增高,推测 ETV5/ERM 在子宫内膜癌发生的早期起着重要作用,并与子宫内膜肌层浸润相关。MMP-2,MMP-7 以及 MMP-9 也能促进子宫内膜癌细胞的侵袭,其中 MMP-7 被认为是引起子宫内膜癌细胞侵袭以及转移的关键。

**(五)其他因素**

流行病学调查显示地域、种族、吸烟史及教育等因素也与子宫内膜癌有一定相关性。肿瘤的发生是多基因、多因素、多步骤的过程。对于 I 型子宫内膜癌,多种危险因素引起持续高强度的雌激素刺激及孕激素的相对缺乏,最终引起子宫内膜过度增生、癌变。在此过程中涉及多种肿瘤相关基因的调控异常,例如 PTEN,K-ras,DNA 错配修复基因、β-环连蛋白基因的突变。而 II 型子宫内膜癌的发生与雌激素无关,但与 p53 突变、HER-2/neu 的过度表达相关。随着流行病学的研究以及分子生物学技术的不断发展与应用,将有利于我们进一步地认识子宫内膜癌的危险因素和发病机制。

## 二、病理组织类型

子宫内膜癌是指原发于子宫内膜表面腺上皮的恶性肿瘤,主要分为雌激素依赖型的子宫内膜样腺癌(I 型,占 80%~85%)和非雌激素依赖型的浆液性、透明细胞和未分化癌(II 型,占 10%~15%)。卵巢的表面上皮、输卵管、子宫和阴道上 1/3 具有共同的胚胎学起源,都来自体腔上皮及其内陷形成的苗勒管,随着胚胎的发育形成各自的器官和组织。这些器官组织仍保留着具有多向分化潜能的未分化细胞。因此,当子宫内膜发生肿瘤时,大多数形成与原子宫内膜相同类型的子宫内膜样腺癌,而且也可出现其他部位苗勒上皮的分化。如这种分化成分为良性表现时,称为化生,如纤毛细胞化生、鳞状化生、乳头状化生、黏液性化生等;如分化的成分为恶性并达一定量时,称为混合性癌和特殊类型的癌,如浆液性和透明细胞癌。类似的情况也可见于卵巢、宫颈等,形成女性生殖道大苗勒系统的概念。认识和了解这些特征对子宫内膜癌的正确诊断是十分重要的,也是 WHO 根据肿瘤组织学特征对子宫内膜进行分类的依据。

## 三、诊断和分期

### （一）诊断

**1. 病史及高危因素**

子宫内膜癌虽可发生于任何年龄，但基本属于老年疾病，多发生于绝经后。其好发年龄比宫颈癌约晚 10 年，平均 55 岁，但近年来有低龄化倾向。对合并以下子宫内膜癌发病高危因素的妇女应注意密切随诊：①内源性雌激素增多：不孕、绝经延迟、慢性不排卵（如多囊卵巢）、分泌雌激素的功能性卵巢肿瘤（如卵巢颗粒细胞瘤和卵泡膜细胞瘤）等，肥胖、糖尿病、高血压等；②外源性雌激素增多：长期应用雌激素、乳腺癌的患者，术后长期服用他莫昔芬；③有乳腺癌、子宫内膜癌家族史。

**2. 症状和体征**

子宫内膜癌的常见症状为不规则阴道出血，尤其是绝经后阴道出血，故对绝经后阴道出血、绝经过渡期月经紊乱者，均应首先排除子宫内膜癌的可能。对生育年龄妇女出现不规则阴道出血、存在上述高危因素者也应警惕内膜癌的可能。有不规则阴道出血的绝经后妇女中内膜活检 10% 为内膜癌，如伴有年龄≥70 岁、糖尿病、未生育 3 个高危因素时，83% 为内膜不典型增生或内膜癌，而没有这些高危因素者仅为 3%。阴道排液和疼痛并不多见，多因肿瘤累及宫颈内口继发感染。引起宫腔积脓时可出现阴道排液，可有异味，伴下腹疼痛，并可有子宫及附件区明显触痛；晚期癌灶浸润周围组织或压迫神经可引起下腹及腰骶部疼痛。子宫内膜癌早期妇科检查常无异常，50% 以上可伴子宫轻度增大，宫体一般稍软而均匀，子宫异常增大或表面突起者多为子宫肌瘤可能。有时阴道检查可见脱出于阴道的癌组织，少数晚期者子宫明显增大，癌组织可穿透浆膜层，甚至出现盆腔及远处（肺、骨骼等）转移的相应症状及体征。

**3. 辅助检查**

（1）子宫内膜组织学检查：子宫内膜活检（EMB）是确诊子宫内膜癌最直接、有效及准确的方法，可同时对肿瘤的分级以及雌、孕激素受体进行检查，有助于判断预后及指导术后治疗。取得子宫内膜的方法有简单活检和刮宫的方式。一组来自美国妇科肿瘤学组的数据显示，63% 的标本来自简单内膜活检，37% 来自分段诊刮。内膜病理与最后的病理结果吻合率前者 91%，后者 99%，分段诊刮要优于简单内膜活检。分段诊刮是传统诊断子宫内膜癌的方法，可以了解子宫内膜癌的病理类型、分级及是否累及宫颈管。按照 FIGO 2009 的手术病理分期标准，术前行分段诊刮似乎没有必要，但可除外隐匿性颈管内腺癌。由于分段诊刮是盲刮，对较小的早期病灶可能漏诊，因此病理诊断与术后病理可有误差，文献报道的误差率为 15%～25%。手术后病理分期升级者约占 20%。分段诊刮无法判断肌层浸润和分期，但在很多医院尤其基层医院仍是非常常用的诊断方法。对分段诊刮阴性但临床高度怀疑存在内膜病变者，应定期随访。

（2）细胞学检查：宫颈刮片、阴道后穹窿涂片或宫颈管吸片对子宫内膜癌辅助诊断的阳性率较低，仅有 50%～60%。与柱状上皮细胞不易脱落，脱落细胞通过宫颈管到达阴道时往往已溶解变性或颈管狭窄，脱落细胞难于到达阴道等有关。近年来应用宫腔毛刷、宫腔冲洗、宫腔细胞吸取器等行细胞学检查,准确率提高至 90％以上。但操作较复杂且细胞学不作为确诊依据,故临床未推荐使用。

(3)宫腔镜检查:近年来,宫腔镜检已广泛应用于宫内膜病变的早期诊断。可在直视下行定位活检,诊断子宫内膜癌的准确性和特异性可达 90％以上,特别适用于微小内膜病灶及诊刮漏诊病例,但仍无法了解肌层受累情况。研究表明,宫腔镜下内膜活检造成内膜癌患者腹腔冲洗液细胞学阳性的 OR 值为 3.88,宫腔镜检查增加腹腔冲洗液细胞学阳性率,增加了辅助治疗的概率。但没有前瞻性研究说明腹腔细胞学阳性对患者的预后有何影响,建议对分段诊刮已明确诊断或高度怀疑子宫内膜癌的患者谨慎选用。

(4)阴道 B 超检查:超声检查可了解子宫大小、内膜厚度、宫腔内有无赘生物、肌层浸润情况等,也有助于术前的临床分期。对绝经后阴道出血的妇女行阴道彩超(TVB),可检出绝大多数子宫内膜癌患者。超声检查可见内膜增厚(绝经后正常应<5mm)、肌层回声不均、宫腔线不清或消失、宫腔内有实质不均回声、子宫增大、盆腔积液等,判断肌层浸润深度的准确率可达 75％。彩色多普勒还可测定肿瘤内部血流阻力指数(RI),Ⅰ期以上、分化差、伴深肌层浸润或淋巴结转移的患者 RI<0.4,与Ⅰ期、$G_1 \sim G_2$ 及无深肌层浸润和淋巴结阴性者有显著差异。流速高、方向不定的混杂的斑点状或棒状血流信号也常见。经阴道彩超是目前术前判断子宫肌层浸润深度和宫颈受累情况、估计分期的有效手段之一。

(5)其他影像学检查:CT 和 MRI 对判断肿瘤的范围、有无淋巴结转移及选择合适的治疗方式有参考价值,MRI 判断肌层浸润的准确性为 75％～90％,优于 CT。

(6)肿瘤标志物:子宫内膜癌没有确切的血清肿瘤标志物,晚期患者血清 CA125 水平可升高。Ⅳ期子宫内膜癌患者中 78％(14/18 例)CA125>35U/mL,而所有Ⅰ期患者中(11 例)CA125 均低于 35U/mL。有文献报道,81 例内膜癌患者术前检查认定病灶局限于子宫,但在腹腔镜手术过程中发现,术前血清 CA125 升高者中 87％(20/23 例)存在隐匿的子宫外转移,CA125 正常者 58 例中仅 1 例有宫外转移。研究了 141 例内膜癌患者的术前血清 CA125 能否预测淋巴结转移,结果显示 124 例进行了手术分期,其中 24 例(19％)有淋巴结转移,淋巴结阳性组中 CA125 平均值为 94U/mL(17～363U/mL)。若以 40U/mL 为临界值,则 CA125 预测淋巴结转移的敏感性和特异性分别为 78％和 84％,因此有学者提出,将内膜癌患者术前CA125 值超过 40U/mL 作为术中切除盆腔和腹主动脉旁淋巴结的指征,说明术前常规检查血CA125 水平具有重要意义。也有很多研究支持血清 CA125 的测定对分期晚、分化低、浆乳癌或透明细胞癌患者更有意义,可用于术后病情的监测及对化疗药物敏感性的判断。国内报道CA125>35U/mL 预测子宫外扩散的符合率为87.5％,晚期子宫内膜癌远处转移的常见部位为肺、肝、骨等。胸部 X 线片、腹部超声应作为常规检查。若出现相应的临床表现疑为其他器官受累时,可针对性地选用结肠镜、膀胱镜、钡剂以及脑/骨扫描等检查。

总之,对有不规则阴道出血症状的可疑内膜癌患者,可先行 B 超检查,明确子宫及盆腔情况,有怀疑者进行分段诊刮、子宫内膜活检和宫颈管搔刮以明确诊断。对经阴道 B 超检查提示子宫内膜病变,而诊刮、活检阴性仍有反复阴道出血者,最好选用宫腔镜检查。

## 四、分期

见表 4-4-1。

表 4-4-1 TNM 临床分期

| | | |
|---|---|---|
| T:原发肿瘤 | | |
| Tx | | 原发肿瘤无法评估 |
| T0 | | 无原发肿瘤证据 |
| T1 | (FIGO Ⅰ[a] 期) | 肿瘤局限于宫体[a] |
| T1a | (FIGO Ⅰ A[a] 期) | 肿瘤局限于内膜或浸润肌层<1/2 |
| T1b | (FIGO Ⅰ B 期) | 肿瘤浸润肌层≥1/2 |
| T2 | (FIGO Ⅱ 期) | 肿瘤侵犯宫颈间质,但未侵及子宫之外 |
| T3 | (FIGO Ⅲ 期) | 局部和(或)区域扩散 |
| T3a | (FIGO Ⅲ A 期) | 肿瘤侵及子宫浆膜层或附件(直接蔓延或转移) |
| T3b | (FIGO Ⅲ B 期) | 阴道或宫旁受累(直接蔓延或转移) |
| N1,N2 | (FIGO Ⅲ C 期) | 转移到盆腔淋巴结或腹主动脉旁淋巴结[b] |
| N1 | (FIGO Ⅲ C1 期) | 转移到盆腔淋巴结 |
| N2 | (FIGO Ⅲ C2 期) | 转移到腹主动脉旁淋巴结,伴或不伴盆腔淋巴结转移 |
| T4[c] | (FIGO Ⅳ 期) | 肿瘤侵犯膀胱/肠道黏膜 |
| N:区域淋巴结 | | |
| Nx | | 区域淋巴结转移无法确定 |
| N0 | | 无区域淋巴结转移 |
| N1 | | 区域淋巴结向盆腔淋巴结转移 |
| N2 | | 区域淋巴结向腹主动脉旁淋巴结转移,伴或不伴向盆腔淋巴结转移 |
| M:远处转移 | | |
| M0 | | 无远处转移 |
| M1 | | 有远处转移(不包括阴道、盆腔浆膜或附件转移,包括腹股沟淋巴结转移以及除腹主动脉旁淋巴结或盆腔淋巴结之外的其他腹腔淋巴结转移) |

注:a 仅有子宫颈腺体受侵,目前应考虑为Ⅰ期。

b 细胞学阳性需单独报告,但不改变分期。

c 有泡状水肿不足以诊断为 $T_4$。

## 五、治疗

子宫内膜癌的治疗是以手术治疗为主,放射治疗为辅助的治疗,特别是子宫内膜癌诊断时,大约 70％是临床Ⅰ期,手术治疗有较高的治愈率,而放疗对控制局部复发效果好,因此,子宫内膜癌患者大多无需进行化疗。化疗主要用于晚期子宫内膜癌或复发子宫内膜癌的综合治疗及对具有高危因素的子宫内膜样腺癌、Ⅱ型子宫内膜癌手术后为预防盆腔外复发的辅助治疗。

### (一)手术治疗

子宫内膜癌的治疗是以手术为主的综合治疗,术中进行手术病理分期,确定病变范围及有否高危因素,决定术后是否辅助治疗,判断预后。对不能耐受手术或晚期(Ⅲ期、Ⅳ期)患者,则采取放疗、化疗及(或)激素治疗。

**1.重视分期性手术**

手术的目的是进行全面分期和切除癌瘤,为以后的治疗提供依据。子宫内膜癌手术分期一般推荐的程序是:经腹中线直切口打开腹腔后立即取盆、腹腔冲洗液,仔细探查整个盆腹腔,包括大网膜、肝、肠曲、腹膜、子宫直肠陷凹和附件表面等,仔细触摸主动脉旁和盆腔内可疑或增大的淋巴结。标准的手术方式为筋膜外全子宫切除及双附件切除术(TAH/BSO)。附件外观即使正常亦提倡切除,因为可能会有微小浸润癌。一般情况下没有必要切除阴道穹和宫旁组织,如果术前疑有或证实宫颈浸润,应采用根治性全子宫切除术。切除子宫及双附件后应立即剖视子宫,了解癌灶大小、部位及范围、肌层浸润深度等,同时测量子宫肌层的厚度,并送冷冻检查。

是否常规做盆腔及主动脉旁淋巴结清除仍有争议。GOG33 试验对 621 例患者进行分析,结果发现,淋巴结转移与细胞分化和肌层浸润深度密切相关,高分化者淋巴结转移率仅 3％,低分化者为 18％,深肌层浸润者为 34％,颈管浸润者为 16％,浆乳癌或透明细胞癌即使没有肌层浸润,淋巴结转移率也高达 30％～50％,因此认为Ⅰa期高分化癌患者,淋巴结转移率极低,常规淋巴结清除的价值远小于对机体所造成的损伤;而高危患者应行淋巴结清除或淋巴结活检。但许多子宫内膜癌患者因过度肥胖、年龄较长或伴有内科并发症,因此,必须综合考虑患者能否耐受。深肌层浸润或术前检查提示淋巴结阳性是淋巴结清除的明确指征,同时可评估腹膜后淋巴结的状态。主动脉旁淋巴结活检的指征是:可疑的腹主动脉旁、髂总淋巴结阳性及盆腔淋巴结增大,深肌层浸润,低分化,组织学亚型为透明细胞癌、浆液性乳头状癌及癌肉瘤。术中子宫冷冻切片不能作为淋巴结清除的依据,一项前瞻性研究结果表明,冷冻切片判断肌层浸润深度与最后的病理结果吻合率仅有 67％,28％的病例术后分期上升,因此对有高危因素者淋巴结清除应直接实施。

**2.手术方式**

手术方式应根据临床分期、组织病理学类型、子宫肌层浸润深度、病变范围、CA125 检测水平、患者状况与施术者技术水平等综合考虑,个体化对待。近年来腹腔镜技术已越来越多地应用于子宫内膜癌的手术治疗。与开腹手术比较,腹腔镜手术可减少手术并发症、伤口感染及肠梗阻等的发生率,缩短住院日、提高康复率和患者生活质量。美国 GOG 进行了一项大的随机对照前瞻性研究,共纳入开腹手术者 3920 例,腹腔镜手术者 1696 例,比较两组的完全分期成功率、手术安全性、近期术后状况、远期癌复发率以及生存率。结果腹腔镜中转开腹手术占26％,中转最常见的原因是视野差(15％),子宫外转移(4％)和出血(3％)。中转率的增加与患者肥胖有关,体重指数(BMI)<20时,腹腔镜成功率为90%;BMI=35时,成功率为65%;BMI=50时,腹腔镜成功率为34%。切除淋巴结的数量和阳性淋巴结数在开腹组和腹腔镜组间没有差异,术中并发症的发生率(血管、泌尿系统、肠道、神经系统或其他),开腹组为7.6%。腹腔镜组为9.5%。1242例腹腔镜分期手术成功,术中并发症率为4.9%。腹腔镜手术时间较长,但住院日明显缩短,术后心律失常、肺炎、肠梗阻等的发生以及抗生素使用等均低于开腹手术。因此,认为腹腔镜分期手术是可以接受的,可能是早期内膜癌患者更好的选择。

3.非子宫内膜样腺癌的手术

非子宫内膜样腺癌的生物学行为与卵巢上皮癌极其相似,按照卵巢癌的治疗方式来治疗效果明显优于按照传统的子宫内膜癌的治疗方法。目前对于非子宫内膜样癌的手术方式主要包括全子宫、双附件切除、大网膜切除、盆腔及腹主动脉旁淋巴结切除、阑尾切除,还应该包括腹水或盆腔冲洗液的细胞学检查。若肿瘤明显超出子宫范围,应行类似卵巢癌的肿瘤减灭术。术后化疗十分重要,多数需要采用卵巢上皮癌的化疗方案。

4.复发性癌的手术

应先定性、定位诊断,局部复发可手术、放疗或两者相结合处理。在术后1~2年复发的,凡可切除的大的病灶均应切除,仍有治愈可能;阴道断端复发的盆腔孤立病灶应手术切除;放疗后、手术后中心性复发者,条件允许行扩大或根治性手术,必要时行盆腔脏器廓清术;腹主动脉旁复发放疗有效;盆腹腔广泛复发或导致肠梗阻者只能保守姑息处理。

## (二)放射治疗

放射治疗是仅次于手术治疗子宫内膜癌的重要治疗手段。目前放疗主要用于不适合手术的中、晚期患者、复发患者及早期复发高危患者。现应用较多的是术后辅助放疗,而全量放疗或术前放疗现已很少应用。

1.术后辅助放疗

术后辅助放疗的意义:两个大型随机对照试验比较了单纯手术组和手术加术后放疗组的预后情况。其一是GOG99试验,392例内膜癌患者全部接受全子宫加双附件切除加盆腔及腹主动脉旁淋巴结取样术,其中190例行术后放疗,总剂量是50.4Gy(28次),202例术后未接受放疗,平均随访时间为69个月,在术后放疗组及未放疗组的4年存活率为92% vs.86%,2年内累积复发率为3% vs.12%,阴道复发率为1.05% vs.6.4%,差异均有统计学意义。最近美国国家肿瘤研究所调查了1988年1月至2001年12月的21249例Ⅰa~Ⅰc期子宫内膜癌病例,其中4080例接受辅助放疗,占19.2%。该研究提示Ⅰc期$G_1$或$G_2$及$G_3$术后辅助放疗能改善总生存率(OS)。但也有认为早期子宫内膜癌术后放疗是没有必要的,有报道Ⅰb期患者术后无辅助放疗,复发率5%,复发者再经放疗后缓解,Ⅰ期的5年无进展生存率(PFS)为93%,5年OS为98%。鉴于Ⅰ期生存率高,复发后再用放疗仍可缓解,所以早期子宫内膜癌可行较保守的处理,不加放疗仍可取得较好的效果。子宫内膜癌术后放疗研究组(PORTEC)研究收录714例Ⅰb期$G_2$及$G_3$或Ⅰc期$G_1$及$G_2$患者,随机分为两组,354例接受盆腔放疗,360例观察,5年局部复发率分别为4%和14%,差异有显著性,5年远处复发率及5年总存活率差异无显著性。亚组分析显示,Ⅰb期$G_2$或年龄<60岁的患者复发率<5%,认为对于这两类患者无需术后放疗。后来PORTEC发表了8年随访结果,结果显示放疗组局部复发显著减少,

但 OS 差异无显著差异;10 年局部复发率分别为 5%(辅助放疗组)及 14%(无放疗组),OS 分别为 66% 及 73%($P=0.09$),仍无显著差异。大部分患者死于其他疾病,因子宫内膜癌的死亡率分别为 11% 和 9%;截至 2005 年的研究仍然认为术后辅助放疗并不能改善早期患者的生存率。综合近年一些大样本的临床研究,对子宫内膜癌术后辅助放疗的结论是:①盆腔放疗可以显著降低阴道残端的复发;②术后盆腔放疗较单纯手术明显增加严重并发症;③术后放疗并不能明显改善患者的长期生存率。

术后辅助放疗的适应证:根据 FIGO 的手术分期,GOG 将子宫内膜癌术后复发的危险度分为 3 类:低危组:肿瘤限于子宫,侵犯肌层<50%,Ⅰa~Ⅰb 及 $G_1$~$G_2$;中危组:侵犯子宫肌层≥50%,宫颈受侵,Ⅰc 期 $G_3$~Ⅱ期;高危组:子宫外或淋巴结转移。随着危险度的增高,复发率及死亡率增加。低危者术后不需放疗,而高危者则需加辅助放疗,中危者辅助放疗是否必要?GOG 的Ⅲ期临床试验显示中危组行术后放疗复发率有所降低(12% vs.3%),但生存率无显著差异。为进一步验证放疗对中危者的实际价值,GOG 将 3 个高危因素($G_2$ 或 $G_3$,脉管浸润及外 1/3 肌层浸润)结合年龄把中危组分成 2 个亚组:高中危组(HIR)及低中危组(LIR)。HIR 的条件是:1 个高危因素,≥70 岁;2 个高危因素,50~69 岁;3 个高危因素,任何年龄。不具备 HIR 条件的属 LIR。中危组中约 1/3 属 HIR,2/3 复发的是在 HIR 组中。HIR 组中接受放疗与不接受放疗的 2 年复发率差异显著(6% vs.26%),而 LIR 组的复发率及死亡率都较低,放疗与不放疗的复发率和死亡率皆未见有差异。因此,从疗效、并发症、生活质量及费用与效益等因素综合考虑,应将子宫内膜癌术后辅助放疗限于高危及高中危的患者,这样可以减少不必要的术后放疗及放疗并发症。

术后放疗方式的选择:术后放疗的目的主要是减少盆腔及阴道复发,术后放疗的方式主要分为全盆外照和经阴道近距离照射,全盆外照应用较多,剂量为 40~50Gy/(4~6 周),对有主动脉旁淋巴结转移或可疑转移者加用主动脉旁区域照射。20 世纪 70~80 年代中期,放疗方式由阴道内近距离照射转向盆腔外照射加阴道内照射,20 世纪 80—90 年代初趋向于单用盆腔外照射,近年来,随着手术病理分期的广泛应用,腹膜后淋巴结已被切除,故又趋向于单用阴道内照射预防局部复发。对 540 例Ⅰb~Ⅰc 的内膜癌患者全部行 TAH/BSO,不做盆腔淋巴结清扫,术后加用阴道内照射 60Gy,将这些患者随机分为观察组($n=277$)和补充盆腔外照射 40Gy($n=263$),结果加盆腔外照组的局部复发率明显要低于观察组(1.9% vs.6.9%,$P<0.01$),但两组 OS 无显著性差异。分析了 270 例内膜癌患者术后采用两种放疗方式的结局,其中 173 例接受盆腔外照射,97 例采用盆腔外照射联合阴道内近距离照射,两组 5 年盆腔控制率分别为 96% 和 93%,无瘤生存率分别为 88% 和 83%,均无统计学意义。这个结果提示加用阴道内近距离照射似乎没有必要。另外两项随机对照研究的结果说明,手术加术后辅助盆腔外照射,局部复发率仅为 2%~4%。纽约肿瘤中心对 382 例中危子宫内膜癌用单纯子宫全切加术后高剂量阴道内放疗,结果患者的 5 年阴道及盆腔控制率达 95%,认为术后单纯阴道内近距离放疗可取得较好的治疗效果,而且并发症较少。将 358 例子宫内膜癌接受术后放疗者分为两组:196 例术后单纯腔内放疗,158 例外照射后再加腔内放疗,结果显示外照并不能改善局部肿瘤控制率,且明显增加放疗的远期并发症。尽管这些报道显示腔内放疗可以取得较好的阴道及盆腔肿瘤控制率,但它并不能完全取代外照射,特别对那些有宫外转移者。

### 2.单纯放疗

单纯放疗适用于不适合手术的晚期癌或有严重内科并发症或年老体弱的患者。传统观念认为子宫内膜癌根治性放疗疗效差,5年生存率30%～40%,而今这种观念有所改变。早年单纯放疗疗效差的根本原因是腔内照射错误地采用了宫颈癌的放射治疗方法,使放疗剂量分布不合理。随着放射源的微型化、后装腔内放射技术的进步和腔内放疗剂量分布的深入研究,子宫内膜癌单纯放疗的疗效明显提高,对早、中期癌患者能起到根治作用。20世纪80年代后的子宫内膜癌单纯放疗,Ⅰ期5年生存率超过70%,Ⅱ期也超过50%,早、中期子宫内膜癌放疗的疗效已与手术治疗相接近。但由于采用单纯放疗的病例数较少,腔内放疗技术的复杂性,目前国内多数医疗单位对此缺乏经验等原因,其疗效似不如手术治疗。

### 3.术前放疗

以往术前放疗用于子宫较大、宫颈可疑受侵犯或盆腔肿瘤估计切除困难的患者,但由于术前放疗可能影响病理诊断、临床分期及预后的判断,因此目前已较少使用,仅用于估计盆腔肿瘤难以切除的晚期患者。治疗方式也从以往的腔内和盆腔照射改为以盆腔外照为主,其目的是缩小肿瘤,提高手术切除率。子宫内膜癌的治疗模式尚有许多未统一的地方,有待深入的基础与临床研究逐步解决。

## （三）化疗

### 1.适应证

(1)单纯化疗:效果有限,主要是针对晚期、复发或转移的子宫内膜癌患者。单药和联合化疗的反应率分别为20%～40%及40%～60%,中位数生存时间约为6个月,有反应者可达20个月。化疗对于复发病例旨在缓解。化疗对转移性子宫内膜癌平均3～6个月即失败,总生存率不到12个月。一般采用全身化疗,伴腹水者可行腹腔化疗。

(2)辅助化疗:早期子宫内膜癌术后辅助化疗应用较少,其作用有限,不必列入常规。Ⅲ、Ⅳ期患者术后辅助化疗有一定益处,至少与术后放疗相当,一般提倡联合应用。有腹部转移扩散,特别是伴有腹水者,化疗比全腹放疗更可取。

### 2.化疗方案

单药应用和联合化疗方案都是可行的。

(1)单药应用:许多化疗药物的作用已通过测试。尽管评估了若干药物,但目前广泛应用的单药反应率至少要达20%,包括顺铂、卡铂、阿霉素、表阿霉素、异环磷酰胺、多西他赛和紫杉醇,最近拓扑替康也加入此行列。但是阿霉素和顺铂是晚期子宫内膜癌治疗中最有活性的药物。同一种药物在不同情况下反应率不尽相同,影响其反应率的因素包括先前治疗、身体状态、病变范围及用于评估反应率的标准。目前并未证实在单药治疗中存在剂量效应关系,通常剂量及用药方案的选择仅需考虑患者个体的不良反应。

(2)联合用药:以多种药物联合化疗取代单一药物治疗,已成为近年抗癌治疗的趋势,但目前子宫内膜癌所用的联合化疗方案和剂量尚未统一。较为常用的方案有PA、TA、TAP、AC方案。治疗晚期和复发的子宫内膜癌反应率分别为42%、43%、57%和39%。尽管TAP方案反应率较高,但生存率没有明显延长,且毒性反应较大。选择用药方案时须考虑个体的毒性反应。联合化疗方案用药方法及剂量如下。

①PA 方案:DDP 50mg/m²,静脉滴注,3 周重复;ADM 50mg/m²,静脉滴注,3 周重复。

②TAP 方案:Taxol 160mg/m²,静脉滴注;ADM 45mg/m²,静脉滴注;DDP 50mg/m²,静脉滴注,3～4 周重复。

③TA 方案:Taxol 和 ADM 用量用法同 TAP 方案。

④AC 方案:CTX 500mg/m²,静脉滴注;ADM 60mg/m²,静脉滴注,3～4 周重复。

### (四)子宫内膜癌的激素治疗

20 世纪 40—50 年代,人们已经从病理上开始认识子宫内膜增生症与子宫内膜癌之间的关系,并且了解到孕激素可使增生过长的子宫内膜转化为正常子宫内膜的作用,因此,促发了使用孕激素治疗子宫内膜癌的设想。20 世纪 50 年代,高效价孕激素类药物的问世为孕激素治疗子宫内膜癌创造了条件。1961 年 Kelly 首先报道应用高效价黄体酮治疗转移性子宫内膜癌的成功范例,此后以孕激素药物治疗难以进行手术或放射治疗的报道陆续出现。

约占 90% 的子宫内膜癌、体型肥胖,多发生在绝经前后的 I 型子宫内膜样腺癌,免疫组化常提示 ER 及 PR 阳性,属于雌激素依赖型癌。自 20 世纪 70 年代后对子宫内膜癌组织的雌、孕激素受体研究较多,子宫内膜癌组织中,ER 阳性者 61%～100%,PR 阳性者 49%～88%,ER 及 PR 均阳性者 41%～80%,ER 及 PR 均阴性者 11%～36%。通常认为,PR 阳性率越高,细胞分化越好,临床分期越早,对治疗的反应及治愈率就越高;ER 及 PR 阳性率低,癌细胞分化差,对治疗的反应及治愈率也就较低。

1.孕激素类药物

孕激素治疗子宫内膜癌的机制为:对雌激素受体产生降调作用,增加孕激素受体亚型(PR-A 和 PR-B)mRNA 在子宫内膜间质细胞中的表达水平;提高 $17\beta$-羟甾脱氢酶和芳香巯基转移酶活性,通过受体水平及细胞内酶系统等拮抗雌激素作用;通过对性激素结合蛋白及生长因子等产生影响,直接影响癌细胞代谢;一些由孕激素调节的基因可能抑制了由雌激素调节的基因刺激生长的活性。雌激素依赖型子宫内膜癌的雌、孕激素受体通常阳性,对孕激素及抗雌激素治疗反应好;而非激素依赖型子宫内膜癌的雌、孕激素受体多为阴性,对孕激素及抗雌激素治疗反应差。

目前子宫内膜癌的孕激素治疗主要用于:①晚期、复发子宫内膜癌患者和(或)因严重并发症不适宜手术治疗者的姑息治疗;②手术后激素受体阳性的辅助治疗。但对手术后常规孕激素治疗的必要性及有效性,目前还存在争议;③年轻、早期、需要保留生育能力的子宫内膜癌患者,但保守性激素治疗的标准及监测仍不十分清楚。有学者综述了日本 1966—2003 年有关子宫内膜癌应用孕激素治疗的文献,27 篇文章中包括了 81 例早期子宫内膜癌患者,复发率为24%,平均复发时间为 19 个月(6～44 个月)。另一篇综述了 13 例子宫内膜癌患者,6 例复发,中位复发时间为 40 个月(19～358 个月)。因此,保守治疗仅适用于那些要求保留生育能力而严格筛选过的患者,治疗期间及治疗后要严密随访、监测,一旦完成生育后应立即切除子宫,否则极易复发。某学者曾治疗 1 例早期子宫内膜癌患者,保守治疗成功,于分娩后 6 个月复发。单用孕激素或孕激素联合他莫昔芬是保守治疗子宫内膜癌的主要方案。有研究发现,在治疗过程中并非用药量越大疗效越好。GOG 的研究认为:口服甲羟黄体酮 1000mg/d 与 200mg/d 相比,反应率并没有提高。因此 GOG 推荐的孕激素剂量为:口服甲羟黄体酮 200mg/d 或甲地黄体酮 160~320mg/d。给药途径除口服和肌内注射外,有学者建议对手术风险大的ⅠA 期高分化癌患者应用含黄体酮的宫内节育器也有较好的效果。也有学者以腺病毒为载体将孕激素受体基因导入实验小鼠体内,同时应用孕激素治疗,结果发现总生存率增加了 2.6 倍。以增强孕激素受体基因表达为目的治疗,有望改善内膜癌患者的预后和结果。

2.抗雌激素类药

子宫内膜癌的发生与雌激素持续过度刺激有关,因此,对抗、消除雌激素作用已成为当今内膜癌治疗中倍受关注的治疗。抗雌激素类药物主要有两种,一种为选择性雌激素受体调节药(SERM),一种为芳香化酶抑制药(AIs)。

(1)SERM:SERM 是一种非甾体类抗雌激素药物,通过与雌二醇竞争雌激素受体产生抗雌激素作用,同时上调肿瘤内的孕激素受体,有利于孕激素治疗。第一代 SERM 是他莫昔芬(TAM),自 1970 年以来一直是激素治疗的一线药物,主要用于乳腺癌的治疗。在子宫内膜癌的治疗中通常用于晚期和(或)转移者,可单用(孕激素治疗无效时)或与孕激素、化疗药物联合应用。美国 GOG 对晚期及甲地黄体酮治疗后复发的内膜癌患者,应用不同的联合用药方案进行研究,均显示 TAM 联合孕激素对子宫内膜癌有效;对需保留生育能力而孕激素治疗失败的患者,采用 GnRHa 联合 TAM 治疗可达到完全缓解,但生存期短;一些体外实验显示,孕激素可降低肿瘤细胞对化疗药物的耐药性,增强疗效,故可与化疗药物联合使用。其缺点为TAM 本身具有弱雌激素作用。第二代 SERM 为雷诺昔芬,目前仅用于绝经后骨质疏松妇女的预防与治疗,无治疗子宫内膜癌的报道。第三代 SERM 为阿佐昔芬(arzox),是一种新型的具有选择性雌激素受体调节活性的苯丙噻吩类似物,可使雌激素受体蛋白的表达下调,其程度与雷诺昔芬相同。动物实验研究显示,阿佐昔芬可以抑制裸鼠体内的 ECC-1 人型子宫内膜肿瘤。在乳腺癌患者中进行了阿佐昔芬的Ⅰ期临床研究,在转移、复发的子宫内膜癌患者中进行了阿佐昔芬的Ⅱ期临床研究,结果发现:在单剂量的Ⅰ期试验中,用药期间患者病情稳定,除 2 例因肺转移而加用其他药物外,毒性反应温和,主要不良反应是潮热。其临床应用价值还有待于进一步研究。

(2)AIs:芳香化酶,即细胞色素 P450,是雌激素合成最后一步的限速酶,它由 CY19 基因编码,能催化 C19 雄激素转化为雌激素。近年来发现在许多雌激素依赖性疾病如子宫内膜癌、子宫内膜异位症等组织中芳香化酶异常表达,其表达量和活性直接决定了这些组织中雌激素的水平,从而影响雌激素依赖性疾病的发生、发展和预后。绝经后妇女体内雌激素主要来源于肾上腺分泌的雄烯二酮,经芳香化酶作用后转变为雌二醇及雌酮,在局部起雌激素作用。AIs 能抑制芳香化酶的活性,从而降低雌激素水平,阻断雌激素对肿瘤细胞的刺激生长作用,达到治疗目的。目前 AIs 已成功用于乳腺癌的治疗,研究显示,AIs 对乳腺癌的治疗作用优于

TAM,但关于对子宫内膜癌治疗疗效的报道较少。AIs 单独使用或联合孕激素治疗子宫内膜癌具有潜力,能够干扰内源性外周组织中雌激素的产生,避免大剂量孕激素的不良反应,可能更适合于肥胖妇女的激素治疗。AIs 对高分化、受体阳性的子宫内膜癌治疗效果好;研究发现,AIs 能降低体外培养的内膜癌细胞的 Ki-67 及增殖能力;加拿大的一项使用来曲唑的研究显示,总反应率 9.4%;有学者发现二代 AIs 兰他隆可明显抑制雄激素诱发的细胞增殖和细胞内芳香化酶 mRNA 水平的升高,认为兰他隆是一种较具潜力的治疗雌激素依赖性肿瘤的药物,有望用于子宫内膜癌的治疗。AIs 也被认为是未来临终关怀医学中治疗雌激素依赖性疾病的最佳药物。

### 3.抗孕激素类药物

米非司酮是由法国 Rossel-Uclaf 公司 1982 年首先研制成功的一种抗孕激素的新型抗生育药物,简称 RU486,为孕激素和糖皮质激素受体拮抗药。除临床上用于紧急避孕、终止早孕和引产外,米非司酮还用于治疗妇科性激素依赖性疾病,如子宫肌瘤,但对抗子宫内膜癌作用的分子生物学研究相对较少。张秋实等的实验研究发现,抗孕激素米非司酮在体内可调节动物移植瘤细胞增殖周期的分布,阻滞细胞于 $G_1$ 期,抑制瘤细胞增殖,并且通过增强 Fas 和降低 bcl-2 的表达诱导瘤细胞凋亡。但米非司酮应用于临床还有待于进一步研究。

### 4.促性腺激素释放激素激动药(GnRHa)

研究发现,约 80% 的子宫内膜癌有 GnRH 受体表达,子宫内膜癌的自分泌作用很有可能依赖于 GnRH。GnRHa 可通过 GnRH 受体直接作用于子宫内膜癌,同时还可通过性腺轴对垂体产生降调作用,使垂体分泌的促性腺激素减少,卵巢分泌的激素下降。对于保留卵巢及保留生育能力的患者可以尝试使用。

### 5.其他药物

达那唑是一种甾体衍生化合物,抑制 GnRH 的分泌,抑制甾体激素的合成,增加雌二醇和孕激素的代谢,直接抑制和竞争子宫内膜的雌、孕激素受体。但最近报道的临床观察疗效并不理想。达那唑治疗子宫内膜癌还有待于进一步研究。

激素治疗是一种不良作用较低、易于接受的辅助治疗,可用于晚期、复发或要求保留生育能力的早期年轻子宫内膜癌患者。但在孕激素治疗过程中应警惕血栓形成或栓塞的风险;保留生育能力者还有治疗后晚期复发及死亡的风险,分娩后应给予进一步治疗。尽管子宫内膜癌的激素治疗已在临床广泛使用,但用药剂量、方案、给药途径、临床疗效及如何达到最佳治疗效果,仍有待于进一步研究。

## (五)保留卵巢与生育功能及激素替代治疗

### 1.保留卵巢功能

符合下列条件可考虑保留一侧卵巢:年轻,<40 岁;手术病理分期为 Ⅰ A 期、Ⅰ B 期 $G_1$ 的内膜样腺癌;腹腔细胞学阴性;术前或术中探查未发现可疑腹膜后淋巴结;ER 及 PR 均阳性;有较好的随访条件;术后可接受大剂量孕激素治疗。

### 2.保留生育功能

适用于年轻迫切要求生育的早期低危(Ⅰ A 期 $G_1$)子宫内膜样腺癌患者。方法是大剂量孕激素治疗,如己酸黄体酮或 GnRHa 治疗 3 个月后诊刮 1 次,如内膜有逆转,再治疗 6～12 个月。停药后监测 CA125,待自然妊娠或促排卵、IVF-ET,分娩后行 TAH＋BSO;若刮宫病变持续存在或进展,应行 TAH＋BSO。有文献报道 12 例ⅠA 期子宫内膜癌患者,用醋酸甲羟黄体酮 400～600mg/d,6～10 个月,每 4 周刮宫 1 次,直至病理活检转阴后再持续用药 2 个月以上。结果 12 例患者均获缓解,在 10 例有生育要求者中,7 例受孕,5 例足月分娩。9 例长期随访 30～138 个月,8 例复发,其中 4 例子宫切除,其余重复保守治疗,其中 1 例 3 次复发者最终受孕并足月分娩。除 1 例一侧卵巢转移外,无远处转移或死于子宫内膜癌者。

3.激素替代治疗

Ⅰ期分化好,ER 及 PR 均阳性,无复发高危因素,为提高生存质量可用激素替代治疗。用药以结合雌激素使用为宜,0.625mg/d,12～15 个月,对早期子宫内膜癌患者的无瘤生存时间及复发无明显影响。

# 第五章　正常妊娠

## 第一节　孕前保健与遗传咨询

孕前保健是以提高出生人口素质、减少出生缺陷和先天残疾发生为宗旨,为准备怀孕的夫妇提供健康教育与咨询、健康状况评估与指导为主要内容的保健服务。遗传咨询是由从事医学遗传的专业人员或咨询医师,对咨询者提出的家族中遗传性疾病的发病原因、遗传方式、诊断、预后、复发风险、防治等问题予以解答,并对其婚育问题提出医学建议。

出生缺陷是指出生前已经存在的结构或功能异常,其产生的原因包括遗传、环境以及两者的共同作用。出生缺陷的防治可分三级:一级预防指受孕前干预,防止出生缺陷儿的发生。二级预防指产前干预,在出生缺陷胎儿发生之后,通过各种手段检出严重缺陷的胎儿,阻止出生或通过胎儿干预矫正畸形。三级预防指产后干预,在缺陷胎儿出生之后,及时诊断,给予适宜的治疗,防止致残。遗传咨询、产前筛查和产前诊断是出生缺陷防治过程中十分重要的环节。许多预防出生缺陷的干预措施需要在妊娠前开始,致畸的危险因素需要设法在孕前避免,遗传性疾病的风险需要在孕前进行分析和指导,许多内科疾病也应该在妊娠前得到有效的医疗控制,如糖尿病、高血压等,否则会给妊娠期的母婴安全带来威胁。

### 一、常见病患者的孕前咨询

#### (一)心脏病

心脏病患者孕前风险控制的关键是对心功能状态能否胜任妊娠做出正确的判断,以确保母儿的健康。心脏病合并妊娠是我国孕产妇死亡排名第二位的原因。无论妊娠期、分娩期、产褥期均可能使心脏病患者心脏负担加重而诱发心力衰竭。预后与心脏功能分级、心脏病的类型、心排出量增加导致的临床并发症以及用药等有关。

1.心脏功能分级

详细询问既往心脏病史、心脏病类型、患病时间、有无心衰史、胜任劳动强度等情况。详细查体,是否有发绀、杵状指、颈静脉怒张及心脏轻度扩大、心脏杂音等体征,进行必要的辅助检查如 X 线、心电图及超声心动图等。

纽约心脏协会(NYHA)依据患者生活能力状况,将心功能分为 4 级。

Ⅰ级:一般体力活动不受限。

Ⅱ级:一般体力活动轻度受限,活动后心悸、轻度气短,休息时无症状。

Ⅲ级:一般体力活动明显受限,休息时无不适,轻微活动即感不适,心悸、呼吸困难或既往有心衰史。

Ⅳ级:一般体力活动严重受限,不能进行任何体力活动,休息时有心悸、呼吸困难等心力衰竭表现。

根据客观检查手段(心电图、负荷试验、X线及超声心动图等)评估心脏病的严重程度,将心脏病分为4级。

A级:无心血管病的客观依据。

B级:客观检查表明属于轻度心血管病患者。

C级:客观检查表明属于中度心血管病患者。

D级:客观检查表明属于重度心血管病患者。

根据检查进行判断,将患者的两种分级并列,如心功能Ⅱ级C、Ⅰ级B等。

2.对妊娠的影响

心脏病对孕妇的影响:孕妇的总血容量较非孕期增加,妊娠32~34周达高峰,较妊娠前增加40%~45%,血容量增加引起心排出量增加和心率加快,使心脏负担加重;分娩期为心脏负担最重的时期,每次宫缩有250~500mL的血液挤入体循环,极易发生心衰,甚至死亡,故可增加剖宫产的概率。产后3d内仍是心脏负担较重的时期,除子宫收缩使一部分血液进入体循环外,妊娠期组织间潴留的液体回到体循环,仍应警惕心力衰竭的发生。

心脏病对胎儿的影响:心脏病患者一旦妊娠或妊娠后心功能恶化,出现流产、早产、死胎、胎儿生长受限、胎儿宫内窘迫及新生儿窒息的发生率均明显增高。某些治疗心脏病的药物可通过胎盘到达胎儿体内,对胎儿也存在潜在的毒性反应。某些先天性心脏病与遗传因素有关,双亲中任何一方患有先天性心脏病,其子代先天性心脏病的再发风险较正常人群增加5倍。

3.妊娠风险控制

世界卫生组织(WHO)提出:心脏病变重、心功能为Ⅲ~Ⅳ级、既往有心力衰竭史、有肺动脉高压、右向左分流的先天性心脏病、严重心律失常、风湿热活动期、心脏病并发细菌性心内膜炎、急性心肌炎等,均为极高危患者,孕妇死亡率高,不宜妊娠。心功能Ⅰ、Ⅱ级者,可以妊娠,但应严密观察、定期随诊。先天性心脏病患者为多基因遗传性疾病,再发风险高,妊娠后还应该进行产前诊断,例如行染色体检查和胎儿心动超声检查以排查心脏畸形。

4.孕前保健指导

(1)对于先天性心脏病或具有心血管疾病潜在风险的女性,孕前应根据病史,进行超声心动图和运动试验等检查,使用世界卫生组织危险分级的方法,对患者心功能状态和妊娠风险评估后决定是否可以妊娠。该方法将危险程度从低危到高危共分为4级:Ⅰ级为低危患者,未发现孕妇死亡率的增加;Ⅳ级为极高危患者,孕妇死亡率高,不宜妊娠。属于Ⅳ级的情况有:任何原因的肺动脉高压;有严重症状的心功能不全,既往发生过围生期心肌病,左室功能受损者;严重二尖瓣狭窄和有症状的严重主动脉狭窄等。未经过手术治疗的房间隔或者室间隔缺损、已经修复的法洛四联症和大多数心律失常则属于Ⅱ级,可根据具体情况考虑妊娠。还可使用纽约心功能分级标准进行心脏功能评估,心功能Ⅲ、Ⅳ级为高风险,不宜妊娠。对于可以手术治疗的先天性心脏病患者,应尽可能在孕前选择手术,之后再进行孕风险评估。

（2）对于合并先天性心脏病或先天性心律失常、心肌病、主动脉疾病或与心血管疾病相关的遗传性疾病的妇女，应在妊娠前提供遗传咨询。所有患有先天性心脏病的夫妇，经过专科医生评估后可以妊娠者，应加强孕期保健，并告知应进行产前诊断，评估子代再发先天性心脏病的风险。

## （二）高血压

高血压是一种常见的以体循环动脉血压升高为主的综合征。

### 1.诊断

高血压：在未使用降压药物的情况下，收缩压≥140mmHg和（或）舒张压≥90mmHg。在未使用降压药物的情况下，非同日3次测量血压后即可进行诊断。

### 2.对妊娠的影响

孕前优生健康检查发现的高血压疾病，往往为慢性高血压疾病。需要注意以下情况：①孕前严重高血压（＞160/110mmHg）或有高血压心脏病等并发症，在孕期病情可能加重，引起心衰、脑血管意外等严重并发症，危及生命；②慢性高血压疾病患者容易并发子痫前期，且治疗困难，易导致早产、宫内发育迟缓、子痫、脑血管意外等严重并发症；③部分降血压药物可能对胎儿有致畸的风险；④因生育期妇女年龄较轻，一旦发现高血压疾病，需要排除继发性的高血压疾病，如嗜铬细胞瘤、肾性高血压等。

### 3.妊娠风险控制

慢性高血压疾病，无明显并发症者，需要孕前药物控制血压，待血压平稳后在密切监测下可以妊娠。血压≥160/100mmHg者，尤其合并肾脏功能不全、心脏扩大者，不宜妊娠。

### 4.孕前保健指导

（1）患有高血压的育龄女性，计划妊娠前首先要咨询专科医生，确定身体状况能否胜任妊娠，在高血压得到有效控制的情况下再妊娠。

（2）发现血压增高者，建议转诊至产科或心内科进一步检查明确诊断，必要时应行继发性高血压原因筛查。

（3）为尽量减少药物对胎儿产生的不良反应，应在医生的指导下选择对胎儿影响较少的降压药，调整药物剂量并对其效果进行监测。

（4）慢性高血压合并糖尿病、高血脂者要在专科医生指导下治疗。

（5）严重高血压伴冠状动脉硬化、心功能不全、肾功能减退者，不宜妊娠。

## （三）贫血

贫血是指外周血中单位容积内血红蛋白浓度、红细胞计数和（或）血细胞比容低于相同年龄、性别和地区的正常标准。一般指：血红蛋白（Hb）＜110g/L，血细胞比容（HCT）＜0.3，红细胞计数（RBC）＜$3.5 \times 10^{12}$/L。常伴有其他非特异性的症状、体征，如疲劳、注意力不集中、结膜、指甲苍白等。根据红细胞平均容积（MCV），贫血可分为小细胞、大细胞和正常细胞性贫血。其中缺铁性贫血（小细胞低色素）是所有贫血中最常见的一种，在育龄女性中较为常见。

### 1.对妊娠的影响

女性正常妊娠期循环血容量增加以适应子宫胎盘及各组织器官增加的血容量，对维持胎儿生长发育极为重要。妊娠6~8周开始增加，至妊娠32~34周达高峰，增加40%~45%，平均增加 1450mL,维持此水平直至分娩。其中血浆平均增加 1000mL,红细胞增加 450mL,血浆容量增加多于红细胞增加,导致生理性血液稀释。孕前贫血如不纠正会导致妊娠期症状加重。

贫血对孕妇的影响:轻度贫血影响不大,可降低分娩时对产后出血的耐受性。重度贫血(红细胞计数 $<1.5\times10^{12}$/L、血红蛋白 $<60$g/L、血细胞比容 $<0.13$)时可引起贫血性心脏病的发生;胎盘缺血易发生妊娠期高血压疾病或其他心脏病;贫血导致产妇免疫力降低,易并发产褥感染;全血容量减少、凝血机制差,易发生产后大出血、失血性休克,可增加孕产妇的死亡率。

贫血对胎儿的影响:患重症贫血时,可造成胎儿生长受限、胎儿宫内窘迫、早产或胎死宫内,贫血还会影响胎儿的智力。

2.妊娠风险控制

极重度贫血(Hb $<30$g/L,RBC $<1.0\times10^{12}$/L)和重度贫血(Hb $30\sim59$g/L,RBC $1.0\times10^{12}$/L $\sim2.0\times10^{12}$/L)者不宜妊娠。中度贫血者(Hb $60\sim89$g/L,RBC $2.0\times10^{12}$/L $\sim3.0\times10^{12}$/L)治疗后再妊娠,孕期密切监测。轻度贫血(Hb $90\sim109$g/L,RBC $3.0\times10^{12}$/L $\sim3.5\times10^{12}$/L)治疗后即可妊娠。患白血病、再生障碍性贫血等严重疾病,暂时不宜妊娠,需要治愈后再次专科评估是否可以妊娠。

3.孕前保健指导

(1)中度以上贫血(Hb $<90$g/L)的女性,应在贫血得到彻底纠正后再考虑妊娠。

(2)积极寻找贫血原因并及时针对病因治疗。女性患者要注意月经量,排除月经过多导致的贫血。

(3)原因不明或经过补充铁剂治疗后仍然不能纠正贫血的患者,应转诊至血液内科进行诊治。

(4)调整饮食,增加含铁和蛋白质丰富食物的摄入。

(5)贫血纠正后,孕期要适当增加营养,定期检查,继续注意防治贫血。

### (四)甲亢

甲状腺功能亢进(甲亢)是由多种因素引起的甲状腺激素分泌过多所致的一种常见内分泌疾病。甲亢合并妊娠者并不多见,国人的发病率为 $0.2$‰ $\sim1$‰。但是一旦妊娠、分娩期间出现甲亢危象时,可危及孕产妇的生命。

1.诊断标准

(1)临床高代谢的症状和体征。

(2)甲状腺肿和(或)甲状腺结节。

(3)血清激素改变妊娠期甲状腺激素结合球蛋白(TBG)增高,引起血清 $TT_4$ 和 $TT_3$ 增高,故妊娠期甲亢的诊断应依赖血清 $FT_4$、$FT_3$ 和 TSH 测定,表现为 $FT_4$、$FT_3$ 增高,TSH 降低;妊娠合并 Graves 病患者的促甲状腺激素受体抗体(TRAb)阳性。

(4)心血管系统改变:心动过速,休息时心率超过 90 次/min;脉压大,超过 6.7kPa($>50$mmHg)。体检可见心脏跳动弥散而有力,心界可能扩大;心尖部可闻及收缩期吹风样杂音,心音响亮。甲状腺毒症患者有 10% 合并房颤。

2.对妊娠的影响

对孕妇的影响:易并发子痫前期、妊娠期糖尿病及胎盘早剥等。在分娩、手术、感染、精神紧张、疲劳、饥饿等应激情况下易发生甲亢危象,导致心、肝功能衰竭,水电解质紊乱,甚至可造成生命危险。

对胎儿的影响:未控制的甲亢发生流产、早产、胎儿宫内生长受限、足月低体重等的危险性提高。母体的 TSAb 可以通过胎盘刺激胎儿的甲状腺引起胎儿或新生儿甲亢。

3.妊娠风险控制

如果患者甲亢未控制,建议经过治疗,病情稳定后怀孕,孕期密切监测甲状腺功能。如果患者正在接受抗甲状腺药物治疗,血清 TT₃ 或 FT₃、TT₄ 或 FT₄ 及 TSH 达到正常范围,改用对胎儿影响小的药物(首选丙硫氧嘧啶)后可以怀孕。如果患者为妊娠期间发现甲亢,在告知妊娠及胎儿可能存在的风险后,如患者选择继续妊娠,则首选丙硫氧嘧啶治疗。甲亢患者出现严重的并发症时,不宜妊娠。

4.孕前保健指导

建议妇女孕前均进行甲状腺功能检测,特别是向有甲状腺疾病史的妇女宣传孕前、孕期控制治疗病情的重要性和甲亢的危害性。必要时转诊,由内分泌科和产科医生共同确定能否妊娠。

### (五)甲减

甲状腺功能减退简称甲减,是由于甲状腺激素的合成、分泌或生物效应不足而引起的一种综合征。在妊娠早期,在胎儿甲状腺功能完全建立之前(即妊娠 20 周以前),胎儿脑发育所需的甲状腺激素主要来源于母体,母体的甲状腺激素缺乏可以导致后代的智力发育障碍。因此,甲状腺功能检查是孕前优生检查的重要内容之一,孕前优生健康检查至少应在计划怀孕前 3~6个月开始。

1.诊断标准

(1)病史及症状:有引起甲减的病因如甲状腺手术、甲亢治疗;Graves 病、桥本甲状腺炎病史和家族史等。症状主要表现以代谢率减低和交感神经兴奋性下降为主。

(2)血清 TSH 检查:原发性甲减患者 TSH 水平增高。血清游离甲状腺素指数(FT₄)低于正常,提示体内有生物活性的甲状腺激素处于缺乏状态。TSH 增高,TT₄ 和 FT₄ 降低的水平与病情程度相关。仅有 TSH 升高,TT₄、FT₄ 正常,称为亚临床甲状腺功能减退。

2.对妊娠的影响

对孕妇的影响:可导致难产、子痫前期、胎盘早剥、产后出血、心功能不全等。临床上甲减患者生育能力减低。

对胎儿的影响:自发性流产、胎儿窘迫、早产以及低出生体重儿的发生率增加。母体的甲状腺激素缺乏还可以导致后代的智力发育障碍。

3.妊娠风险控制

孕前已经确诊的甲减,需要治疗调整,使血清 TSH 达到正常值范围内,再考虑怀孕,妊娠后仍需密切监测甲状腺功能,必要时继续补充甲状腺素。甲减患者,如果出现严重的并发症,不宜妊娠。

4.孕前保健指导

(1)建议妇女孕前进行甲状腺功能检测,特别是对有甲状腺疾病史的妇女要宣传孕前、孕期控制治疗病情的重要性。

（2）围孕期用药安全问题：①妊娠期间，L-T$_4$（优甲乐）替代剂量通常较非妊娠状态时增加30%～50%；②既往无甲减病史，妊娠期间诊断为甲减，应立即进行 L-T$_4$ 治疗，目的是使血清TSH 尽快达到妊娠时特异性正常值范围。

### （六）糖尿病

糖尿病是代谢缺陷性疾病，由于糖代谢功能紊乱而造成。妊娠期间高血糖的主要危害是引起围生期母婴不良妊娠结局和死亡率增加，包括母亲发展为 2 型糖尿病、胎儿在宫内发育异常、新生儿畸形、巨大儿（增加母婴在分娩时发生合并症与创伤的危险）和新生儿低血糖发生的风险增加等。糖尿病患者在准备怀孕之前，应到专科门诊进行孕前糖尿病评估，根据病情确定是否适宜妊娠。

1.诊断标准

孕前糖尿病的诊断，我国目前采用世界卫生组织关于孕前糖尿病诊断，满足以下任何一项标准应诊断为糖尿病：

空腹血葡萄糖（FPG）水平≥7.0mmol/L（126mg/dL）。

糖化血红蛋白≥6.5%。

糖尿病症状＋任意时间血葡萄糖水平≥11.1mmol/L（200mg/dL）。

2.对妊娠的影响

对孕妇的影响：妊娠期高血压及子痫前期发生风险增加，可能与存在严重胰岛素抵抗状态及高胰岛素血症有关；感染是糖尿病主要的并发症，与糖尿病有关的妊娠期感染包括：出现反复发作的外阴阴道假丝酵母菌病、肾盂肾炎及产褥感染；羊水过多发生率较非糖尿病孕妇多10 倍，其原因可能是胎儿高血糖、高渗性利尿致胎尿排出增多有关；原有病情加重，酮症酸中毒，甚至危及孕妇生命；巨大儿导致剖宫产率增加。

对胎儿的影响：巨大儿或大于胎龄儿，发生率高达 25%～42%。其原因为孕妇血糖高，胎儿长期处于母体高血糖所致的高胰岛素血症环境中，促进蛋白、脂肪合成和抑制脂解作用，导致躯体过度发育；自然流产和早产、胎儿生长受限、足月小样儿、围产儿死亡及胎儿畸形发生率增加，新生儿可发生低血糖、呼吸窘迫综合征、产伤、高胆红素血症、低血钙、红细胞增多症等并发症。

3.妊娠风险控制

合并以下情况之一的糖尿病患者不宜妊娠：10 岁前发病或病程≥20 年或合并单纯性视网膜病；糖尿病性肾病；眼底有增生性视网膜病变或玻璃体积血；冠状动脉粥样硬化性心脏病；有肾移植史。

合并以下情况之一的糖尿病患者，孕前将血糖控制在良好、稳定状态下可以妊娠：20 岁以后发病，病程小于 10 年；发病年龄 10～19 岁或病程达 10～19 年。

4.孕前保健指导

（1）糖尿病妇女应计划妊娠：在糖尿病未得到满意控制之前应采取避孕措施。糖尿病患者血糖控制不理想的孕妇，易导致胎儿畸形、死胎、流产等。应告知已孕的糖尿病妇女，在妊娠期间强化血糖控制的重要性以及高血糖可能对母婴带来的危险。

(2)在计划妊娠之前应认真地回顾糖尿病及其相关病史。

(3)由内科医师和妇产科医师共同评估是否适合妊娠。

(4)如计划妊娠,应在受孕前进行如下准备:全面检查;停用口服降糖药物,改用胰岛素控制血糖;严格控制血糖,加强血糖监测;严格将血压控制在 130/80mmHg 以下;停用他汀类及贝特类调脂药物;加强糖尿病教育,戒烟戒酒。

### (七)乙型肝炎

乙型病毒性肝炎是由乙型肝炎病毒(HBV)引起的、主要通过血液途径传播的肝脏疾病,简称乙型肝炎。由于受病毒因素、宿主因素及环境因素影响,HBV 感染后可出现不同的结局或临床类型,如急性乙型肝炎、慢性乙型肝炎、慢性乙型肝炎病毒携带者等。

1.诊断标准

(1)有乏力、恶心呕吐、食欲减退、肝大等症状,黄疸型者巩膜及皮肤可出现黄染,伴有皮肤瘙痒。

(2)肝脏损伤时血清 ALT 和 AST 活性升高,但并无病因特异性。

(3)血清 HBV 标志物检测(乙型肝炎病毒五项检查)可确诊。

(4)慢性 HBV 感染通常分为 3 个连续阶段。免疫耐受期:血清 HBsAg 和 HBeAg 为阳性,血清 HBV-DNA 水平较高,血清转氨酶正常或轻度升高。免疫激活期:血清 HBV-DNA 水平下降而血清转氨酶水平升高,反复出现临床症状和转氨酶的波动。低水平复制或无复制期:通常出现 HBeAg 和 HBeAb 的血清学转换,HBeAb 转为阳性,HBV 可在非常低的水平进行复制。

2.对妊娠的影响

早期妊娠患急性乙型病毒性肝炎后胎儿畸形率增加近 2 倍,妊娠中晚期合并肝炎早产、流产、死胎和死产的发生率明显增高,存在母婴垂直传播,母婴垂直传播率为 3%～10%。妊娠期高血压疾病的发生率增加,可能与醛固酮的灭活能力下降有关。产后出血发生率增加,是由于肝功能损害使凝血因子产生减少致凝血功能障碍,尤其是重型肝炎常并发弥散性血管内凝血(DIC)。

3.妊娠风险控制

目前的医疗手段虽然很难治愈乙型病毒性肝炎,但是孕前通过医疗干预可以控制该疾病,在妊娠期还需要密切的医疗监控。

4.孕前保健指导

(1)如乙型肝炎病毒五项检查均为阴性,建议注射乙肝疫苗预防。

(2)HBsAg(一)/HBsAb(一)接种乙肝疫苗。

(3)HBsAg(一)/HBsAb(+)无须处理。

(4)HBsAg(+)/HBeAb(+)/HBcAb(+),检测 HBV-DNA 病毒拷贝数,如 HBV-DNA$<10^3$拷贝/mL,可以准备妊娠。如 HBV-DNA$\geqslant10^5$ 拷贝/mL,肝功能异常,暂不宜妊娠,转诊到肝病专科诊治,可以显著降低 HBV 宫内感染率,因 HBeAg 阳性和 HBV-DNA 阳性是 HBV 宫内感染的高危因素。

### （八）系统性红斑狼疮

系统性红斑狼疮（SLE）是自身免疫介导的、以免疫性炎症为突出表现的弥散性结缔组织病。血清中出现以抗核抗体为代表的多种自身抗体和多系统受累是系统性红斑狼疮的两个主要临床特征。该病多发于 15～45 岁的生育年龄女性。

1.诊断标准

目前普遍采用美国风湿病学会 1997 年推荐的分类标准（表 5-1-1）。该分类标准的 11 项目中，符合 4 项或 4 项以上者，在除外感染、肿瘤和其他结缔组织病后，可诊断为系统性红斑狼疮。11 条分类标准中，免疫学异常和高滴度抗核抗体更具有诊断意义。一旦患者免疫学异常，即使临床诊断不够条件，也应密切随访，以便尽早做出诊断和及时治疗。

表 5-1-1　美国风湿病学会 1997 年推荐的系统性红斑狼疮分类标准

| | |
|---|---|
| 颊部红斑 | 固定红斑，扁平或高起，在两颧突出部位 |
| 盘状红斑 | 片状高起于皮肤的红斑，黏附有角质脱屑和毛囊栓；陈旧病变可发生萎缩性瘢痕 |
| 光过敏 | 对日光有明显反应，引起皮疹，从病史中得知或可观察到 |
| 口腔溃疡 | 观察到的口腔或鼻咽部溃疡，一般为无痛性 |
| 关节炎 | 非侵蚀性关节炎，累及 2 个或更多的外周关节，有压痛、肿胀或积液 |
| 浆膜炎 | 胸膜炎或心包炎 |
| 肾脏病变 | 尿蛋白定量（24h）＞0.5g 或＋＋＋或管型（红细胞、血红蛋白、颗粒或混合管型） |
| 神经病变 | 癫痫发作或精神病，除外药物或已知的代谢紊乱 |
| 血液学疾病 | 溶血性贫血或白细胞减少或淋巴细胞减少或血小板减少 |
| 免疫学异常 | 抗 dsDNA 抗体阳性或抗 Sm 抗体阳性或抗磷脂抗体阳性（包括抗心磷脂抗体、狼疮抗凝物、至少持续 6 个月的梅毒血清试验假阳性三者中具备一项阳性） |
| 抗核抗体 | 在任何时候和未用药物诱发"药物性狼疮"的情况下，抗核抗体滴度异常 |

2.对妊娠的影响

对孕妇的影响：系统性红斑狼疮的女性患者若妊娠，将会影响其病情，有 1/3 患者病情加重，妊娠期疾病发作的概率可增加，少数可并发肾衰竭甚至死亡。

对胎儿的影响：系统性红斑狼疮影响妊娠，有很高的流产、早产、子痫、胎儿生长受限和死胎、死产风险，还可引起胎儿和新生儿狼疮。

3.妊娠风险控制

妊娠生育曾经被列为系统性红斑狼疮的禁忌证，如今大多数患者在疾病控制后，可以安全地妊娠生育。

4.孕前保健指导

一般来说，在无重要脏器损害、病情稳定 1 年或 1 年以上，细胞毒免疫抑制药（环磷酰胺、氨甲蝶呤等）停药半年，激素仅用小剂量维持时（≤10mg/d）方可妊娠。非缓解期的系统性红斑狼疮患者妊娠生育，存在流产、早产、死胎和诱发母体病情恶化的危险，因此病情不稳定时不应怀孕。患者在妊娠后，需要产科和风湿科医生双方共同随访诊治。出现病情活动时，还可以根据病情需要加大激素剂量，泼尼松龙经过胎盘时被灭活，但是地塞米松和倍他米松可以通过胎盘屏障,影响胎儿,故不宜选用。在妊娠前 3 个月至妊娠期应用环磷酰胺、氨甲蝶呤等免疫抑制药,可影响胎儿生长发育,有致畸风险。对于有习惯性流产病史和抗磷脂抗体阳性的孕妇,主张口服低剂量阿司匹林(50~100mg/d),和(或)小剂量低分子肝素抗凝,防止流产或死胎。

### (九)子宫肌瘤

子宫肌瘤是女性常见的良性肿瘤,由平滑肌及结缔组织组成,常见于 30~50 岁的妇女。因子宫肌瘤多无或很少有症状,临床报道的发病率远低于真实的发病率。

**1.诊断标准**

根据病史和体征,诊断多无困难。B 型超声是常用的辅助检查,子宫肌瘤的超声表现各异:可单发,也可多发,呈结节性、边界清楚的均匀性低回声肿块;可出现在浆膜下、黏膜下或肌层;子宫肌瘤发生变性或坏死时,肌瘤内相应部位出现低回声区或无回声区;肌瘤钙化时可出现强回声,后方伴声影。

**2.对妊娠的影响**

不同位置以及不同大小的子宫肌瘤,对妊娠的影响作用不同。黏膜下子宫肌瘤发生不孕的概率较高;肌壁间或浆膜下子宫肌瘤不大时,对受孕影响极小,但是容易发生流产;子宫肌瘤患者妊娠期间,肌瘤有发生变性、坏死的风险。

**3.妊娠风险控制**

妊娠前应该通过超声检查和妇科检查确定子宫肌瘤的位置、大小、数目,综合评估妊娠风险后再妊娠。子宫肌瘤患者在整个妊娠期间,都需要监测肌瘤的变化。

**4.孕前保健指导**

较小的非黏膜下的肌瘤可以直接妊娠。如果临床症状明显、肌瘤较大、肌瘤变性或较大的黏膜下肌瘤,建议治疗后再妊娠。

### (十)精神疾病

精神疾病指严重的心理障碍。患者的认识、情感、意志、动作行为等心理活动均可出现持久的明显的异常,不能正常地学习、工作、生活,动作行为难以被一般人理解,在病态心理的支配下,有自杀或攻击、伤害他人的动作行为。常见的精神疾病有精神分裂症、抑郁症、躁狂症等。妊娠合并精神分裂症在产科临床中并不多见,但对孕妇及胎儿、周围人都可能造成危害,因此需要加以关注。妊娠合并精神分裂症的发病率为 0.003%~0.006%。

**1.疾病对妊娠的影响**

围孕期抑郁与早产、低出生体重有关。抗抑郁、焦虑、镇静药大部分是对人类有致畸证据的药物,可能会增加胎儿致畸的风险。父母一方患病,子代发病的机会为 5%~10%,高于正常人群。

**2.妊娠对疾病的影响**

不影响疾病的恢复和转归。但可因妊娠、分娩诱发原有疾病复发,如既往有产后抑郁症,再发风险为 50%~70%。

**3.妊娠风险控制**

精神疾病患者发作期,不宜妊娠;有精神疾病史的患者,孕期均应接受遗传咨询,遗传风险高的不宜妊娠;部分控制精神疾病的药物有明显致畸作用,服用这类药物的患者不宜妊娠;遗传风险低,病情缓解,且控制疾病的药物无明显的致畸作用者,可在密切监测下妊娠。

4.孕前保健指导

(1)如双亲之一有精神异常,子代的发病率约为12%,两者均异常发病率约为40%。

(2)准备妊娠时,建议到精神心理或神经科咨询能否妊娠及何时妊娠。

(3)目前缺乏有效干预措施预防妊娠期、产后抑郁的发作,及早识别发作征象,及早就医是降低不良妊娠结局的有效方法。

(4)对已痊愈2年以上的精神分裂症妇女可停药妊娠。对已患病正在服抗精神疾病药物,且近期内有发作,夫妻双方均患病、服用大量药物或对胎儿有明显影响的妇女不宜妊娠。

(5)对病情没有稳定,持续服用抗精神疾病药物但考虑妊娠的患者,妊娠前减少口服药剂量至最低治疗水平。

### (十一)癫痫

癫痫是一组由大脑神经元异常放电,导致短暂的中枢神经系统功能障碍为特征的一种慢性脑部疾病,具有突发性和反复发作的特点。癫痫是很常见的神经系统疾病,其人群患病率约0.5%,除脑外伤所致癫痫外,男女发病率基本相同。癫痫发作期及服用抗癫痫药物后可以对妊娠产生不良影响。

1.诊断标准

(1)临床表现:癫痫的诊断主要依靠临床表现,如突然神志丧失并全身抽搐;分为单纯或复杂部分性发作(全身某个部位的感觉异常或阵挛性抽搐或精神模糊或出现一些无意识的动作等)。

(2)脑电图异常改变及抗癫痫药物的效应等可协助诊断。如怀疑可能有某种原发病变,应选择其他相应的检查方法以明确诊断,如头颅CT、磁共振成像、正电子发射断层扫描检查等。

2.疾病对妊娠的影响

原发性癫痫有家族史者,其发病率较普通人群增高6~10倍。

对孕妇的影响:在怀孕期还可以导致胎盘早剥,引起子宫大出血、胎膜早破、宫内感染等;妊娠期癫痫频率可能发生改变,有报道15%~37%的患者癫痫发作增加;患癫痫的孕妇(含用药治疗者)有85%~90%的机会获得正常婴儿;早产及妊娠期高血压疾病的发生率为正常人群的2~3倍。

对胎儿的影响:癫痫如控制不好,可导致胎儿宫内反复缺氧,进而造成胎儿脑损伤,分娩后易发生脑瘫、智力低下;抽搐发作时可致胎盘血流量减少,导致宫内缺氧,造成子代抽搐性疾病发生的危险性增加,如高热惊厥;抗癫痫药物可造成唇裂、先天性心脏病、颜面异常等先天畸形;癫痫有遗传风险。

对男性的影响:某些抗癫痫药物可损害精子质量,而引发不育、流产;也可影响男性性功能;癫痫如控制不好,反复缺氧,影响性腺生精功能。

3.妊娠对疾病的影响

(1)部分患者在孕期中发作频度增加,5%~14%的发作减少,其余无变化。

(2)血药浓度监测发现,足月时血药浓度较早孕期平均降低40%,可能为发作频度增加的原因。游离药物浓度的测定对调整药量有指导意义。

4.妊娠风险控制

原发性癫痫有遗传风险,夫妇双方均为患者,最好不要生育;夫妇一方为患者,孕前应进行遗传咨询,遗传高风险者不宜妊娠;癫痫发作期,不宜妊娠;病情得到控制后,改用对胎儿影响小的药物,治疗 2 年癫痫未发作者,可考虑停药准备妊娠。

5.孕前保健指导

(1)夫妇双方均为癫痫患者,子女发生癫痫的危险性约为 20％～25％,最好不要生育;一方为癫痫患者,其子女发生癫痫的可能性约为 5％,故遗传影响不是很大,一般可生育。

(2)癫痫发作期,不宜妊娠。应控制病情,改用对胎儿影响小的药物后,考虑妊娠。治疗后 2 年癫痫未发作者,可停药准备妊娠。整个孕期密切监测,预防癫痫复发。

(3)转诊神经内科,由专科医生确定能否妊娠、妊娠最佳时机及指导安全用药。

(4)应用单一药物,以卡马西平较为安全,但其致畸作用尚未肯定;联合用药比单一用药致畸率高。

(5)抗癫痫药可降低体内叶酸水平,如女性患者准备怀孕,应经专科医生评估适宜怀孕后在医生指导下补充叶酸。

## 二、遗传咨询

### (一)遗传咨询的定义

遗传咨询是由从事医学遗传的专业人员或咨询医师,就咨询对象提出的家庭中遗传性疾病的相关问题予以解答,并就咨询对象提出的婚育问题提出医学建议,具体内容包括帮助患者及其家庭成员梳理家族史及病史,选择合理的遗传学检测方案,解读遗传检测结果,获取详细的临床表型,分析遗传机制、告知患者可能的预后和治疗方法,评估下一代再发风险并制订生育计划,包括产前诊断或植入前诊断等。

### (二)遗传咨询的对象

咨询对象为遗传性疾病的高风险人群,包括:①夫妇双方或一方家庭成员中有遗传病、出生缺陷、不明原因的癫痫、智力低下、肿瘤及其他与遗传因素密切相关的患者,曾生育过明确遗传病或出生缺陷儿的夫妇;②夫妻双方或之一本身罹患智力低下或出生缺陷;③不明原因的反复流产或有死胎、死产等病史的夫妇;④孕期接触不良环境因素及患有某些慢性病的夫妇;⑤常规检查或常见遗传病筛查发现异常者;⑥其他需要咨询者,如婚后多年不育的夫妇或 35 岁以上的高龄孕妇;近亲婚配。

### (三)遗传咨询的类别

根据咨询的主题和咨询对象的不同,遗传咨询主要分为:婚前咨询、孕前咨询、产前咨询、儿科相关遗传病咨询、肿瘤遗传咨询及其他专科咨询(如神经遗传病咨询,血液病咨询等)。

### (四)遗传咨询的原则

在遗传咨询过程中,必须遵循以下伦理和道德原则:

1.自主原则

尊重咨询对象的意愿和决定,确保任何决策的选择均不受任何压力的胁迫和暗示,尤其对于妊娠方式、妊娠结局的选择以及遗传学检测。尊重来咨询者的宗教信仰和社会背景而产生的不同态度及观点。

2.知情同意原则

遗传咨询过程中,应确保咨询对象对于所有涉及自身及家庭成员的健康状态及疾病风险、遗传学检测可能出现的临床意义不明的基因变异、不同诊疗计划的利弊均有充分的理解,并完全自主地进行医疗方案的选择。某些遗传学检测结果,尤其是一些主要检测目标以外的"额外发现",如晚发性遗传病、肿瘤易感性等,受检者有知情权,也有选择不知情的权利。遗传咨询应在此类检测前,明确受检者对于"额外发现"的态度和承受能力,按照其意愿告知或者不告知相关结果。

3.无倾向性原则

在遗传咨询的选择中,没有绝对正确的方案,也没有绝对错误的方案,医务人员的角色是帮助来咨询者了解不同方案的利弊,而不是替来咨询者做出选择。非指令性原则一直是医学遗传咨询遵循的原则,同时也被世界卫生组织遗传咨询专家委员会认可。

4.守密和尊重隐私原则

保守秘密是遗传咨询的一种职业道德。在未经许可的情况下,将遗传检查结果告知除了亲属外的第三者,包括雇主、保险公司和学校等都是对这一原则的破坏。遗传学检测有可能发现某些家庭的隐私(如亲缘关系不符等),遗传咨询中应依照来咨询者的意愿,保护其隐私。

5.公平原则

理想的状态是所有遗传学服务(包括咨询与检测)应该被平等地提供给所有需要的人。

**(五)遗传咨询的内容及基本流程**

遗传咨询是一项提供信息的服务,内容应当包含下述 5 个方面:

(1)帮助患者及家庭成员了解疾病的表型,即疾病的临床症状,比如认知障碍、生理缺陷等。

(2)以通俗易懂的语言向患者及家庭成员普及疾病的遗传机制,即由何种遗传物质异常导致疾病发生的机制。

(3)提供疾病治疗方案信息,即针对该疾病所能够采取的治疗手段及预后,使患者通过遗传诊断而受益。此外还应提供疾病相关协助机构方面的信息。

(4)提供再发风险的咨询,即患者所患的遗传性疾病在家系亲属中再发生的风险率。在明确诊断的基础上判断其遗传方式,同时也应当考虑基因型和表型可能的差异,做出遗传风险的评估,说明子代再发风险。

(5)提供家庭再生育计划咨询,即告知患者及家庭下一胎生育时应该采取的措施及生育方式上的可能选择,如自然受孕直接进行产前诊断、植入前胚胎遗传学诊断、捐精、供卵等。

**(六)人类遗传病的类型**

人类遗传性疾病可分为 6 类:①染色体疾病;②基因组疾病;③单基因遗传病;④多基因遗传病;⑤线粒体遗传病;⑥体细胞遗传病。

1.染色体疾病

染色体疾病是导致新生儿出生缺陷最多的一类遗传学疾病。染色体异常包括染色体数目异常和结构异常两类。染色体数目异常包括整倍体(如三倍体等)和非整倍体(如21-三体、18-三体、13-三体等,47,XXX综合征、45,X综合征等)异常;结构异常包括染色体部分缺失、重复、易位、倒位、插入、等臂以及环形染色体等。目前对先天性染色体疾病尚无有效的治疗方法,因此应争取早期诊断,达到优生优育的目的。

2.基因组疾病

基因组疾病是由基因组DNA的异常重组而导致的微缺失与微重复或基因结构的彻底破坏而引起异常临床表型的一类疾病。其中,微缺失与微重复是指微小的(通常小于5Mb)、经传统细胞遗传学分析难以发现的染色体异常,由此导致的具有复杂临床表型的遗传性疾病,即染色体微缺失与微重复综合征。

3.单基因遗传病

单基因遗传病是由单个位点或者等位基因变异引起的疾病,也称孟德尔遗传病。其中包括符合经典孟德尔遗传方式的常染色体显性遗传、常染色体隐性遗传、X-连锁和Y-连锁遗传。其他的单基因遗传方式有基因组印记、遗传早现、单亲二倍体、假常染色体显性遗传等。只有不到1%的单基因遗传病有治疗方法,因此单基因遗传病患者应争取早期诊断、治疗,做好出生缺陷的三级预防。

4.多基因遗传病

其遗传基础是多个致病基因或者易感基因与环境因素协同调控,发病机制复杂,且人种间存在差异。若干对基因作用积累之后,形成一个明显的表型效应,称为累加效应。在微效基因中可能存在一些起主要作用的基因,称为主基因,主基因对了解多基因疾病的发生、诊断、治疗和预防均有十分重要的意义。多基因疾病有一定家族史,但没有单基因遗传中所见到的系谱特征。一些人类常见病(高血压、动脉粥样硬化、糖尿病、精神分裂症等)均属于多基因遗传病。曾生育过多基因相关出生缺陷患儿的夫妇其再发风险为3%~5%。

5.线粒体遗传病

线粒体遗传病是由于线粒体环DNA(mtDNA)异常引起的遗传疾病。核基因组中也有与编码线粒体组分相关的基因(nDNA),这部分基因变异引起的线粒体异常疾病遵循单基因遗传病的遗传模式,大部分为隐性遗传模式,发病较早。线粒体环DNA变异时引起线粒体遗传病,其遗传模式为母系遗传,一般发病较晚。

6.体细胞遗传病

体细胞遗传病是除生殖细胞外的体细胞内的基因发生变异,由于该变异的累加效应导致疾病发生。该变异不会遗传给子代,最典型病例是各种散发性癌症。

# 第二节 妊娠生理

## 一、胚胎的形成及胎儿发育

### (一)受精及着床

获能的精子与次级卵母细胞相遇于输卵管,结合形成受精卵的过程称为受精。受精发生在排卵后 12h 内,整个受精过程约需 24h。晚期囊胚种植于子宫内膜的过程称受精卵着床。

1.受精卵形成

精液射入阴道内,精子离开精液经宫颈管、子宫腔进入输卵管腔,在此过程中精子顶体表面的糖蛋白被生殖道分泌物中的 α、β 淀粉酶降解,同时顶体膜结构中胆固醇与磷脂比率和膜电位发生变化,降低顶体膜稳定性,此过程称为精子获能,需 7h 左右。卵子(次级卵母细胞)从卵巢排出,经输卵管伞部进入输卵管内,当停留在输卵管壶腹部等待的精子与卵子相遇,精子头部顶体外膜破裂,释放出顶体酶(含顶体素、玻璃酸酶、酯酶等),溶解卵子外围的放射冠和透明带,称为顶体反应。借助酶的作用,精子穿过放射冠和透明带。只有发生顶体反应的精子才能与次级卵母细胞融合,精子头部与卵子表面接触时,卵子细胞质内的皮质颗粒释放溶酶体酶,引起透明带结构改变,精子受体分子变性,阻止其他精子进入透明带,这一过程称为透明带反应。穿过透明带的精子外膜与卵子胞膜接触并融合,精子进入卵子内。随后卵子迅即完成第二次减数分裂形成卵原核,卵原核与精原核融合,核膜消失,染色体相互混合,形成二倍体的受精卵,完成了受精过程。

受精后 30h,受精卵借助输卵管蠕动和输卵管上皮纤毛推动向宫腔方向移动。同时开始进行有丝分裂,形成多个子细胞,称为分裂球。受透明带限制,分裂球子细胞虽增多,并不增大,以适应在狭窄的输卵管腔中移动。受精后 50h 为 β 细胞阶段,至受精后 72h 分裂为 16 个细胞的实心细胞团,称为桑葚胚,随后早期囊胚形成。受精后第 4d 早期囊胚进入宫腔。受精后第 5～6d 早期囊胚的透明带消失,总体积迅速增大,继续分裂发育,晚期囊胚形成。

2.受精卵着床

受精卵着床经过定位、黏附和侵入 3 个过程。①定位:透明带消失,晚期囊胚以其内细胞团端接触子宫内膜,着床部位多在子宫后壁上部;②黏附:晚期囊胚黏附在子宫内膜,囊胚表面滋养细胞分化为两层,外层为合体滋养细胞,内层为细胞滋养细胞;③侵入:滋养细胞穿透侵入子宫内膜、内三分之一肌层及血管,囊胚完全埋入子宫内膜中且被内膜覆盖。

受精卵着床必须具备的条件:①透明带消失;②囊胚细胞滋养细胞分化出合体滋养细胞;③囊胚和子宫内膜同步发育且功能协调;④孕妇体内分泌足够量的孕酮,子宫有一个极短的窗口期允许受精卵着床。

### (二)胚胎、胎儿发育特征

临床工作中以孕周来表达妊娠时限。孕周从末次月经第 1d 开始计算,通常比排卵或受精时间提前 2 周,比着床提前 3 周;全过程约为 280d(40 周)。妊娠 10 周(受精后 8 周)内的人胚称为胚胎,是器官分化、形成的时期。自妊娠 11 周(受精第 9 周)起称为胎儿,是生长、成熟的时期。

以 4 周(一个妊娠月)为一孕龄单位,描述胚胎及胎儿发育的特征。

4 周末:可以辨认出胚盘与体蒂。

8 周末:胚胎初具人形,头大,占整个胎体近一半。能分辨出眼、耳、鼻、口、手指及足趾,各器官正在分化发育,心脏已形成。

12 周末:胎儿身长约 9cm,顶臀长 6～7cm。外生殖器已可初辨性别。胎儿四肢可活动。

16 周末:胎儿身长约 16cm,顶臀长 12cm,体重约 110g。从外生殖器可确认胎儿性别。头皮已长出毛发,胎儿已开始出现呼吸运动。皮肤菲薄呈深红色,无皮下脂肪。部分孕妇已能自觉胎动。

20 周末:胎儿身长约 25cm,顶臀长 16cm,体重约 320g。皮肤暗红,出现胎脂,全身覆盖毳毛,并可见少许头发。开始出现吞咽、排尿功能。自该孕周起胎儿体重呈线性增长。胎儿运动明显增加,10%～30%时间胎动活跃。

24 周末:胎儿身长约 30cm,顶臀长 21cm,体重约 630g。各脏器均已发育,皮下脂肪开始沉积,因量不多,皮肤呈皱缩状,出现眉毛和睫毛。细小支气管和肺泡开始发育。出生后可有呼吸,但生存力极差。

28 周末:胎儿身长约 35cm,顶臀长 25cm,体重约 1000g。皮下脂肪不多,皮肤粉红,表面覆盖胎脂。瞳孔膜消失,眼睛半张开。四肢活动好,有呼吸运动。出生后可存活,但易患特发性呼吸窘迫综合征。

32 周末:胎儿身长约 40cm,顶臀长 28cm,体重约 1700g。皮肤深红仍呈皱缩状。生活力尚可,出生后注意护理能存活。

36 周末:胎儿身长约 45cm,顶臀长 32cm,体重约 2500g。皮下脂肪较多,身体圆润,面部皱褶消失。指(趾)甲已达指(趾)端。出生后能啼哭及吸吮,生活力良好,能存活。

40 周末:胎儿身长约 50cm,顶臀长 36cm,体重约 3400g。皮肤粉红色,皮下脂肪多,外观体形丰满。足底皮肤有纹理。男性睾丸已降至阴囊内,女性大小阴唇发育良好。出生后哭声响亮,吸吮能力强,能很好存活。

### (三)药物及辐射对胚胎、胎儿发育的影响

在胚胎形成及胎儿发育时期,一些致畸物会导致子代永久性的结构异常或功能损害。这些致畸物可分为化学性、物理性及生物性,其中药物和辐射是妊娠期最可能接触到的致畸物。

1.药物对胚胎、胎儿发育的影响

胎儿在母体内生长发育,母胎具有各自的血液循环。通过胎盘的结构和功能,母儿之间进行充分的物质交换,既保证胚胎、胎儿的生长发育,同时妊娠期母体摄入的药物亦可通过胎盘进入胎儿体内。在临床上,一方面可通过母体用药达到治疗胎儿的目的,如早产孕妇使用糖皮质激素以促进胎儿肺成熟或母体用药治疗胎儿心律失常;另一方面,妊娠期药物使用不当也可对胎儿造成危害。

一般人群中新生儿出生缺陷的发生率为 2%～3%。根据美国药物和食品管理局(FDA)的数据,由药物导致的出生缺陷不到 1%。但国内外妊娠期用药仍是普遍的现象,据报道

40％～70％孕妇在孕早期服用过(维生素片除外)平均 2～3 种药物。20 世纪 50 年代末和 60 年代初,新药沙利度胺(反应停)用于孕妇早孕反应的镇静和止吐剂,以后发现不少胎儿出生时有上肢短小、下肢合并而呈海豹状,故称之为海豹样畸形。20 世纪 70 年代初美国报道孕期应用人工合成己烯雌酚可以增加后代阴道透明细胞腺癌发生率和生殖道畸形发生率。

妊娠期母体各系统器官生理性改变所致的母亲药代动力学的特点、胎盘对药物的转运、胎儿药物代谢动力学的特点等都与妊娠期用药对胎儿的影响有关,而用药时的胎龄及所使用药物的性质更为重要。

(1)药物代谢与运转:

①孕妇的药物代谢动力学特点:妊娠期为适应胎儿生长发育的需要,在多种激素影响下母体各个系统均有明显的生理性改变,母体药代动力学特点与非妊娠期有很大差异。

a.药物的消化与吸收:受孕激素的影响,妊娠期胃肠系统的张力和活动力减弱,排空延迟,药物在胃肠道停留时间长,吸收更完全。妊娠晚期增大的子宫压迫下肢,血液回流不畅,会影响药物经皮下或肌内注射的吸收,如需快速起作用者,应采用静脉注射。

b.药物分布:从妊娠早期开始孕妇血容量增加,至妊娠 32～34 周达到高峰,以后持续至分娩。其中血浆容积增加约 50％,多于血液有形成分的增加,血液呈稀释状态,药物吸收后稀释度也增加,为达到有效治疗浓度,药物需要量高于非孕期。

c.药物与蛋白结合:孕期血液稀释,单位体积血清蛋白含量降低,其中白蛋白下降更明显,药物与白蛋白结合减少,血液内游离药物增多,导致到达组织和通过胎盘的药物增多。

d.肝的代谢作用:妊娠期高雌激素水平使胆汁在肝脏中淤积,药物从肝脏清除减慢。

e.药物排出:妊娠早期肾血流量开始增加,最高达 35％,肾小球滤过率增加 50％,以后整个孕期维持高水平,药物从肾脏排出加速。

②胎盘对药物的转运:药物进入胎儿体内主要通过胎盘,也可通过胎儿吞咽羊水,自胃肠道吸收少量药物。妊娠期几乎所有的药物都能通过胎盘,运转到胎儿体内,也能从胎儿再运转到母体。药物交换的速度与程度与绒毛面积呈正相关。妊娠晚期绒毛面积为中期妊娠的 12 倍,妊娠足月胎盘的绒毛表面积达 $12～14m^2$,不仅有利于物质交换也使药物转运增加。

药物本身的特点和母体胎儿循环中药物的浓度差是影响药物转运速度和程度的主要因素。分子量小(小于 500Da)、脂溶度高、非结合的(与血浆蛋白结合率低)、非离子化程度高的药物容易通过胎盘。通过胎盘的速度与胎盘血流速度呈正相关。

③胎儿的药物代谢动力学特点:

a.药物分布:胎儿的肝、脑等器官在身体的比例相对较大,血流最多,药物主要分布在这些器官。经胎盘交换后,胎儿大部分血流经肝脏分布至心和脑。这些血液循环特点,使药物到达心脏、肝脏和中枢神经系统的浓度增加。

b.药物与蛋白结合:胎儿血浆蛋白结合能力较低,且一种药物和蛋白结合后,可阻碍其他药物或体内内源性物质与蛋白结合,使胎儿体内游离型药物浓度增加。

c.药物代谢:胎儿肝脏线粒体酶系统功能低,分解药物的酶系统活性不完善,对药物解毒能力极低。

d.药物排泄:胎儿肾脏功能发育不全,肾小球滤过率低,排泄缓慢,使药物在血内或组织内半衰期延长,消除率下降,容易引起药物在胎儿体内蓄积中毒。

(2)妊娠期药物致畸的影响因素:影响药物对胎儿作用最主要的因素是用药时的胎龄,同时还与药物的致畸性(FDA 分类)及胚胎接触药物的剂量和持续时间等有关。

①用药时胎龄:

a.着床前期:指受精后 2 周内(停经后 4 周内),即孕卵着床前后是受精卵卵裂形成胚囊的时期。此期药物对胚胎的影响是"全"或"无"的效应。如果药物对胚胎有损害,表现为胚胎早期死亡,导致流产,即"全";否则,胚胎继续发育,不出现异常,即"无"。

b.胚胎期:受精后第 3 周至 8 周以内(停经第 5~10 周以内),是胚胎各器官分化发育阶段。此阶段对有害药物及其他致畸物敏感,可导致结构异常或胚胎死亡(自发性流产),称为致畸高度敏感期。不同器官分化发育的关键时期对相应的有害药物敏感。

c.胎儿期:受精后第 9 周直至妊娠足月(停经第 11 周以后),是胎儿各器官继续发育成熟、功能完善阶段。此期对致畸原的敏感性下降,仍有部分器官可能受到有害物质的损害,如神经系统、生殖系统,可表现为胎儿生长发育迟缓、某些特异性生理功能缺陷。

②药物的致畸性:美国药物和食品管理局(FDA)根据药物对胎儿的危害性,将药物危害等级分为 A、B、C、D、X 级。

A 级:对照研究显示无害,已证实此类药物对人胎儿无不良影响,妊娠期使用是安全的。如适量的维生素 A、B、C、D、E 及叶酸等,但大剂量的维生素 A,即可致畸,而成为 X 类药物。

B 级:对人类无危害证据,动物实验对胎畜无害,但在人类尚无充分研究。如硫酸镁、胰岛素、泼尼松、地高辛、毛花苷丙以及青霉素类、头孢菌素类、大环内酯类、甲硝唑、乙胺丁醇等抗感染药。

C 级:不能除外危害性,动物实验可能对胎畜有害或缺乏研究,在人类尚无有关研究。这一类药物或者问世时间不够长或者较少在孕妇中应用,故难以有比较确切的结论。本类药物在权衡对孕妇的益处大于对胎儿的危害之后方可使用。如阿司匹林、倍他米松、地塞米松、氢化可的松、硝苯地平、呋塞米、甘露醇、氨基水杨酸钠、异烟肼及大多数抗病毒药、喹诺酮类等。

D 级:有对胎儿危害的明确证据,在妊娠期特别是早期妊娠阶段尽可能不用。尽管有危害性,但孕妇用药后有绝对的好处,如孕妇有严重疾病或受到死亡威胁急需用药时,仍可考虑应用。如氨基糖苷类、四环素类、抗肿瘤药物等。

X 级:在动物或人类的研究均表明它可使胎儿异常,根据经验认为在人或在人及动物,都是有害的药物。本类药物禁用于妊娠或将要妊娠的患者。如沙利度胺和己烯雌酚等。

尽管这种药物分级系统在指导孕期用药选择时起到一定作用,但 FDA 已意识到这种主要建立在动物实验基础上的药物分级系统用于复杂的妊娠期临床治疗的选择是不足甚至是不当的。后又在循证基础上建立新的妊娠及哺乳期用药分级系统。

(3)妊娠期用药原则:

①提倡使用临床成熟应用的药物,尽量避免使用新药。多数新药的妊娠期用药安全信息有限。

②小剂量用药有效应避免使用大剂量用药,单一用药有效应避免联合用药;严格掌握用药剂量和用药持续时间,注意及时停药。

③妊娠期用药尽量选用 A、B 类药物,孕早期尽量避免使用 C、D 类药物。

④如孕妇已用了某种可能致畸的药物,应根据用药剂量、持续时间及用药时孕周等因素综合考虑处理方案。早孕期间用过明显致畸药物可考虑终止妊娠。由于药物引起的畸形仅占先天畸形原因中的 1%,也不宜过分夸大孕期用药对胎儿的危害。任何终止妊娠的决定均需权衡利弊,谨慎考虑。

2.辐射对胚胎、胎儿发育的影响

妊娠期接触的辐射主要是医学影像检查,分为离子辐射(如 X 射线、CT)和非离子辐射(如超声扫描术、MRI)。离子辐射波长短,能量高,可改变 DNA 分子结构或产生自由基损伤组织。X 射线对胚胎、胎儿可能的危害包括流产、胎儿生长受限、小头畸形及智力发育障碍等。孕早期及妊娠期接触 X 射线往往引起孕妇及家人的焦虑,甚至导致不必要的人工流产。事实上,X 射线导致的胎儿畸形发生率很低。

(1)离子辐射危害胚胎、胎儿的影响因素:

①暴露于 X 射线的时期:2003 年国际放射防护委员会提出:a.妊娠 8～15 周胎儿对放射线敏感,易导致智力发育迟滞。射线量达 0.1Gy 时,严重智力发育迟滞的风险为 4%;射线量达 1.5Gy 时,严重智力发育迟滞的风险为 60%;b.妊娠 16～25 周,放射线对胎儿的影响较小;c.尚无证据显示放射线对孕 8 周前及 25 周后胚胎、胎儿的影响,即使放射剂量大于 0.5Gy。

②放射线剂量:a.X 射线剂量<0.05Gy 不增加胎儿畸形、发育迟缓及流产的风险;X 射线剂量<0.2Gy 未见明显的畸形。常规 X 射线的诊断剂量很少超过 0.1Gy,0.1Gy 相当于 1000 次胸部 X 摄片的放射剂量。b.用于肿瘤放疗的放射剂量往往大于 2.5Gy,可导致小头畸形、智力发育迟缓、眼发育异常及生长发育迟缓等。

③X 射线检查器官距子宫的距离:被检查器官离胎儿越远,对胎儿的危害越小。侧位 X 胸片是最常见的 X 摄片,胎儿接受到的放射剂量很少,约 0.000 7Gy;外伤后的四肢、头颅 X 摄片的放射量对胎儿影响也很小;腹部 X 摄片由于胎儿直对 X 射线,接受的射线量高,约 0.001Gy。头颅 CT 扫描是妊娠期神经系统疾病、子痫等常用的检查方法,由于远离胎儿,对其影响可忽略不计。胸部 CT 对肺血管栓塞的诊断价值较高,被多数胸科协会推荐用于妊娠期的诊断。腹部 CT 虽然对阑尾炎等腹部疾病有较大的诊断价值,但妊娠期使用有争议,可考虑使用腹部 MRI 检查。

④其他:受检部位射线需穿透的厚度,设备型号、使用年限,技术方法等。

(2)超声影像技术:超声影像学技术的发展促进了产科学及胎儿医学的发展,超声检查已成为产科临床工作不可缺少的诊断及治疗辅助技术。目前,无证据显示诊断剂量的超声检查对胎儿有辐射影响,但强调对孕妇进行有医学指征的超声检查。

(3)磁共振成像术(MRI):MRI 为非离子辐射,能提供比超声更清晰的组织图像。2013 年美国放射协会有关 MRI 安全的专家共识是:胎儿发育不受 MRI 暴露的影响,妊娠期有指征地进行 MRI 检查是安全的。

(4)妊娠期影像学诊断技术使用原则:美国妇产科协会(ACOG)2009 年对妊娠期放射线、

超声、磁共振使用的技术指南为：

①单次诊断性 X 射线的射线剂量不会对胎儿造成危害，特别是小于 0.05Gy 射线剂量不增加流产和胎儿畸形的风险。

②当有明确的医学指征时，高剂量的离子辐射诊断不应禁用于孕妇；但根据妊娠期的适应证，尽量选用非离子辐射技术如超声、MRI 检查取代 X 射线检查。

③超声影像技术和 MRI 检查在孕期使用对胎儿无明确危害。

④当孕妇接触多次诊断性 X 射线检查后，放射专家对胎儿可能接受的放射量进行估算有助于胎儿安全性的评估。

⑤妊娠期禁用放射性放射性核素碘治疗。

⑥X 射线及 MRI 的对比剂有助于诊断，尚无胎儿危害的证据；但妊娠期仅在权衡对胎儿的利大于弊时才使用对比剂。

## 二、胎儿附属物的形成与功能

胎儿附属物包括胎盘、胎膜、脐带和羊水，它们对维持胎儿宫内的生命及生长发育起重要作用。

### （一）胎盘

#### 1.胎盘的结构

胎盘由胎儿部分的羊膜和叶状绒毛膜及母体部分的底蜕膜构成。

（1）羊膜：为附着在胎盘胎儿面的半透明薄膜。羊膜光滑，无血管、神经及淋巴。正常羊膜厚 0.02～0.05mm，电镜下见上皮细胞表面有微绒毛，使羊水与羊膜间进行交换。

（2）叶状绒毛膜：为胎盘的主要结构。晚期囊胚着床后，着床部位的滋养层细胞迅速分裂增殖，内层为细胞滋养细胞，是分裂生长的细胞；外层为合体滋养细胞，是执行功能的细胞，由细胞滋养细胞分化而来。滋养层内面有一层胚外中胚层，与滋养层共同组成绒毛膜。与底蜕膜接触的绒毛营养丰富发育良好，称为叶状绒毛膜，其形成历经 3 个阶段：

①初级绒毛：绒毛膜表面长出呈放射状排列的合体滋养细胞小梁，绒毛膜深部增生活跃的细胞滋养细胞伸入其中，形成合体滋养细胞小梁的细胞中心索；

②次级绒毛：初级绒毛继续增长，胚外中胚层长入细胞中心索，形成间质中心索；

③三级绒毛：约在受精后第 15～17d，胚胎血管长入间质中心，绒毛内血管形成。一个初级绒毛干及其分支形成一个胎儿叶，一个次级绒毛干及其分支形成一个胎儿小叶。每个胎盘有 60～80 个胎儿叶、200 个胎儿小叶。

每个绒毛干中均有脐动脉和脐静脉的分支，随着绒毛干再分支，脐血管越来越细，最终形成胎儿毛细血管进入的三级绒毛，建立胎儿-胎盘循环。绒毛之间的间隙称为绒毛间隙（IVS）。在滋养细胞侵入子宫壁的过程中，子宫螺旋血管破裂，直接开口于绒毛间隙，绒毛间隙充满母体血液，游离绒毛悬浮于其中，母儿间物质交换在悬浮于母血的绒毛处进行（图 5-2-1）。

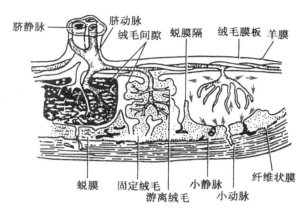

脐静脉 脐动脉 绒毛间隙 蜕膜隔 绒毛膜板 羊膜

蜕膜 固定绒毛 游离绒毛 小静脉 小动脉 纤维状膜

图 5-2-1 胎盘结构与胎儿-胎盘循环模式图

子宫-胎盘循环建立的一个重要环节是子宫螺旋动脉重塑,由两种绒毛外滋养细胞完成:①间质滋养细胞:穿透蜕膜、子宫内膜和子宫肌层内 1/3 处,聚集在螺旋动脉周围,为血管内滋养细胞的侵入做准备;②血管内滋养细胞:以逆行方式沿螺旋动脉内腔迁移,取代血管内皮,使狭窄肌性管腔转变为扩张的低阻力子宫胎盘血管。妊娠早期迁移的血管内滋养细胞在螺旋动脉末端形成栓子并将其堵塞。至早孕末栓子消失,子宫-胎盘循环得以建立。螺旋动脉重塑障碍可导致子痫前期、胎儿生长受限(FGR)或两者同时发生。重度子痫前期并发 FGR 时,只有 10% 的螺旋动脉完全重塑,而正常妊娠螺旋动脉重塑率达 96%。

妊娠足月胎盘绒毛表面积达 $12\sim14m^2$,相当于成人肠道总面积。因此,母儿之间交换面积巨大。胎儿体内含氧量低、代谢废物浓度高的血液经脐动脉流至绒毛毛细血管,与绒毛间隙中的母血进行物质交换后,脐静脉将含氧量高、营养丰富的血液带回胎儿体内,以保证胎儿生长发育。胎儿血和母血不直接相通,之间隔有绒毛毛细血管壁、绒毛间质及绒毛滋养细胞层,构成母胎界面,有胎盘屏障的作用。

(3)底蜕膜:来自胎盘附着部位的子宫内膜,占胎盘很小部分。固定绒毛的滋养层细胞与底蜕膜共同形成绒毛间隙的底,称为蜕膜板。从此板向绒毛膜伸出蜕膜间隔,不超过胎盘厚度 2/3,将胎盘母体面分成肉眼可见的 20 个左右母体叶。

妊娠足月胎盘呈盘状,多为圆形或椭圆形,重 450~650g,直径 16~20cm,厚 1~3cm,中央部位厚约 3cm,中央厚,边缘薄。胎盘分胎儿面和母体面。胎儿面被覆羊膜,呈灰白色,光滑半透明,脐带动静脉从附着处分支向四周呈放射状分布达胎盘边缘,其分支穿过绒毛膜板,进入绒毛干及其分支。母体面呈暗红色,蜕膜间隔形成若干浅沟分成母体叶。

2.胎盘的功能

胎盘介于胎儿与母体之间,是维持胎儿生长发育的重要器官。具有物质交换、防御、合成及免疫等功能。

(1)物质交换功能:包括气体交换、营养物质供应和排出胎儿代谢产物等。

①气体交换:母儿间 $O_2$ 和 $CO_2$ 在胎盘中以简单扩散方式进行交换,相当于胎儿呼吸系统的功能。子宫动脉血氧分压($PO_2$)高于绒毛间隙内血 $PO_2$ 和胎儿脐动脉血 $PO_2$,但胎儿血红蛋白对 $O_2$ 亲和力强,能从母血中获得充分的 $O_2$。$CO_2$ 的扩散速度比 $O_2$ 快 20 倍,且胎儿血

对 $CO_2$ 亲和力低于母血,故胎儿 $CO_2$ 容易通过绒毛间隙直接向母体迅速扩散。

②营养物质供应:葡萄糖是胎儿代谢的主要能源,以易化扩散方式通过胎盘,胎儿体内的葡萄糖均来自母体。氨基酸、钙、磷、碘和铁以主动运输方式通过胎盘。游离脂肪酸、水、钾、钠、镁,维生素 A、维生素 D、维生素 E、维生素 K 以简单扩散方式通过胎盘。

③排出胎儿代谢产物:胎儿代谢产物如尿素、尿酸、肌酐、肌酸等,经胎盘转输入母血,由母体排出体外。

(2)防御功能:胎盘屏障作用极为有限。各种病毒(如风疹病毒、巨细胞病毒等)及大部分药物均可通过胎盘,影响胎儿生长发育。细菌、弓形虫、衣原体、梅毒螺旋体不能通过胎盘屏障,但可在胎盘部位形成病灶,破坏绒毛结构后进入胎体感染胚胎及胎儿。母血中免疫抗体如 IgG 能通过胎盘,使胎儿在出生后短时间内获得被动免疫力。

(3)合成功能:胎盘合体滋养细胞能合成多种激素、酶、神经递质和细胞因子,对维持正常妊娠起重要作用。

①人绒毛膜促性腺激素(hCG):是一种由 α、β 亚基组成的糖蛋白激素,在受精卵着床后 1d 可自母血清中测出,妊娠 8~10 周达高峰,以后迅速下降,产后 2 周内消失。hCG 的功能有:a.维持月经黄体寿命,使月经黄体增大成为妊娠黄体,增加甾体激素分泌以维持妊娠;b.促进雄激素芳香化转化为雌激素,同时能刺激孕酮的形成;c.抑制植物血凝素对淋巴细胞的刺激作用,hCG 能吸附于滋养细胞表面,以免胚胎滋养层被母体淋巴细胞攻击;d.刺激胎儿睾丸分泌睾酮,促进男胎性分化;e.能与母体甲状腺细胞 TSH 受体结合,刺激甲状腺活性。

②人胎盘生乳素(hPL):是一种单链多肽激素。妊娠 5 周即可在母体血浆中测出 hPL,随妊娠进展其分泌量持续增加,至妊娠 39~40 周达高峰并维持至分娩,产后迅速下降,产后 7h 即测不出。hPL 的功能有:a.促进乳腺腺泡发育,刺激乳腺上皮细胞合成乳白蛋白、乳酪蛋白和乳珠蛋白,为产后泌乳做准备;b.促进胰岛素生成;c.通过脂解作用提高游离脂肪酸、甘油浓度,以游离脂肪酸作为能源,抑制对葡萄糖的摄取,将多余葡萄糖运送给胎儿,是胎儿的主要能源,也是蛋白质合成的能源来源;d.抑制母体对胎儿的排斥作用。hPL 是通过母体促进胎儿发育的"代谢调节因子"。

③雌激素:是一种甾体激素,妊娠早期由卵巢黄体产生,妊娠 10 周后主要由胎儿。胎盘单位合成。至妊娠末期,雌三醇值为非孕妇女的 1000 倍,雌二醇及雌酮值为非孕妇女的 100 倍。

雌激素生成过程:母体胆固醇在胎盘内转变为孕烯醇酮后,经胎儿肾上腺胎儿带转化为硫酸脱氢表雄酮(DHAS),再经胎儿肝内 16a-羟化酶作用,形成 16α-羟基硫酸脱氢表雄酮(16α-OH-DHAS)后,在胎盘合体滋养细胞硫酸酯酶作用下,去硫酸根形成 16α-OH-DHA,随后经胎盘芳香化酶作用成为 16α-羟基雄烯二酮,最终形成游离雌三醇。

④孕激素:是一种甾体激素,妊娠早期由卵巢妊娠黄体产生。妊娠 8~10 周后,胎盘合体滋养细胞开始产生孕激素。母血孕酮值随妊娠进展逐渐增高,其代谢产物为孕二醇。孕激素在雌激素协同作用下,对妊娠期子宫内膜、子宫肌层、乳腺以及母体其他系统的生理变化起重要作用。

⑤缩宫素酶:是一种糖蛋白。随妊娠进展逐渐增多,至妊娠末期达高峰。其生物学意义尚不十分明确,主要作用是灭活缩宫素分子,维持妊娠。胎盘功能不良,如死胎、子痫前期、FGR

时,血中缩宫素酶降低。

⑥耐热性碱性磷酸酶(HSAP):妊娠16～20周母血中可测出。随妊娠进展而增多,直至胎盘娩出后下降,产后3～6d消失。动态监测其变化,可作为评价胎盘功能的一项指标。

⑦细胞因子与生长因子:如表皮生长因子(EGF)、神经生长因子、胰岛素样生长因子(IGF)、肿瘤坏死因子-α(TNF-α)、白细胞介素(IL)-1、2、6、8等。上述因子在胚胎和胎儿营养及免疫保护中起一定作用。

(4)免疫功能:胎儿是同种半异体移植物。正常妊娠母体能容受、不排斥胎儿,其具体机制目前尚不清楚,可能与早期胚胎组织无抗原性、母胎界面的免疫耐受以及妊娠期母体免疫力低下有关。

### (二)胎膜

胎膜是由外层的平滑绒毛膜和内层的羊膜组成。囊胚表面非着床部位的绒毛膜在发育过程中因缺乏营养逐渐退化萎缩成为平滑绒毛膜。胎膜的重要作用是维持羊膜腔的完整性,对胎儿起到保护作用。胎膜含大量花生四烯酸(前列腺素前身物质)的磷脂,且含能催化磷脂生成游离花生四烯酸的溶酶体,在分娩发动上有一定作用。

### (三)脐带

脐带是连接胎儿与胎盘的条索状组织,胎儿借助脐带悬浮于羊水中。足月妊娠的脐带长30～100cm,平均约55cm,直径0.8～2.0cm。脐带表面有羊膜覆盖呈灰白色,内有一条脐静脉,两条脐动脉,脐血管周围为含水量丰富来自胚外中胚层的胶样组织,称为华通胶,有保护脐血管的作用。脐带是母儿间气体交换、营养物质供应和代谢产物排出的重要通道。脐带受压使血流受阻时,可致胎儿缺氧,甚至危及胎儿生命。

### (四)羊水

充满在羊膜腔内的液体,称为羊水。

1.羊水的来源

(1)妊娠早期的羊水主要来自母体血清经胎膜进入羊膜腔的透析液;

(2)妊娠中期以后,胎儿尿液成为羊水的主要来源,使羊水的渗透压逐渐降低;

(3)妊娠晚期胎肺参与羊水的生成,每日大约350mL液体从肺泡分泌至羊膜腔;

(4)羊膜、脐带华通胶及胎儿皮肤渗出液体,但量少。

2.羊水的吸收

胎儿吞咽是羊水吸收的主要方式。妊娠18周开始胎儿出现吞咽动作,近足月时每日可吞咽500～700mL液体。因羊水相较于母体血浆是低渗液体,羊水吸收的另一个重要途径是经羊膜、绒毛膜界面的膜内转运向胎儿胎盘血管的转移,其中只有微量的羊水转移至母体血浆,因此,膜内运输可能与胎儿吞咽协同作用,共同维持羊水量的稳定。另外,脐带每小时能吸收羊水40～50mL;妊娠20周前,胎儿角化前皮肤有吸收羊水的功能,但量很少。

3.母体、胎儿、羊水三者间的液体平衡

羊水在羊膜腔内不断进行液体交换,以保持羊水量相对恒定。母儿间的液体交换主要通过胎盘,每小时约3600mL。羊水量的调节包括以下四个因素:①自妊娠后半期开始胎儿排尿是羊水的主要来源;②胎儿分泌的肺泡液;③每日约有400mL的羊水通过膜内运输进入胎盘表面的胎儿血管;④胎儿吞咽是羊水吸收的主要途径。

**4.羊水量、性状及成分**

妊娠期羊水量逐渐增加,妊娠 38 周约 1000mL,此后羊水量逐渐减少。至妊娠 40 周羊水量约 800mL。过期妊娠羊水量明显减少,可减少至 300mL 以下。妊娠早期羊水为无色澄清液体。妊娠足月羊水略混浊、不透明,可见羊水内悬有小片状物(胎脂、胎儿脱落上皮细胞、毳毛、毛发、少量白细胞、白蛋白、尿酸盐等)。羊水中含大量激素和酶。足月妊娠时羊水比重为 1.007~1.025,pH 约为 7.20,内含水分 98%~99%,1%~2% 为无机盐及有机物。

**5.羊水的功能**

(1)保护胎儿:羊膜腔内恒温,适量的羊水对胎儿有缓冲作用,避免胎儿受到挤压,防止胎儿肢体粘连,避免子宫肌壁或胎儿对脐带直接压迫导致胎儿窒迫;临产宫缩时,羊水能使宫缩压力均匀分布,避免胎儿局部受压致胎儿窒迫。胎儿吞咽或吸入羊水可促进胎儿消化道和肺的发育,羊水过少可引起胎儿肺发育不全。

(2)保护母体:减少胎动所致不适感;临产后,前羊水囊借助楔形水压扩张宫口及阴道;破膜后羊水冲洗阴道,减少感染机会。

# 三、妊娠期母体的变化

在胎盘产生激素的参与和神经内分泌的影响下,孕妇体内各系统发生一系列生理变化以适应胎儿生长发育的需要并为分娩做准备。

## (一)生殖系统的变化

### 1.子宫

妊娠期子宫的重要功能是孕育胚胎和胎儿,同时在分娩过程中起重要作用。是妊娠期及分娩后变化最大的器官。

(1)子宫大小:随妊娠进展,胎儿、胎盘及羊水的形成与发育,子宫体逐渐增大变软。至妊娠足月时子宫体积达 35cm×25cm×22cm;容量约 5000mL,是非孕期的 500~1000 倍;重量约 1100g,增加近 20 倍。妊娠早期子宫略呈球形且不对称,受精卵着床部位的子宫壁明显突出。妊娠 12 周后,增大子宫逐渐超出盆腔,在耻骨联合上方可触及。妊娠晚期子宫轻度右旋,与乙状结肠占据在盆腔左侧有关。

子宫增大主要是由于肌细胞肥大、延长,也有少量肌细胞数目增加及结缔组织增生。子宫肌细胞由非孕时长 20$\mu$m、宽 2$\mu$m 至妊娠足月时长 500$\mu$m、宽 10$\mu$m,细胞质内富含有收缩功能的肌动蛋白和肌球蛋白,为临产后子宫收缩提供物质基础。子宫肌壁厚度非孕时约 1cm,至妊娠中期逐渐增厚达 2.0~2.5cm,至妊娠末期又逐渐变薄为 1.0~1.5cm。妊娠早期子宫增大主要受雌激素影响,孕激素作用尚不确切,妊娠 12 周以后子宫增大系因宫腔内压力增加所致。子宫各部位增长速度:宫底于妊娠后期增长最快,宫体含肌纤维最多,子宫下段次之,子宫颈最少,以适应临产后子宫收缩力由宫底向下逐渐递减,利于胎儿娩出。

自妊娠早期开始,子宫可出现不规律无痛性收缩。其特点为稀发、不规律和不对称,随妊娠进展而逐渐增加,但宫缩时宫腔内压力通常为 5~25mmHg,持续时间不足 30s,不伴子宫颈扩张,这种生理性无痛性宫缩称为 Braxton Hicks 收缩。

(2)子宫血流量:妊娠期子宫血管扩张、增粗,子宫血流量增加,以适应胎儿-胎盘循环需要。妊娠早期子宫血流量为 50mL/min,主要供应子宫肌层和蜕膜。妊娠足月时子宫血流量为 450~650mL/mm,其中 80%~85%供应胎盘。子宫螺旋血管行走于子宫肌纤维之间,子宫收缩时血管被紧压,子宫血流量明显减少。过强宫缩可致胎儿宫内缺氧。另一方面,有效的子宫收缩也是产后使子宫胎盘剥离面迅速止血的主要机制。

(3)子宫内膜:受精卵着床后,在孕激素、雌激素作用下子宫内膜腺体增大,腺上皮细胞内糖原增加,结缔组织细胞肥大,血管充血,此时子宫内膜称为蜕膜。按蜕膜与囊胚的关系,将蜕膜分为 3 部分:①底蜕膜:囊胚着床部位的子宫内膜,与叶状绒毛膜相贴,以后发育成胎盘母体部分;②包蜕膜:覆盖在囊胚表面的蜕膜,随囊胚发育逐渐突向宫腔;③真蜕膜:底蜕膜及包蜕膜以外覆盖子宫腔其他部分的蜕膜,妊娠 14~16 周羊膜腔明显增大,包蜕膜和真蜕膜相贴近,宫腔消失。

(4)子宫峡部:位于子宫体与子宫颈之间最狭窄的组织结构。非孕时长约 1cm,妊娠后子宫峡部变软,逐渐伸展拉长变薄,扩展成宫腔的一部分,临产后伸展至 7~10cm,成为产道的一部分,称为子宫下段。

(5)子宫颈:在激素作用下,子宫颈充血、水肿,子宫颈管内腺体增生、肥大,使子宫颈自妊娠早期逐渐变软,呈紫蓝色。子宫颈主要成分为胶原丰富的结缔组织,不同时期这些结缔组织重新分布,使妊娠期子宫颈关闭维持至足月,分娩期子宫颈扩张以及产褥期子宫颈迅速复旧。妊娠期子宫颈黏液增多,形成黏稠的黏液栓,内富含免疫球蛋白及细胞因子,具有保护宫腔免受外来感染侵袭的作用。

2.卵巢

妊娠期卵巢排卵和新卵泡发育均停止。妊娠 6~7 周前产生大量雌激素及孕激素,以维持妊娠。妊娠 10 周后黄体功能由胎盘取代,黄体开始萎缩。

3.输卵管

妊娠期输卵管伸长,但肌层并不增厚。黏膜层上皮细胞稍扁平,在基质中可见蜕膜细胞。有时黏膜呈蜕膜样改变。

4.阴道

妊娠期阴道黏膜变软,水肿充血呈紫蓝色(Chadwick 征)。阴道壁皱襞增多,周围结缔组织变疏松,肌细胞肥大,伸展性增加,有利于分娩时胎儿通过。阴道脱落细胞及分泌物增多呈白色糊状。阴道上皮细胞糖原水平增加,乳酸含量增多,pH 降低,不利于致病菌生长,有利于防止感染。

5.外阴

妊娠期外阴充血,皮肤增厚,大小阴唇色素沉着,大阴唇内血管增多及结缔组织松软,伸展性增加,利于分娩时胎儿通过。妊娠时由于增大的子宫压迫,盆腔及下肢静脉血回流障碍,部分孕妇可有外阴或下肢静脉曲张,产后多自行消失。

## (二)乳房的变化

妊娠期胎盘分泌大量雌激素刺激乳腺腺管发育,分泌大量孕激素刺激乳腺腺泡发育。乳腺发育完善还需垂体催乳素、人胎盘生乳素、胰岛素及皮质醇等参与。妊娠早期乳房开始增大，充血明显。孕妇自觉乳房发胀是妊娠早期的常见表现。随着乳腺腺泡增生导致乳腺增大并出现结节。乳头增大变黑，易勃起。乳晕颜色加深，其外围皮脂腺肥大形成散在结节状隆起，称蒙氏结节。妊娠末期，尤其在接近分娩期时挤压乳房，可有少量淡黄色稀薄液体溢出称为初乳(colos-trum)。妊娠期间乳腺充分发育为泌乳做准备，但并无乳汁分泌，可能与大量雌、孕激素抑制乳汁生成有关。产后胎盘娩出，雌、孕激素水平迅速下降，新生儿吸吮乳头，乳汁开始分泌。

### （三）循环系统的变化

#### 1.心脏

妊娠期增大的子宫使膈肌升高，心脏向左、上、前方移位，心脏沿纵轴顺时针方向扭转，加之血流量增加及血流速度加快，心浊音界稍扩大，心尖搏动左移 1～2cm。部分孕妇可闻及心尖区Ⅰ～Ⅱ级柔和吹风样收缩期杂音，第一心音分裂及第三心音，产后逐渐消失。心电图因心脏左移出现电轴左偏约 150。心脏容量至妊娠末期增加约 10%。心率于妊娠晚期休息时每分钟增加 10～15 次。

#### 2.心排出量

伴随着外周血管阻力下降，心率增加及血容量增加，心排出量自妊娠 10 周逐渐增加，至妊娠 32～34 周达高峰，持续至分娩。左侧卧位心排出量较未孕时约增加 30%。心排出量增加是妊娠期循环系统最重要的改变，为子宫、胎盘、乳房提供足够血流供应。临产后在第二产程心排出量也显著增加。有基础心脏病的孕妇易在妊娠期和分娩期发生心衰。

#### 3.血压

妊娠早期及中期血压偏低，妊娠 24～26 周后血压轻度升高。一般收缩压无变化，舒张压因受外周血管扩张、血液稀释及胎盘形成动静脉短路而轻度降低，使脉压稍增大。孕妇体位影响血压，妊娠晚期仰卧位时增大子宫压迫下腔静脉，回心血量减少、心排出量减少使血压下降，形成仰卧位低血压综合征。侧卧位能解除子宫压迫，改善血液回流。因此，妊娠中、晚期鼓励孕妇侧卧位休息。

妊娠期下肢静脉压显著升高，加之增大子宫压迫下腔静脉，导致下肢水肿、静脉曲张和痔疮的发生率增加，同时也增加深部静脉血栓(DVT)的发生风险。

### （四）血液的改变

#### 1.血容量

妊娠期血容量增加以适应子宫胎盘及各组织器官增加的血流量，对维持胎儿生长发育极为重要，也是对妊娠和分娩期出血的一种保护机制。血容量于妊娠 6～8 周开始增加，至妊娠 32～34 周达高峰，增加 40%～45%，平均增加约 1450mL。维持此水平直至分娩。其中血浆平均增加 1000mL，红细胞平均增加 450mL，血浆量增加多于红细胞增加，出现生理性血液稀释。

#### 2.血液成分

(1)红细胞:妊娠期骨髓造血增加，网织红细胞轻度增多。由于血液稀释，红细胞计数约为 $3.6 \times 10^{12}/L$(非孕妇女约为 $4.2 \times 10^{12}/L$)，血红蛋白值约为 110g/L(非孕妇女约为 130g/L)，血细胞比容从未孕时 0.38~0.47 降至 0.31~0.34。

（2）白细胞：妊娠期白细胞计数轻度增加，一般 $5\times10^9$~$12\times10^9$/L，有时可达 $15\times10^9$/L。临产和产褥期白细胞计数也显著增加，一般（$14\times10^9$~$16\times10^9$/L，有时可达 $25\times10^9$/L。主要为中性粒细胞增多，淋巴细胞增加不明显，单核细胞及嗜酸性粒细胞几乎无改变。产后 1~2 周内白细胞水平恢复正常。

（3）血小板：目前对于妊娠期血小板计数的变化尚不明确。妊娠期由于血小板破坏增加、血液稀释或免疫因素等，可导致妊娠期血小板减少，部分孕妇在妊娠晚期会进展为妊娠期血小板减少症。虽然血小板数量下降，但血小板功能增强以维持止血。血小板计数多在产后 1~2 周恢复正常。

（4）凝血因子：妊娠期血液处于高凝状态，为防止围产期出血做好准备。凝血因子 Ⅱ、Ⅴ、Ⅶ、Ⅷ、Ⅸ、Ⅹ 增加，仅凝血因子 Ⅺ 及 Ⅻ 降低。妊娠晚期凝血酶原时间（PT）及活化部分凝血活酶时间（APTT）轻度缩短，凝血时间无明显改变。血浆纤维蛋白原含量比非孕妇女约增加 50%，于妊娠末期平均达 4.5g/L（非孕妇女平均为 3g/L）。妊娠期静脉血液淤滞、血管壁损伤均导致妊娠期血液处于高凝状态，使妊娠期女性发生血管栓塞性疾病的风险较非孕妇女增加 5~6 倍。这些生理性变化使产后胎盘剥离面血管内迅速形成血栓，是预防产后出血的另一重要机制。产后 2 周凝血因子水平恢复正常。

（5）血浆蛋白：由于血液稀释，血浆蛋白自妊娠早期开始降低，至妊娠中期达 60~65g/L，主要是白蛋白减少，约为 35g/L，以后持续此水平直至分娩。

### （五）泌尿系统的变化

妊娠期肾脏略增大。肾血浆流量（RPF）及肾小球滤过率（GFR）于妊娠早期均增加，整个妊娠期维持高水平。与非孕时相比，RPF 约增加 35%，GFR 约增加 50%，致代谢产物尿素、肌酐等排泄增多，其血清浓度低于非孕期。RPF 与 GFR 均受体位影响，孕妇仰卧位时尿量增加，故夜尿量多于日尿量。妊娠期 GFR 增加，而肾小管对葡萄糖重吸收能力未相应增加，约 15% 孕妇饭后出现生理性糖尿，应注意与糖尿病鉴别。

妊娠期由于增大子宫的压迫，输尿管内压力增高，加之孕激素影响，泌尿系统平滑肌张力降低。输尿管增粗且蠕动减弱，尿流缓慢，肾盂及输尿管自妊娠中期轻度扩张，且右侧输尿管常受右旋妊娠子宫的压迫，可致肾盂积水。孕妇易患急性肾盂肾炎，以右侧居多。妊娠早期膀胱受增大子宫的压迫，可出现尿频，子宫长出盆腔后症状缓解。妊娠晚期胎头入盆后，膀胱受压，膀胱、尿道压力增加，部分孕妇可出现尿频及尿失禁。

### （六）呼吸系统的变化

妊娠期肋膈角增宽、肋骨向外扩展，胸廓横径及前后径加宽使周径加大，膈肌上升使胸腔纵径缩短，但胸腔总体积不变，肺活量不受影响。孕妇耗氧量于妊娠中期增加 10%~20%，肺通气量约增加 40%，过度通气使动脉血 $PO_2$ 增高达 92mmHg，$PCO_2$ 降至 32mmHg，有利于供给孕妇及胎儿所需的氧，通过胎盘排出胎儿血中的二氧化碳。呼吸次数于妊娠期变化不大，每分钟不超过 20 次，但呼吸较深大。受雌激素影响，上呼吸道（鼻、咽、气管）黏膜增厚，轻度充血、水肿，易发生上呼吸道感染。

### (七)消化系统的变化

受雌激素影响,齿龈肥厚,容易充血、水肿、出血。少数孕妇牙龈出现血管灶性扩张,即妊娠龈瘤,分娩后自然消失。孕激素使胃贲门括约肌松弛,胃内酸性内容物逆流至食管下部产生胃烧灼感,而胃排空时间并不延长。胆囊排空时间延长,胆汁稍黏稠使胆汁淤积,易诱发胆囊炎及胆石病。肠蠕动减弱,粪便在大肠停留时间延长出现便秘,加之直肠静脉压增高,孕妇易发生痔疮或使原有痔疮加重。妊娠期增大的子宫可使胃、肠管向上及两侧移位,这些部位发生病变时,体征往往有变异,如阑尾炎可表现为右侧腹中部或上部疼痛。

### (八)内分泌系统的变化

#### 1.垂体

妊娠期垂体增大。尤其在妊娠末期,腺垂体增大明显。嗜酸细胞肥大增多,形成"妊娠细胞"。

(1)促性腺激素(Gn):妊娠黄体及胎盘分泌的大量雌、孕激素,对下丘脑及腺垂体的负反馈作用使 FSH 及 LH 分泌减少,故妊娠期间卵巢内的卵泡不再发育成熟,也无排卵。

(2)催乳素(PRL):妊娠 7 周开始增多,随妊娠进展逐渐增加,妊娠足月分娩前达高峰约 $150\mu g/L$,为非孕妇女 10 倍。催乳素促进乳腺发育,为产后泌乳做准备。

#### 2.肾上腺皮质

妊娠期促肾上腺皮质激素(ACTH)分泌增加,受妊娠期雌激素大量分泌的影响,中层束状带分泌糖皮质醇增多 3 倍,进入血液循环约 75% 与球蛋白结合,15% 与白蛋白结合,具有活性作用的游离糖皮质醇仅为 10%,故孕妇无肾上腺皮质功能亢进表现。妊娠期外层球状带分泌的醛固酮增多 4 倍,具有活性作用的游离醛固酮仅为 30%~40%,不致引起过多的水钠潴留。内层网状带分泌睾酮略增加,一些孕妇阴毛、腋毛增多增粗。

#### 3.甲状腺

妊娠期受促甲状腺激素(TSH)和 hCG 的作用,甲状腺呈中度增大。TSH 在妊娠早期短暂降低,至妊娠早期末回升至孕前水平,之后保持稳定。妊娠早期甲状腺素结合球蛋白(TBG)水平上升,约 20 周达高峰,此后维持近基线水平的两倍。TBG 的升高使血清中甲状腺素($T_4$)和三碘甲状腺原氨酸($T_3$)增加,但并不影响具有重要生理功能的游离 $T_4$ 和 $T_3$。妊娠 6~9 周血清中总 $T_4$ 开始迅速增加,至 18 周达到高峰。游离 $T_4$ 轻度升高,并和 hCG 一起达高峰,然后降至正常水平。母体 $T_4$ 可少量穿过胎盘以维持胎儿甲状腺功能。妊娠 10~12 周之前胎儿甲状腺不能聚集碘。近 20 周时胎儿在垂体分泌的 TSH 作用下合成和分泌甲状腺素,在此之前胎儿的任何需求都依赖母体供给。出生时,脐血中 30% 的 $T_4$ 来自母体。孕妇与胎儿体内的 TSH 均不能通过胎盘,各自负责自身甲状腺功能的调节。

#### 4.甲状旁腺

妊娠早期孕妇血清甲状旁腺素水平降低。随妊娠期血容量和肾小球滤过率的增加以及钙的胎儿运输,导致孕妇钙浓度缓慢降低,造成甲状旁腺素在妊娠中晚期逐渐升高,有利于为胎儿提供钙。

### (九)皮肤的变化

妊娠期促黑素细胞刺激激素(MSH)分泌增多,加之大量雌、孕激素有黑色素细胞刺激效应,使黑色素增加,导致孕妇乳头、乳晕、腹白线、外阴等处出现色素沉着。色素沉着于颧颊部并累及眶周、前额、上唇和鼻部,边缘较明显,呈蝶状褐色斑,称为妊娠黄褐斑,产后自行消退。妊娠期间肾上腺皮质分泌的糖皮质激素增多,该激素分解弹力纤维蛋白,使弹力纤维变性,加之子宫增大使孕妇腹壁皮肤张力加大,皮肤弹力纤维断裂,多呈紫色或淡红色不规律平行略凹陷的条纹,称为妊娠纹,见于初产妇。旧妊娠纹呈银色光亮,见于经产妇。

#### (十)新陈代谢的变化

1.基础代谢情况

妊娠早期基础代谢率稍下降,于妊娠中期逐渐增高,至妊娠晚期可增高15%～20%。孕期体温调节系统亦发生改变,早孕期体温最高,产后3个月降至最低点后恢复正常。

(1)能量需要与体重控制:妊娠期需要增加的总能量约80 000kcal或约每日300kcal。孕期平均体重增加12.5kg,其中胎儿、胎盘、羊水约4.5～5kg,子宫及乳房约1kg,循环血量及组织液约3kg,孕妇体内脂肪贮存约2～3kg。

(2)碳水化合物代谢:妊娠期胰腺分泌胰岛素增多,胎盘产生的胰岛素酶、激素等拮抗胰岛素致其分泌相对不足。孕妇空腹血糖值略低,餐后高血糖和高胰岛素血症,以利于对胎儿葡萄糖的供给。

(3)脂肪代谢:妊娠期间总脂肪增加,在妊娠中后期血脂增加(血浆胆固醇增加50%,血浆甘油三酯浓度可能会增加3倍),但分娩后很快会降低。孕期低密度脂蛋白胆固醇增加,孕36周左右达峰值,足月前开始下降。高密度脂蛋白胆固醇在妊娠前半期增高,孕30周后达峰值,然后维持在该水平。

(4)蛋白质代谢:血浆总蛋白有所下降,血浆白蛋白从平均41.5g/L下降至约30.5g/L,血浆球蛋白含量则从31.4g/L上升至34g/L,故白蛋白与球蛋白比值下降,比值从未孕的1.5～2.6下降至1～1.8。

(5)水的代谢:整个孕期母体内总体液量增加平均为6.5L,包括胎儿、胎盘、羊水,还有子宫、乳房组织增大,血容量的扩充以及组织间液的增加。产后水的转移以及排泄与孕期水的潴留多少、分娩时的脱水情况以及失血多少有关。

2.矿物质代谢

(1)铁代谢:妊娠期间对铁的需求量增加,约需增加1000mg铁,其中红细胞需铁约500mg,胎儿需铁290mg,胎盘需铁约250mg。孕期铁的需求主要在妊娠晚期,约6～7mg/d。妊娠初期血清铁稍有升高,以后则逐渐减少,至孕晚期约为初期的1/2。铁蛋白从妊娠4个月开始下降,至孕晚期达最低值。

(2)钙代谢:孕期血清中离子钙的浓度保持不变,但由于白蛋白的降低,总体的含钙量低于非孕期。妊娠期间肠道对钙的吸收增加,尿中钙的排出量亦增加,但由于母体对钙的需要量增加(孕期约需储积钙40g,胎儿骨骼生长发育需储钙约30g),因此应注意加强饮食中钙的摄入,对钙摄入少的人群加强补钙。

(3)其他代谢:妊娠期总钾、钠的储存增加,但由于血容量的增加,血清中钾、钠的浓度与非孕期相近。妊娠期血清磷无明显变化,血清镁浓度下降。

# 第三节 妊娠诊断

## 一、早期妊娠的诊断

早期妊娠也称为早孕,是胚胎形成、胎儿器官分化的重要时期,因此早期妊娠的诊断主要是确定妊娠、胎数、孕龄,排除异位妊娠等病理情况。

### (一)症状与体征

#### 1.停经

生育期、有性生活史的健康妇女,平时月经周期规则,一旦月经过期,应考虑到妊娠,过期10d以上,尤应高度怀疑妊娠。

#### 2.早孕反应

在停经6周左右出现畏寒、头晕、流涎、乏力、嗜睡、食欲缺乏、喜食酸物、厌恶油腻、恶心、晨起呕吐等症状,称为早孕反应,部分患者有情绪改变。多在停经12周左右自行消失。

#### 3.尿频

由前倾增大的子宫在盆腔内压迫膀胱所致,当子宫增大超出盆腔后,尿频症状自然消失。

#### 4.乳房变化

自觉乳房胀痛。检查乳房体积逐渐增大,有明显的静脉显露,乳头增大,乳头乳晕着色加深。乳晕周围皮脂腺增生出现深褐色结节,称为蒙氏结节。哺乳妇女妊娠后乳汁明显减少。

#### 5.妇科检查

阴道黏膜和宫颈阴道部充血呈紫蓝色。妊娠6~8周时,双合诊检查子宫峡部极软,感觉宫颈与宫体之间似不相连,称为黑加征。子宫逐渐增大变软,呈球形。妊娠8周时,子宫为非孕时的2倍,妊娠12周时为非孕时的3倍,宫底超出盆腔,可在耻骨联合上方触及。

#### 6.其他

部分患者出现雌激素增多的表现,如蜘蛛痣、肝掌、皮肤色素沉着(面部、腹白线、乳晕等)。部分患者出现不伴有子宫出血的子宫收缩痛或不适、腹胀、便秘等不适。

### (二)辅助检查

#### 1.妊娠试验

受精卵着床后不久,即可用放射免疫法测出受检者血液中hCG水平升高。临床上多用早早孕试纸法检测受检者尿液,结果阳性结合临床表现可诊断妊娠。但要确定是否为宫内妊娠,尚需超声检查。

#### 2.超声检查

妊娠早期超声检查的主要目的是确定宫内妊娠,排除异位妊娠、滋养细胞疾病、盆腔肿块等。确定胎数,若为多胎,可通过胚囊数目和形态判断绒毛膜性。估计孕龄,停经35d时,宫腔内见到圆形或椭圆形妊娠囊(GS);妊娠6周时,可见到胚芽和原始心管搏动。妊娠11~13$^{+6}$

周测量胎儿头臀长度(CRL)能较准确地估计孕周,校正预产期,同时检测胎儿颈项透明层(NT)厚度和胎儿鼻骨等,可作为早孕期染色体疾病筛查的指标。妊娠 9~13⁺⁶ 周超声检查可以排除严重的胎儿畸形,如无脑儿。

### (三)诊断

有性生活史的生育期妇女出现停经或月经异常,均应考虑妊娠的可能;血或尿 hCG 阳性提示妊娠;超声发现宫内孕囊或胚芽可以确诊为宫内妊娠,见原始心管搏动提示胚胎存活。因此,血或尿 hCG 阳性、超声检查见胚芽和原始心管搏动才能确诊正常的早期妊娠。若临床高度怀疑妊娠,血或尿 hCC 阳性而超声检查未发现孕囊或胚芽,不能完全排除妊娠。可能是超声检查时间太早或异位妊娠,需要定期复查。

根据超声测量估计孕龄:根据末次月经推算的预产期有 50% 不准确,需要妊娠早期超声确认或校正。特别是妊娠 11~13⁺⁶ 周测量胎儿 CRL 来估计孕龄是最为准确的方法,妊娠≥14 周则采用双顶径、头围、腹围和股骨长度综合判断孕龄。如果妊娠 22⁺⁰ 周前没有进行超声检查确定或校正孕龄,单纯根据末次月经推算的预产期称为日期不准确妊娠。

## 二、中晚期妊娠的诊断

中晚期妊娠是胎儿生长和各器官发育成熟的重要时期,主要的妊娠诊断是判断胎儿生长发育情况、宫内状况和发现胎儿畸形。主要的临床表现有子宫增大和胎动。听到胎心音能确诊妊娠且为活胎。超声可检测胎儿生长发育并在妊娠 18~24 周筛查胎儿结构畸形,彩色多普勒超声可了解子宫和胎儿动脉血流。

### (一)病史和症状

有早期妊娠经过,自觉腹部逐渐增大。初孕妇于妊娠 20 周感到胎动,经产妇感觉略早于初产妇。胎动随妊娠进展逐渐增强,至妊娠 32~34 周达高峰,妊娠 38 周后逐渐减少。正常胎动每小时 3~5 次。

### (二)体征和检查

1.子宫增大

腹部检查时见增大子宫,手测子宫底高度或尺测耻骨上子宫长度可以估计胎儿大小及孕周(表 5-3-1)。子宫底高度因孕妇的脐耻间距离、胎儿发育情况、羊水量、单胎、多胎等有差异。不同孕周的子宫底增长速度不同,妊娠 20~24 周时增长速度较快,平均每周增长 1.6cm,至 36~40 周增长速度减慢,每周平均增长 0.25cm。正常情况下,子宫高度在妊娠 36 周时最高,至妊娠足月时因胎先露入盆略有下降。

表 5-3-1 不同妊娠周数子宫底高度及子宫长度

| 妊娠周数 | 手测子宫底高度 | 尺测子宫长度/cm |
| --- | --- | --- |
| 12 周末 | 耻骨联合上 2~3 横指 | |
| 16 周末 | 脐耻之间 | |
| 20 周末 | 脐下 1 横指 | 18(15.3~21.4) |

| 妊娠周数 | 手测子宫底高度 | 尺测子宫长度/cm |
|---|---|---|
| 24 周末 | 脐上 1 横指 | 24（22.0～25.1） |
| 28 周末 | 脐下 3 横指 | 26（22.4～29.0） |
| 32 周末 | 脐与剑突之间 | 29（25.3～32.0） |
| 36 周末 | 剑突下 2 横指 | 32（29.8～34.5） |
| 40 周末 | 脐与剑突之间或略高 | 33（30.0～35.3） |

2.胎动（FM）

指胎儿的躯体活动。一般在妊娠 18 周后 B 型超声检查可发现，妊娠 20 周后孕妇可感觉到胎动，检查者的手放在孕妇腹部能够感觉到间歇不等的胎动。在妊娠早期，胎动幅度较小，并随孕期进展逐渐增强，至孕晚期时，胎动明显，有时在腹部检查可以看到或触到胎动。

3.胎体

妊娠 20 周后，经腹壁能触到子宫内的胎体。妊娠 24 周后触诊能区分胎头、胎背、胎臀和胎儿肢体。胎头圆而硬，有浮球感；胎背宽而平坦；胎臀宽而软，形状不规则；胎儿肢体小且有不规则活动，随妊娠进展，通过四步触诊法能够查清胎儿在子宫内的位置。

4.胎心音

听到胎心音能够确诊为妊娠且为活胎。于妊娠 12 周用多普勒胎心听诊仪能够探测到胎心音；妊娠 18～20 周用一般听诊器经孕妇腹部能够听到胎心音。胎心音是双音，似钟表"滴答"声，速度较快，正常时每分钟 110～160 次。胎心音应与子宫杂音、母亲脉搏、脐带杂音、胎动引起的声音和母亲小肠气体的声音相鉴别。脐带杂音是由血流通过脐动脉引起的，这是一种锐利的、吹口哨般与胎儿脉搏同步发生的声音，能够在约 15% 的孕妇中听到。子宫杂音是柔和的、吹风样和母亲脉搏同步发生的声音，通常在子宫下段听诊最清楚，是由于血流通过扩张的子宫血管而产生。

（三）辅助检查

超声检查不仅能显示胎儿数目、胎产式、胎先露、胎方位、有无胎心搏动、胎盘位置及其与宫颈内口的关系、羊水量、评估胎儿体重，还能测量胎头双顶径、股骨长等多条径线，了解胎儿生长发育情况。在妊娠 18～24 周，可采用超声进行胎儿系统检查，筛查胎儿的结构畸形。

彩色多普勒超声可以检测子宫动脉、脐动脉、胎儿动脉的血流速度波形。妊娠中期子宫动脉血流波动指数（PI）和阻力指数（RI）可以评估子痫前期的风险，妊娠晚期的脐动脉 PI 和 RI 可以评估胎盘的血流，胎儿大脑中动脉（MCA）的收缩期峰值可以判断胎儿贫血的程度。

## 三、胎姿势、胎产式、胎先露、胎方位

妊娠 28 周以前胎儿小，羊水相对较多，胎儿在子宫内活动范围较大，胎儿位置不固定。妊娠 32 周后，胎儿生长迅速，羊水相对减少，胎儿与子宫壁贴近，胎儿的姿势和位置相对恒定，但亦有极少数胎儿的姿势和位置在妊娠晚期发生改变。胎方位甚至在分娩期仍可改变。

正常的胎姿势为胎头俯屈，颏部贴近胸壁，脊柱略前弯，四肢屈曲交叉于胸腹前。纵产式有头先露和臀先露，横产式为肩先露。枕先露以枕骨、面先露以颏骨、臀先露以骶骨、肩先露以

肩胛骨为指示点。每个指示点与母体骨盆入口的不同位置构成不同胎位。

### (一)胎姿势

胎儿在子宫内的姿势称为胎姿势。正常胎姿势为胎头俯屈,颏部贴近胸壁,脊柱略前弯,四肢屈曲交叉于胸腹前,其体积及体表面积均明显缩小,整个胎体成为头端小、臀端大的椭圆形。

### (二)胎产式

胎体纵轴与母体纵轴的关系称为胎产式。胎体纵轴与母体纵轴平行者,称为纵产式,占足月妊娠分娩的 99.75%;胎体纵轴与母体纵轴垂直者,称为横产式,仅占足月分娩总数的 0.25%;胎体纵轴与母体纵轴交叉者,称为斜产式,斜产式属暂时的,在分娩过程中多转为纵产式,偶尔转成横产式。

### (三)胎先露

先进入骨盆入口的胎儿部分称为胎先露。纵产式有头先露和臀先露,横产式为肩先露。根据胎头屈伸程度,头先露分为枕先露、前囟先露、额先露及面先露。臀先露分为混合臀先露、单臀先露、单足先露、双足先露。横产式时最先进入骨盆的是胎儿肩部,为肩先露。偶尔胎儿头先露或臀先露与胎手或胎足同时入盆,称为混合先露。

### (四)胎方位

胎儿先露部的指示点与母体骨盆的关系称为胎方位。枕先露以枕骨、面先露以颏骨、臀先露以骶骨、肩先露以肩胛骨为指示点。每个指示点与母体骨盆入口左、右、前、后、横不同而有不同的胎位。头先露、臀先露各有 6 种胎方位,肩先露有 4 种胎方位。如枕先露时,胎头枕骨位于母体骨盆的左前方,应为枕左前位,余类推。

## 四、妊娠鉴别诊断

### (一)盆腔或腹腔肿瘤

妊娠子宫有时会误诊为盆腔或腹腔肿瘤,反之不常见。妊娠早期数周时子宫的改变可被误认为子宫肌瘤、宫腔积血或者子宫腺肌病,这些原因引起的增大子宫通常质硬而且没有停经史。

### (二)假性妊娠

假性妊娠或称假孕,通常见于近绝经期或强烈希望妊娠的妇女,可出现所有和妊娠相关的主要症状。脂肪堆积、小肠胀气或腹水可引起腹部增大;虽然没有明确的停经史,但下次月经时间、出血量和出血持续时间无法预测;有时发生乳房增大、溢乳、乳晕着色。可有晨起呕吐,可能为精神因素。假孕妇女感觉到的胎动通常为小肠蠕动或腹部肌肉收缩。这些症状可发生于一些不常见的情况,如分泌 hCG 的滋养细胞肿瘤,外源性注射 hCG,异位分泌 hCG 的肿瘤如支气管癌和系统性红斑狼疮,也见于药物或垂体分泌高泌乳素引起的中枢性闭经。基于 hCG 和血清泌乳素水平的假性妊娠诊断流程见图 3-7。诊断假性妊娠并不困难,双合诊检查可触到未增大变软的子宫。但对于某些妇女,使其相信没有妊娠则有一定的困难。

# 第六章 胎儿异常与多胎妊娠

## 第一节 胎儿畸形

### 一、概述

胎儿畸形是指胎儿在宫内即发生的结构或者染色体的异常。根据程度分为正常变异、轻度畸形和严重畸形;根据个数分为单发畸形和多发畸形;根据部位分为器官畸形、染色体畸形和基因畸形;根据发生原因分为原发畸形和继发畸形(如羊水过少综合征)。

#### (一)常见类型

**1.无脑儿**

无脑儿是前神经孔闭合失败所致。胎儿外观表现为颅骨缺失、双眼暴突、颈短。常伴肾上腺发育不良及羊水过多。B型超声检查:颅骨不显像球突出呈"蛙样"面容。孕妇血甲胎蛋白升高,尿 E/C 及 E3 偏低。无脑儿一经确诊,应尽早引产。

**2.脊柱裂**

脊柱裂为部分脊椎管未完全闭合。根据病变部位有无明显体征,把脊柱裂分为隐性脊柱裂及显性脊柱裂。显性脊柱裂包括脊膜膨出、脊髓脊膜膨出及脊髓膨出。超声是诊断脊柱裂的重要手段,妊娠 18~20 周是发现的最佳时机。孕中期测孕妇血清中甲胎蛋白(AFP)升高。严重的脊柱裂在有生机儿之前诊断应终止妊娠。也可在妊娠中期 24 周左右行开放性或胎儿镜下的胎儿脊柱裂修补手术,能够部分改善新生儿的预后。

**3.脑积水**

脑积水是指大脑导水管不通,致脑脊液回流受阻,大量蓄积于脑室内外,脑室系统扩张和压力升高,进一步导致颅腔体积增大、颅缝变宽、囟门增大,并常压迫正常脑组织。超声检查有助于诊断,超声提示侧脑室≥1cm 称侧脑室增宽。必要时应当产前诊断排除染色体异常以及行胎儿磁共振检查明确中枢神经系统畸形和鉴别脑出血和积水。若超声提示侧脑室<1cm 属于正常生理范围,若超声提示侧脑室>1cm 且<1.5cm,需动态观察监测侧脑室变化。若超声提示侧脑室≥1.5cm,有胎儿染色体异常可能,需行产前诊断,可建议引产,也可考虑行产时胎儿或新生儿脑积水引流术。

**4.先天性心脏病**

先天性心脏病(简称先心病)是常见的一种胎儿畸形,主要包括:法洛四联症、大血管错位、室间隔缺损、房间隔缺损和单心房单心室等。超声检查是孕期筛查先心病的重要手段。诊断后建议到心脏外科进行咨询,若生后可以进行治疗,则继续妊娠,必要时分娩后请儿科医生进行进一步治疗。严重复杂的先心病如单心房单心室,在具备存活能力之前诊断者建议终止妊娠。

**5.唇腭裂**

唇腭裂发生是由于胚胎早期胎儿口腔的唇部和腭部的中胚叶组织发育受阻所致。超声检查是孕期筛查唇腭裂的重要手段。必要时可以转诊至有条件的医院进行磁共振检查,了解唇腭裂具体缺损的程度以利于出生后矫正的正确评估。诊断后建议到颌面外科进行咨询,若生后可以进行治疗,则继续妊娠,出生后进行正畸修复治疗。

**6.腹裂**

腹裂又称内脏外翻,是一侧前腹壁全层缺损所致。产前B型超声检查中可见胎儿腹腔空虚,胃、肠等内脏器官漂浮在羊水中,表面无膜覆盖。确诊后可行产时胎儿手术或产房外科手术,总体预后较好。

**7.脐膨出**

脐膨出为腹壁缺损,腹腔内容物突入脐带内,表面覆以腹膜和羊膜。产前B型超声检查中可见胎儿脐根部皮肤连续性中断,可见一向外突出的包块,其内容物可有肠管等。此疾病有胎儿染色体异常可能,需尽早行产前诊断,若无染色体异常,可行产时胎儿手术或产房外科手术,预后较好。

**（二）病因**

引起胎儿畸形的病因很多,包括遗传因素、感染因素、环境因素等。

1.母体或环境因素

（1）放射线:早孕期胎儿吸收的放射线剂量超过5rads时,胎儿畸形的风险会明显增加。

（2）化学剂:某些药物可导致胎儿畸形,尤其是在早孕期使用时,因此妊娠期用药应在医师指导下合理用药。农村妇女妊娠期应避免接触农药。长期大量饮酒可导致胎儿酒精综合征,表现为小头畸形、智力低下和特殊面容。重金属(汞、铅等)增加胎儿畸形的风险。

（3）感染:孕期母亲感染某些微生物可导致胎儿感染并导致胎儿畸形,如风疹、巨细胞、单纯疱疹、弓形虫、梅毒等。

（4）早孕期高热。

（5）孕期高血糖糖尿病:孕妇早孕期血糖控制差,可增加胎儿畸形的风险,主要是先天性心脏病、神经管畸形、唇腭裂等。

（6）饮食因素:食物中叶酸缺乏增加胎儿神经管缺陷和唇腭裂的风险。

2.遗传因素

是指来自父母亲的遗传物质的异常而造成畸形。如父母染色体异常、父母携带突变基因等。有时是受精卵自身发生了染色体分离异常或基因突变。近亲结婚时,由于夫妻双方携带相同异常基因的风险增加,导致某些隐性遗传病的发病率显著增加,因此近亲不宜结婚或生育。

### （三）并发症

**1.围产儿并发症**

胎儿畸形的围产儿结局与类型、出现时间和严重程度密切相关。70％的自然流产与胎儿染色体畸形有关。不同种类不同部位的畸形可能引起相关组织器官的功能障碍、发育受限，导致终身残疾，甚至引起胎死宫内、死产或婴幼儿死亡。也有一些胎儿畸形预后良好，不产生任何不良影响，例如永存左上腔静脉和右位心等。

由于胎儿畸形引起的羊水过少可导致早产及羊水过少综合征，危害围产儿健康及生命。

**2.母亲并发症**

部分胎儿畸形可能引起羊水异常。羊水过多可导致胎膜早破、早产、羊水栓塞、胎盘早剥、子痫前期等相关并发症，羊水过少可引起胎盘早剥、子宫破裂等相关并发症。

## 二、诊断

### （一）临床表现

胎儿畸形大多没有明显的临床表现，主要是通过产前筛查，即通过经济、简便和较少创伤的检测方法，从孕妇群体中发现怀有某些先天缺陷胎儿的高危孕妇，进而行产前诊断。

少数胎儿畸形是因为出现了胎动异常、胎心异常、羊水异常或者胎儿发育受限的症状和体征后进一步确诊。

### （二）辅助检查

目前的产前筛查手段主要包括母体血清标志物检测和超声检查。前者主要指唐氏筛查，筛查的相关畸形为21-三体综合征（唐氏综合征、先天愚型、Down 综合征）、18-三体综合征（爱德华综合征）和神经管畸形。超声检查包括孕早期的 NT 测定和孕中晚期的胎儿器官排查。

产前诊断手段主要包括超声、磁共振和介入性诊断。

**1.胎儿超声**

是检查胎儿畸形的常用方法，一般在怀孕 20～24 周检查，胎儿的各个脏器都已能通过超声清楚地显现出来。如果此时超声发现胎儿的严重畸形，可以及时终止妊娠，以免拖至妊娠晚期给孕妇造成更大的痛苦。超声并不能发现所有的胎儿畸形，例如染色体异常而导致的先天愚型儿或一些微小畸形。有些畸形要到妊娠后期才能表现出来。由于超声的分辨率有限以及技术的原因，有些畸形会在超声检查时漏诊。

**2.胎儿磁共振检查**

磁共振因具有多位成像、软组织分辨率高、无辐射、对胎儿安全等特点，在产科的应用具有广阔前景，尤其在诊断胎儿中枢神经系统异常，如鉴别脑出血等方面有较为突出的表现。由于其价格昂贵，不宜临床推广，可以作为产前诊断中对超声检查发现的胎儿异常的重要验证和补充诊断手段。

**3.介入性产前诊断**

通过羊水穿刺、脐带血穿刺等技术，可对胎儿细胞进行染色体核型分析、基因检测，从而对某些胎儿遗传性疾病做出诊断。

虽然目前产前筛查和产前诊断技术发展迅速,但胎儿畸形的产前诊断率并不令人满意,主要原因在于:①有些微小畸形或者胎儿器官功能异常在宫内难以被发现;②产前诊断技术本身的局限性;③医疗资源的不平衡和医疗条件的限制,使产前诊断难以广泛开展。

## 三、处理

### (一)治疗方法

胎儿致死性畸形,如严重的心脏、肾脏畸形,一旦发现,建议尽快终止妊娠,放弃胎儿。多数非致死性畸形根据其严重程度、对围产儿生命和生活质量的影响程度以及治疗效果,通过与患儿父母充分沟通交流后,决定是否放弃胎儿或进行治疗。

大多数的胎儿畸形可在出生后进行手术治疗。但部分胎儿畸形在宫内即开始影响胎儿的器官功能甚至威胁胎儿的生命安全,宫内手术利大于弊。

1.胎儿手术的基本要求

(1)适合宫内治疗的解剖畸形应该是单纯的结构缺陷,影响器官的发育,治疗后可以使胎儿正常发育。

(2)胎儿应该为单胎,没有其他结构异常或基因异常。

(3)必须了解胎儿缺陷和疾病的自然病史,确保干预可以带给胎儿益处。

(4)手术之前需要对解剖和器官功能进行详细的系列评估,以排除影响小的,可以等到出生后治疗的胎儿和严重的无法救治的胎儿。

(5)需告知患者及家属相关的风险及益处,需要他们同意治疗包括远期随访。

(6)必须是包括产前诊断经验丰富的母体医学专家、小儿外科医师、新生儿科专家在内的多学科协作团队共同制订治疗方案。

(7)必须具备三级高危产科病房,重症监护病房及生物伦理学和社会心理学咨询。

目前公认的产前胎儿手术的指征包括:下尿路梗阻、双胎输血综合征、脊髓脊膜膨出、先天性膈疝、阻塞气道的颈部包块以及某些胎儿肿瘤(例如先天性肺囊腺瘤或者伴随进行性胎儿水肿的骶尾部畸胎瘤)。

2.胎儿手术的方法

(1)"封闭式"胎儿宫内手术:是指将注射器、导管或套管插入宫腔完成胎儿手术。这种手术无需剖开子宫,仅某些步骤可能需要通过腹部小切口暴露子宫。有些"封闭式"胎儿手术(如膀胱分流术)可在局部麻醉或仅在镇静下进行。另一些手术如胎盘血管激光凝结术等需要行腹部小切口暴露子宫后手术,需要进行区域性麻醉(腰麻或硬膜外)。所有"封闭式"胎儿宫内手术均需在实时超声引导下进行,通常仅有一个子宫穿刺点,约 2.4mm,可插入一个套管,借此通过分流管或内镜。

该式包括胎儿宫内输血、下尿路梗阻的膀胱-羊膜腔分流术、双胎输血综合征的胎盘激光凝结术治疗、胎儿胸腔积液的胸腔-羊膜腔分流术等。

(2)"开放式"胎儿宫内手术:是指将子宫切开,直接在胎儿身上进行手术。子宫切开术可能是最具挑战性的部分。子宫切口必须选择在远离胎盘边缘且容易取出胎儿病变部位的位置。术中使用超声定位,一旦选择最佳位置,将子宫切开,切口边缘与胎膜一并锁边缝合,一是防止切口边缘出血;二是将胎膜固定于子宫壁以防止胎膜分离。理想情况下,胎儿直接位于切口下方进行最小操作,用一个导管向子宫腔内灌注温盐水来保持羊水量,防止脐带受压及胎体温降低。整个操作过程中应用超声监测胎儿心率,可以通过改变体位,增加羊膜腔灌注或使用提供给产妇的措施进行胎儿复苏。

胎儿脑脊髓脊膜膨出、严重影响肺部发育的先天性膈疝、引发胎儿水肿的胎儿肿瘤(如骶尾部畸胎瘤、肺囊腺瘤)均是"开放性"胎儿手术的指征。

(3)子宫外产时处理(EXIT):EXIT 最早在产前进行气管夹闭治疗的先天性膈疝胎儿分娩时应用,为了能够保证在胎儿断脐后和解除气管夹建立气道前的这段时间内维持患儿呼吸。之后,EXIT 应用于多种原因导致的气道梗阻的治疗。进行 EXIT 时,通常给予患者(和胎儿)全身麻醉行神经肌肉阻滞,剖宫产切口应用可吸收的装订器,从子宫切口处取出胎头及胎肩。在胎盘仍可提供气体交换的时候,进行胎儿气管插管、气管镜检查、气管切开甚至可进行肿物切除以建立气道。可以通过以下方案减少出血:装订器闭合子宫切口切缘、手术医师与麻醉师协调手术时间来降低麻醉药物的吸入以及应用缩宫素。温盐水注入宫腔可降低宫腔缩小、胎盘剥离或脐带受压的风险。

除了帮助解除气道夹闭,EXIT 还可成功地应用于胎儿先天性高位气道阻塞综合征(喉或气管的缺失或阻塞)和其他畸形,包括压迫气管的颈部肿物、口腔肿物、上下颚结构异常以及肺部肿物导致的纵隔持续受压。

## (二)分娩方式

对于明确致死性畸形和在具备存活能力之前发现的严重畸形,可行引产终止妊娠。对于可以出生后治疗的病例,根据个体化的原则,可以等待孕足月或近足月时分娩。有些胎儿畸形是剖宫产的绝对指征,比如妊娠 20 周后的连体双胎。有些畸形可以尝试阴道分娩,尤其是胎儿畸形严重、决定放弃胎儿的病例,可以经阴道进行碎胎术将胎儿娩出。胎儿畸形阴道分娩的基本原则包括:①无产科手术指征;②胎儿畸形对母体损伤风险较低;③阴道分娩不能加重畸形对新生儿的影响或造成额外的并发症;④产妇对胎儿或新生儿畸形有足够的认识和心理接受能力。下面是几种常见胎儿畸形的阴道分娩处理。

### 1.脑积水

严重的脑积水可致梗阻性难产、子宫破裂、生殖道瘘等,对母亲有严重危害。若无生机儿诊断为严重脑积水,应建议引产:头先露,宫口扩张 3cm 时行颅内穿刺放液;临产前超声监视下经腹行脑室穿刺放液,缩小胎头娩出胎儿。处理过程应避免产妇受伤害。

### 2.先天性心脏病(简称先心病)

大部分的胎儿先心病并不是剖宫产的指征,例如单纯的房间隔缺损和室间隔缺损、三尖瓣下移畸形、左/右心室发育不良、肺动脉狭窄和闭锁、房室管缺损、右心室双出口及内脏异位综合征等,但需要在三级医疗中心进行分娩。而大动脉转位及主动脉狭窄等先心病的分娩方式选择目前仍有争议。此外,如出现胎儿水肿等并发症或其他产科指征,需行剖宫产终止妊娠。在阴道分娩过程中需严密监测胎儿状况,如进行持续胎儿心率电子监测,有条件者应当进行胎儿头皮血 pH 监测及胎血乳酸检测等。分娩过程中需要有新生儿科医师和小儿心脏外科医师在场协助,对新生儿进行及时的治疗。

3.脐膨出

脐膨出是一种常见的先天性腹壁发育畸形,脐根部表面覆盖透明的囊膜,内层为壁层腹膜,外层为羊膜,囊内容物为腹腔脏器,巨大的脐膨出囊内除肠道外还可见肝、肾、脾、膀胱等。脐膨出常合并心血管、消化、泌尿、运动、中枢神经系统的畸形。目前认为对于>5cm 的脐膨出,尤其对于肝脏进入疝囊的病例,剖宫产能够更好地避免难产的发生。对于膨出<5cm 的病例可以考虑行阴道分娩终止妊娠,在分娩过程中应当在三级医院进行,需要儿科医师在场协助新生儿复苏,使用无菌湿纱布覆盖暴露在外的脏器,同时给予胃肠减压以减少胃肠气体进入。尽快转入儿科病房治疗。

4.胸部畸形

胸部畸形主要包括肺囊腺瘤、隔离肺及膈疝。肺囊腺瘤是胎儿胸腔常见的发育异常,由于肺内细支气管异常增生形成了囊性或实性的肺内病变。隔离肺又称肺隔离症、肺分离或副肺,是以血管发育异常为基础的胚胎发育。缺陷隔离肺的肺组织有来源于体循环的血供,不与气管相通,最常见于左下肺叶与膈肌之间。膈疝是由于膈肌的部分缺损,腹腔脏器通过膈肌上的裂孔疝入胸廓,疝入的腹腔脏器多为胃、肠,压迫肺组织,影响肺组织的发育,甚至引起纵隔移位,可影响胎儿静脉回流和羊水的吞咽,可导致胎儿水肿、胸水、羊水过多。此类新生儿阴道分娩需要在三级医院经行,需要儿科医师在场协助诊治,对于产前评估影响新生儿正常肺通气者(如膈疝),应做好 EXIT 准备,必要时可同时行产房外科手术治疗。

5.腹部畸形

腹裂是先天性腹壁发育不全,在脐旁留有全层腹壁缺损、有内脏自缺损处脱出,是一种罕见的畸形。在出生后即可发现肠管自脐旁腹壁缺损处脱出,肠系膜游离,肠管充血、水肿、增厚,表面覆有纤维素性渗出物,肠管彼此粘连。目前认为分娩方式并不能改善新生儿的预后,但是,如果选择阴道分娩,应当在三级医院进行。在分娩过程中,需要将新生儿置入无菌塑料袋中避免水分的丢失,使用无菌湿纱布覆盖暴露在外的脏器,新生儿应当采取右侧卧位以减少腹壁结构的改变,同时给予胃肠减压以减少胃肠气体进入。亦有医师应用 EXIT 防止新生儿哭闹产生较强腹压加重病情,并尽快转入儿科治疗。

# 第二节　胎儿生长受限

## 一、概述

### (一)定义

FGR 被定义为胎儿的估计体重小于指定的截断值,这个截断值通常被设定为同孕龄应有体重的第 10 百分位。FGR 的定义常常与小于孕龄儿(SGA)相混淆。SGA 是指出生体重低于相应孕龄应有体重的第 10 百分位的新生儿。前者涉及的是出生前的胎儿,后者是指出生后的婴幼儿。

FGR 包括由于种族、父母身高和体重的影响而导致的发育程度位于发育谱末端的正常胎儿以及那些受到病理性外界因素（例如母亲吸烟）或者内部遗传缺陷（例如非整倍体）的影响，不能获得其固有的发育潜能的异常胎儿。而这个定义仅仅描述胎儿体重位于正常低限，并不能确定病理性生长异常，因此临床意义不明确，主要表现在以下几方面：

（1）根据定义，任何群体里都有 10% 的胎儿的评估体重 ≤10%，但是其中有 25%～60% 的胎儿除了体重及体格发育较小外，无各器官功能障碍和宫内缺氧表现，称为"健康小样儿"。而在评估体重 >10% 的胎儿中，有一部分却是病理性的。例如，一个评估体重在第 90 百分位的新生儿由于营养不良，出生体重却在第 15 百分位。正常性的和病理性的发育之间的区别经常不能依靠临床经验来判定，尤其是在产前。

（2）虽然病理性的定义用第 10 百分位作为截断值，但是其临床意义并不明确。一般来说，围产期预后与出生体重低于第 5 百分位具有相关性，其中大部分病例低于第 3 百分位。

（3）虽然临床应用特异性的种族和地域基础的生长曲线来评估出生体重，但是其可靠性还不清楚。这些区别在不同种族和地域流动性人群就更困难。出生体重也与父母体重、父母身高、产次和胎儿性别有关系，无法明确界定 FGR 胎儿是正常的还是异常的。

## （二）病因

FGR 的病因复杂多样，主要与以下方面有关：母体、胎儿、胎盘等。

1.母亲因素包括

（1）一般状况：不良的生活习惯（嗜烟、嗜酒、毒品等）、年龄（<16 岁或 >35 岁）、孕期体重增长过少、营养不良、孕前低体重以及社会地位低下。不吸烟孕妇摄入咖啡因和被动吸烟与 FGR 无关。

（2）健康状况：患有能够导致微循环障碍从而引起胎儿低氧血症、血管收缩或者减少胎儿灌注的并发症和合并症，例如急慢性高血压疾病、严重的肾功能不全、系统性红斑狼疮、抗磷脂抗体综合征、慢性贫血、严重的妊娠前糖尿病等。

（3）母体暴露于污染环境或接触致畸物质（如抗癫痫药、华法林）。

2.胎儿因素包括

多胎、胎儿宫内感染（例如风疹病毒和巨细胞病毒，不包括细菌感染）、染色体异常等。

3.胎盘因素可能是原发的，也可能是母亲并发症引起的

胎盘结构异常和胎盘灌注不良是非畸形性 FGR 的最常见的原因。其他的胎盘异常包括胎盘部分早剥、胎盘前置、胎盘梗死、胎盘血肿和胎盘嵌合体。

## （三）并发症

1.妊娠期并发症

FGR 胎儿的患病率和死亡率明显增加，尤其是出生体重低于相应孕龄第 3 百分位的病例。26% 的死胎是由 FGR 引起的。死亡的风险与孕周和病因具有相关性，尤其是多种因素的共同作用。

2.产时并发症

产程中 50% 以上的 FGR 显示出异常的胎心率模式，例如变异减速，从而增加剖宫产的概

率。羊水过少常见,可导致脐带受压。持续性的脐带受压是胎儿猝死的潜在原因。胎儿窘迫的发生率明显增加。

3.新生儿并发症

(1)新生儿的近期并发症包括红细胞增多症、高胆红素血症、低糖血症、低体温、呼吸暂停、Apgar 评分低、新生儿复苏、抽搐、败血症和新生儿死亡。

(2)远期并发症包括神经功能障碍和成人疾病(例如高血压和心血管疾病),与出生后持续的发育迟缓有关。染色体异常或病毒感染对患儿出生后发育的影响更大,而因胎盘功能不良导致的 SGA 的婴幼儿在 2 年之内多数会追赶生长成为正常儿童。分娩方式不能预防此类患儿的神经系统损伤。

## 二、诊　断

### (一)临床表现

FGR 没有明确的临床表现。一部分孕妇可能会感觉到腹部增大缓慢。如果是胎儿灌注减少引起的 FGR,在出现急性胎儿窘迫时往往不表现为胎动频繁,而是直接表现为胎动减少进而胎动消失。

对于疑似 FGR 的病例,要着重询问孕妇平素的月经情况,用来核对孕周,还要围绕围产期有无影响胎儿发育的高危因素进行病史采集。

### (二)体征

孕妇的体重、宫高、腹围增长缓慢,尤其是宫底高度明显小于相应孕龄。宫底高度是最常用的筛查胎儿大小的参数,但有 1/3 的漏诊率和大约 1/2 的误诊率。因此不能用以指导 FGR 的临床处理。

### (三)辅助检查

超声检查是最主要的辅助检查手段,用来估计胎儿体重和动态监测胎儿发育速度。最常用的超声检查的四个标准参数包括胎儿腹围、胎儿头围、胎儿双顶径和胎儿股骨长度。根据这些数值,对照已发表的公式和图表,就可以计算出胎儿的估计体重。值得注意的是,如果胎儿腹围在正常范围内,就可以排除 FGR,其假阴性率<10%。如果腹围小或者胎儿估计体重在相应孕龄的第 10 百分位以下,提示有 FGR 的可能性,而且百分位越低,可能性越大。

根据超声参数的测量数值,可以将 FGR 分为匀称型 FGR 和非匀称型 FGR。前者是指胎儿在头围、腹围和估计体重三方面生长均受限;后者是指胎儿头围正常,腹围和估计体重小于相应孕龄。在美国妇产科学会 2012 年修订的关于 FGR 的指南中,没有进行匀称型和非匀称型 FGR 的比较,因为这两者的差别对于病因和预后的重要性还不清楚。

当疑似 FGR 时,超声可以用来进行动态的监测,来评估胎儿的发育速度。这是非常有临床价值的,可以确定或排除 FGR 的诊断,并估测发育受限的进展和严重性。一般来说,胎儿双顶径每周增长<2.0mm 或每 3 周增长<4.0mm 或每 4 周增长<6.0mm 或妊娠晚期双顶径每周增长<1.7mm,均应考虑有 FGR 的可能。

超声还可以用来排查胎儿结构和功能的异常、羊水量以及胎盘形态等引起 FGR 的高危因素。羊水量是 FGR 胎儿的重要的诊断和评估预后的指标。77%～83% 的 FGR 合并有超声诊断的羊水过少。但是，一些明显发育受限的病例羊水量反而正常。因此，没有羊水过少也不能排除 FGR 的诊断。

超声监测脐动脉多普勒血流对于 FGR 来说，不是有用的筛查指标。但是，如果已经确诊为 FGR，监测脐动脉血流对临床处理具有指导意义。FGR 的脐动脉血流速率正常可以减少临床干预，从而改善胎儿预后。因此，当疑似存在 FGR 时，需要监测脐动脉血流状况，正常的结果不需要提前终止妊娠。

此外，对于疑似 FGR 的病例，还要进行相关高危因素的检测来确定病因，包括胎盘功能的检测（尿 $E_3$、E/C 比值、胎盘生乳素、妊娠特异性 β 糖蛋白等）、TORCH 感染的检测、胎儿染色体核型分析、单基因遗传病和多基因遗传病检测、抗心磷脂抗体（ACA）的测定等。

## 三、治疗

FGR 的治疗原则是积极寻找病因，针对病因进行治疗。若病因不明确，则进行对照补充营养、改善胎盘循环治疗，加强胎儿监测、适时终止妊娠。

### （一）妊娠期治疗

常见的补充营养、改善胎盘循环的方法有卧床休息、静脉营养等，但治疗效果欠佳。对于远离足月的生长受限，目前没有特殊的治疗来改善这种状况。

#### 1.一般治疗

建议孕妇左侧卧位，以增加母体心输出量的同时，可能会增加胎盘血流量。

#### 2.静脉营养

静脉给 10% 葡萄糖液 500mL 加维生素 C 或能量合剂及氨基酸 500mL，7～10d 为一疗程。亦可口服氨基酸、铁剂、维生素类及微量元素。

#### 3.药物治疗

低分子肝素、阿司匹林用于抗磷脂抗体综合征对 FGR 有效。丹参能促进细胞代谢，改善微循环，降低毛细血管通透性，有利于维持胎盘功能。硫酸镁能恢复胎盘正常的血流灌注。β-肾上腺素激动剂能舒张血管，松弛子宫，改善子宫胎盘血流。

#### 4.胎儿宫内安危的监测

计数胎动、听胎心、胎盘功能监测、无应激试验（NST）、胎儿生物物理评分（BPP）以及胎儿血流监测如脐动脉彩色多普勒、大脑中动脉血流和静脉导管血流等。多普勒血流监测可以为终止妊娠时机提供帮助。

### （二）产科处理

关键在于决定分娩时间和选择分娩方式。根据胎心监护、生化检查结果，综合评估胎儿宫内状况，了解宫颈成熟度来决定。

#### 1.终止妊娠的时机

需综合考虑 FGR 的病因、监测指标异常情况、孕周和当地新生儿重症监护的技术水平。妊娠 34 周前终止妊娠者，需促胎肺成熟；基层医院必要时考虑宫内转运。FGR 的多普勒监测结果和其他产前监测结果均异常,考虑胎儿宫内严重缺氧,应及时终止妊娠。但对于 FGR 来说,单次多普勒结果异常并不足以决策分娩。FGR 在妊娠 32 周之前出现脐动脉舒张末期血流消失或反向且合并静脉导管多普勒异常,当胎儿可以存活并完成促胎肺成熟治疗后,应建议终止妊娠,但必须慎重决定分娩方式。若 FGR 在妊娠 32 周前出现生长缓慢或停滞,需住院治疗,进行多普勒血流监测和其他产前监测,若生长发育停滞>2 周或产前监测出现明显异常(生物物理评分<6 分、胎心监护频繁异常),可考虑终止妊娠。FGR 的胎儿监测无明显异常,仅出现脐动脉舒张末期血流反向可期待至≥32 周终止妊娠,仅出现脐动脉舒张末期血流消失可期待至≥34 周终止妊娠,仅出现脐动脉最大峰值血流速度/舒张末期血流速度升高或 MCA 多普勒异常可期待至≥37 周终止妊娠。期待治疗期间需加强胎心监护。

**2.终止妊娠方式**

(1)阴道分娩:FCR 的孕妇自然临产后,应尽快入院,持续胎儿电子监护。FGR 若脐动脉多普勒正常或搏动指数异常但舒张末期血流存在,仍可以考虑引产,但可适当放宽剖宫产指征。若 FGR 足月,引产与否主要取决于分娩时的监测情况。

(2)剖宫产:若 FGR 已足月,剖宫产与否主要根据产科指征而定。单纯的 FGR 并不是剖宫产的绝对指征。若 FGR 伴有脐动脉舒张末期血流消失或反向,须剖宫产尽快终止妊娠。

**3.产时处理**

(1)产时监测:FGR 通常是胎盘功能不良的结果,这种状况可能因临产而加剧。疑诊 FGR 的孕妇应按"高危孕妇"进行产时监测。

(2)新生儿复苏:最好由新生儿科医生完成。此类新生儿分娩时缺氧和胎粪吸入的风险增加,应尽快熟练地清理呼吸道并进行通气。严重生长受限新生儿对低体温特别敏感,也可能发展为其他代谢异常,如低血糖、红细胞增多症和血液黏稠,要及时处理。此外,低出生体重儿发生多动症及其他神经障碍的风险增加,并且出生体重越低风险越高。

# 第三节 巨大胎儿

出生体重高于第 90 百分位体重的新生儿或胎儿被称为大于孕龄儿(LCA)。巨大胎儿指任何孕周胎儿体重超过 4000g。还有一组以胎儿过度生长发育为特征的遗传综合征,称发育过度综合征,该类患儿出生后持续过度生长。近年来,营养过剩的孕妇有逐渐增多趋势,导致巨大胎儿的发生率增加较快,国内发生率约 7%,国外发生率为 15.1%,男胎多于女胎。

## 一、高危因素

高危因素包括:①孕妇肥胖;②妊娠合并糖尿病,尤其是 2 型糖尿病;③过期妊娠;④经产妇;⑤父母身材高大;⑥高龄产妇;⑦有巨大胎儿分娩史;⑧种族、民族因素。

## 二、对母儿影响

### （一）对母体影响

头盆不称发生率上升，增加剖宫产率；经阴道分娩主要危险是肩难产，其发生率与胎儿体重成正比。肩难产处理不当可发生严重的阴道损伤和会阴裂伤甚至子宫破裂；子宫过度扩张，易发生子宫收缩乏力、产程延长，易导致产后出血。胎先露长时间压迫产道，容易发生尿瘘或粪瘘。

### （二）对胎儿影响

胎儿大，常需手术助产，可引起颅内出血、锁骨骨折、臂丛神经损伤等产伤，严重时甚至死亡。

## 三、诊断

目前尚无方法准确预测胎儿大小，通过病史、临床表现及辅助检查可以初步判断，但巨大胎儿需待出生后方能确诊。

### （一）病史及临床表现

孕妇多存在上述高危因素，妊娠期体重增加迅速，常在妊娠晚期出现呼吸困难，腹部沉重及两肋部胀痛等症状。

### （二）腹部检查

腹部明显膨隆，宫高＞35cm。触诊胎体大，先露部高浮，若为头先露，多数胎头跨耻征为阳性。听诊时胎心清晰，但位置较高。

### （三）超声检查

测量胎儿双顶径、股骨长、腹围及头围等各项生物指标，可监测胎儿的生长发育情况。利用超声检查预测可胎儿体重，但预测巨大胎儿的体重还有一定的难度，目前尚无证据支持哪种预测方法更有效。巨大胎儿的胎头双顶径往往会大于10cm，此时需进一步测量胎儿肩径及胸径，若肩径及胸径大于头径者，需警惕难产发生。

## 四、治疗

### （一）妊娠期

对于有巨大胎儿分娩史或妊娠期疑为巨大胎儿者，应监测血糖，排除糖尿病。若确诊为糖尿病应积极治疗，控制血糖。于足月后根据胎盘功能及糖尿病控制情况等综合评估，决定终止妊娠时机。

### （二）分娩期

(1)估计胎儿体重＞4000g且合并糖尿病者，建议剖宫产终止妊娠；

(2)估计胎儿体重＞4000g而无糖尿病者，可阴道试产，但产程中需注意放宽剖宫产指征。产时应充分评估，必要时产钳助产，同时做好处理肩难产的准备工作。分娩后应行宫颈及阴道检查，了解有无软产道损伤，并预防产后出血。

## （三）预防性引产

对妊娠期发现巨大胎儿可疑者,不建议预防性引产。因为预防性引产并不能改善围产儿结局,不能降低肩难产率,反而可能增加剖宫产率。

## （四）新生儿处理

预防新生儿低血糖,在出生后 30min 监测血糖。出生后 1～2h 开始喂糖水,及早开奶。轻度低血糖者口服葡萄糖,严重低血糖者静脉输注。新生儿易发生低钙血症,应补充钙剂,多用 10％葡萄糖酸钙 1mL/kg 加入葡萄糖液中静脉滴注。

# 第四节　死　胎

妊娠 20 周后胎儿在子宫内死亡,称为死胎。胎儿在分娩过程中死亡,称为死产,也是死胎的一种。在美国,2004 年死胎的发生率为 6.2‰。

## 一、病因

造成死胎的病因主要有胎儿因素、胎盘及脐带因素和母体因素。

### （一）胎儿因素

胎儿因素占 25％～40％。包括染色体异常、胎儿严重畸形;非免疫性水肿;胎儿感染(病毒、细菌、原虫);胎儿生长受限,母儿血型不合等。

### （二）胎盘及脐带因素

胎盘及脐带因素占 25％～35％。前置胎盘、胎盘早剥、胎母输血综合征、血管前置、脐带异常(脐带帆状附着、脐带打结、脐带脱垂、脐带绕颈缠体),胎盘功能不全、双胎输血综合征、绒毛膜羊膜炎等都可导致胎儿缺氧。

### （三）母体因素

母体因素占 5％～10％。严重的妊娠合并症、并发症,如妊娠期高血压疾病、糖尿病、心血管疾病、甲状腺疾病、肾病、抗磷脂抗体综合征、血栓形成,吸烟、吸毒和酗酒,传染性疾病和败血症、子宫破裂、过期妊娠等都能引起局部缺血而影响胎盘、胎儿。

### （四）原因不清

原因不清占 15％～35％。

## 二、临床表现

胎儿死亡后约 80％在 2～3 周内自然娩出,死胎在宫腔内停留过久能引起母体凝血功能障碍。

(1)孕妇自觉胎动消失,子宫不再继续增大,腹部检查子宫小于相应孕周,未闻及胎心。

(2)死胎超过 3 周可能出现母体凝血功能异常。

### 三、诊断

对于死胎的诊断主要依靠 B 型超声检查,提示胎心搏动消失。若胎儿死亡已久,可见颅骨重叠、颅板塌陷。

### 四、治疗

原则是尽量经阴道分娩,特殊情况下剖宫产。死胎一经确诊应尽早引产并尽力寻找病因。建议尸体解剖及胎盘、脐带、胎膜病理检查及染色体检查,做好产后咨询。

(1)引产的方式依据孕周及子宫有无瘢痕,并且需要知情同意。常选用羊膜腔内注射依沙吖啶引产。宫颈成熟者可用米非司酮加米索前列醇引产,亦可用缩宫素静脉滴流引产。妊娠 28 周之前,如无子宫手术病史及相关禁忌证,选择使用阴道放置米索前列醇比较安全有效。如 28 周之前存在子宫手术病史,应当根据患者具体情况制订个体化治疗方案。妊娠 28 周之后的引产参照产科指南制定。

(2)若死亡后 3 周胎儿仍未排出,退行性变的胎盘组织释放凝血活酶进入母血液循环,容易引起弥散性血管内凝血(DIC)。胎死宫内 4 周以上,DIC 发生机会增多,分娩时可引起严重出血。应检查 DIC 常规,如果纤维蛋白原$<1.5g/L$,血小板$<100\times10^9/L$ 时,应给予肝素 $0.5mg/kg$,每 6h 一次,用药 $24\sim48h$ 血小板和纤维蛋白原可恢复到有效止血水平后再引产,产前备新鲜血,积极预防产后出血和感染。

(3)双胎一胎胎死宫内的处理:双胎一胎胎死宫内的原因较单胎更加复杂,具体处理方案需要根据病因和绒毛膜性个体化制定。一旦发生一胎胎死宫内,需要充分评估幸存胎儿宫内情况,评估其中枢神经系统损伤情况,可行胎儿头部磁共振检查及动态监测。与单胎胎死宫内相同,需要监测母体凝血功能,如出现异常可使用药物治疗,同时尽量延长孕周,一般可延长孕周 3 周左右。如无其他终止妊娠的理由,单绒双胎终止妊娠的时机一般在 38 周之前,双绒双胎可在 38 周之后终止妊娠。

# 第七章　胎儿附属物异常

## 第一节　前置胎盘

前置胎盘是妊娠晚期严重威胁母婴安全的并发症之一,也是导致妊娠晚期阴道出血的最常见原因。

### 一、定义和分类

胎盘的正常附着位置在子宫体的后壁、前壁或侧壁,远离宫颈内口。妊娠 28 周后,胎盘附着于子宫下段,甚至胎盘下缘达到或覆盖宫颈内口,其位置低于胎先露部,称为前置胎盘。根据胎盘下缘与宫颈内口的关系,将前置胎盘分为 4 类:

#### (一)中央性前置胎盘胎盘
组织完全覆盖宫颈内口。

#### (二)部分性前置胎盘胎盘
组织部分覆盖宫颈内口。

#### (三)边缘性前置胎盘胎盘
边缘到达宫颈内口,但未覆盖宫颈内口。

#### (四)低置胎盘
胎盘附着于子宫下段,其边缘非常接近但未达到宫颈内口。

另有学者根据足月分娩前 28d 以内阴道超声测量胎盘边缘距宫颈内口的距离进行分类,从而对于分娩方式给予指导:①距宫颈内口 20mm 以外:该类前置胎盘不一定是剖宫产的指征;②距宫颈内口 11~20mm:发生出血和需要剖宫产的可能性较小;③距宫颈内口 0~10mm:发生出血和需要剖宫产的可能性较大;④完全覆盖子宫内口:需要剖宫产。需要指出的是,胎盘下缘和子宫内口的关系可随着宫口扩张程度的改变而改变,如宫口扩张前的完全性前置胎盘在宫口扩张 4cm 时可能变成部分性前置胎盘,因为宫口扩张超过了胎盘边缘。

### 二、母婴影响

#### (一)对母亲的影响
前置胎盘是导致产后出血的重要原因之一,由于前置胎盘患者子宫下段缺乏有效收缩,极易发生产后出血并难以控制,同时前置胎盘常合并胎盘植入,并发胎盘植入进一步增加出血的风险和出血量。尽管 20 世纪后半期前置胎盘引起的孕妇死亡率显著降低,但前置胎盘仍是引起孕产妇死亡的重要原因。有文献报道前置胎盘孕产妇的死亡率为 30/100 000。前置胎盘的胎盘剥离面位置低,细菌易经阴道上行侵入,加之多数产妇因失血而导致机体免疫力下降,易发生产褥感染。

### (二)对围产儿的影响

早产是前置胎盘引起围产儿死亡的主要原因。美国 1997 年出生和婴儿死亡登记显示,合并前置胎盘新生儿死亡率增加 3 倍,这主要是由于早产率的增加。另一项大规模试验报道即使足月分娩新生儿死亡率仍相对增加,这些风险部分与 FGR 和产前无产检有关。有学者发现先天性畸形的增加与前置胎盘有关,通过对孕妇年龄和不明因素控制,他们发现合并前置胎盘时发生胎儿先天性异常的风险增加了 2.5 倍。

## 三、高危因素

### (一)既往剖宫产史

剖宫产史是前置胎盘发生的独立风险因子,但具体原因不详。有学者对 150 000 例分娩病例进行研究发现,有剖宫产史的妇女发生前置胎盘的风险增加了 3 倍,且风险随着产次和剖宫产的次数增加。有学者报道一次剖宫产后的发生率为 2%,2 次剖宫产后的发生率为 4.1%,3 次剖宫产后的发生率则为 22%。同时,瘢痕子宫合并前置胎盘还增加了子宫切除的风险,有文献报道多次剖宫产合并前置胎盘的子宫切除率高达 25%,而单次剖宫产史合并前置胎盘的子宫切除率仅为 6%。

### (二)人工流产史

有报道显示人工流产后即妊娠者前置胎盘发生率为 4.6%。人工流产、刮匙清宫、吸宫、宫颈扩张均可损伤子宫内膜,引起内膜瘢痕形成,再受孕时蜕膜发育不良,使孕卵种植下移或因子宫内膜血供不足,为获得更多血供及营养,胎盘面积增大而导致前置胎盘。流产次数愈多,前置胎盘发生率愈高。

### (三)年龄与孕产次

孕妇年龄与前置胎盘的发生密切相关。小于 20 岁前置胎盘的发生率是 1/1500,年龄超过 35 岁前置胎盘的发生率是 1:100。原因可能与子宫血管系统老化有关。经产妇、多产妇与前置胎盘的发生也有关。有学者发现妊娠次数≥5 次者前置胎盘的发生率为 2.2%。有文献也报道多胎妊娠前置胎盘的发生率较单胎妊娠高 40%。

### (四)两次妊娠相隔

妊娠的间隔时间也与前置胎盘的发生有关。研究发现分娩间隔超过 4 年与前置胎盘的发生有关。可能由于年龄的增加引起了子宫瘢痕形成或血管循环较差。

### (五)不良生育史

有前置胎盘病史的妇女下次妊娠复发的风险增加 10 倍。这可能与蜕膜血管化缺陷有关。胎盘早剥与前置胎盘也有一定关系,有胎盘早剥病史的妇女发生前置胎盘的风险增加了两倍。

### (六)胎盘面积过大和胎盘异常

胎盘形态异常是前置胎盘发生的高危因素。在双胎或多胎妊娠时,胎盘面积较单胎大常侵入子宫下段。胎盘形态异常主要指副胎盘、膜状胎盘等,副胎盘的主胎盘虽在宫体部,而副胎盘则可位于子宫下段近宫颈内口处;膜状胎盘大而薄,直径可达 30cm,能扩展到子宫下段,其原因与胚囊在子宫内膜种植过深,使包蜕膜绒毛持续存在有关。

### (七)吸烟

有学者发现吸烟女性前置胎盘风险增加了 2 倍。可能是一氧化碳导致胎盘代偿性肥大或者蜕膜的血管化作用缺陷导致子宫内膜炎症或者萎缩性改变参与前置胎盘的形成。

### (八)辅助生育技术

与自然受孕相比人工助孕前置胎盘发生风险增加 6 倍,曾自然受孕再次人工辅助生育者,则前置胎盘风险增加 3 倍。

### (九)其他

前置胎盘还与男性胎儿有关,前置胎盘在男性胎儿的早产中较多见,原因可能与母体激素或者早熟有关。

## 四、发病机制

正常情况下孕卵经过定位、黏着和穿透 3 个阶段后着床于子宫体部及子宫底部,偶有种植于子宫下段;子宫内膜迅速发生蜕膜变,包蜕膜覆盖于囊胚,随囊胚的发育而突向宫腔;妊娠 12 周左右包蜕膜与真蜕膜相贴而逐渐融合,子宫腔消失,而囊胚发育分化形成的羊膜、叶状绒毛膜和底蜕膜形成胎盘,胎盘定位于子宫底部、前后壁或侧壁上。如在子宫下段发育生长,也可通过移行而避免前置胎盘的发生。但在子宫内膜病变或胎盘过大时,受精卵种植于下段子宫,而胎盘在妊娠过程中的移行又受阻,则可发生前置胎盘。

有关胎盘移行其实是一种误称,因为蜕膜通过绒毛膜绒毛侵入到宫口两边并持续存在,低置胎盘与子宫内口的移动错觉是因为在早期妊娠时无法使用超声对这种三维形态进行精确的定义。

## 五、临床表现

### (一)症状

典型表现是妊娠中晚期或临产时发生无诱因、无痛性反复阴道流血,阴道流血多发生于 28 周以后,也有将近 33% 的患者直到分娩才出现阴道流血。胎盘覆盖子宫内口,随着子宫下段形成和宫口的扩张不可避免地会发生胎盘附着部分剥离,血窦开放出血。而子宫下段肌纤维收缩力差,不能有效收缩压闭开放的血窦致使阴道流血增多。第一次阴道流血多为少量且通常会自然停止但可能反复发作,有 60% 的患者可出现再次出血。阴道流血发生时间的早晚、反复发生的次数、出血量的多少与前置胎盘的类型有很大关系。完全性前置胎盘往往出血时间早,在妊娠 28 周左右,反复出血的次数频繁,量较多,有时一次大量出血即可使患者陷入休克状态;边缘性前置胎盘初次发生较晚,多在妊娠 37~40 周或临产后,量也较少;部分性前置胎盘初次出血时间和出血量介于上述两者之间。

### (二)体征

反复多次或者大量阴道流血,胎儿可发生缺氧、窘迫甚至死亡。产妇如大量出血时可有面色苍白,脉搏微弱,血压下降等休克征象。腹部检查:子宫大小与停经周数相符,先露部高浮,约有15%并发胎位异常,以臀位多见,可在耻骨联合上方听到胎盘杂音。

## 六、诊断

依据患者高危因素和典型临床表现一般可以对前置胎盘及其类型做出初步判断。但是,准确诊断需要依据:

### (一)超声检查

目前诊断前置胎盘的主要手段。通过超声对胎盘位置进行定位。最简单、安全和有效检查胎盘位置的方法是经腹超声,准确率可达98%。运用彩色多普勒超声可预测前置胎盘是否并发胎盘植入,彩超诊断胎盘植入的图像标准主要是胎盘后间隙消失或(和)胎盘实质内有丰富的血流和血窦,甚至胎盘内可以探及动脉血流。应用阴道超声进行胎盘定位。经阴道超声可以从本质上改善前置胎盘诊断的准确率。尽管在可疑的病例中将超声探头放入阴道看似很危险,但其实是很安全的。对经腹超声已经诊断为前置胎盘的75例患者进行会阴超声检测,经分娩验证有前置胎盘的70例患者中发现了69例,阳性预测值为98%,阴性预测值为100%。阴道超声诊断优势包括:门诊患者的风险评估、阴道试产选择和胎盘植入的筛查。另外,与前置胎盘密切相关的前置血管最初定位于子宫下段,通过阴道超声也能排除。使用阴道超声对产前出血进行检测应当成为常规。

### (二)磁共振成像

很多研究报道使用磁共振可以辅助诊断前置胎盘,尤其在诊断后壁胎盘时较超声更具有意义,因为超声很难清晰显示并评价子宫后壁的情况。由于价格昂贵等原因近期使用MRI成像代替超声检查尚不大可能。

### (三)产后检查胎盘及胎膜

对于产前出血患者,产后应仔细检查娩出的胎盘,以便核实诊断。前置部位的胎盘有紫黑色陈旧血块附着,若胎膜破口距胎盘边缘距离<7cm则为部分性前置胎盘。

## 七、鉴别诊断

前置胎盘在孕中期主要与前置血管、宫颈疾病引起的出血相鉴别,孕晚期主要与胎盘早剥相鉴别。这些通过病史、临床表现和B超检查一般不难鉴别。

## 八、治疗

处理原则包括抑制宫缩、止血、纠正贫血和预防感染。具体处理措施应根据阴道出血量、孕周、胎位、胎儿是否存活、是否临产及前置胎盘的类型等综合考虑做出决定。

### (一)期待疗法

指在保证孕妇安全的前提下积极治疗、尽量延长孕周以提高围生儿存活率。适用于妊娠<34周、胎儿存活、阴道流血量不多、一般情况良好的患者。在某些情况下如有活动性出血,住院观察是理想的方法。然而在大多数情况下,当出血停止、胎儿健康、孕妇可出院观察,

门诊监测并定期复查彩超监测胎儿的生长情况。但这些患者和家属必须了解可能出现的并发症并能立即送孕妇到医院。有学者将在家卧床休息与住院治疗的孕 24~36 周前置胎盘出血的孕妇比较发现,孕妇和围生期结局相似,但却节省了费用。期待疗法的措施包括以下方面。

1.一般处理

多左侧卧位休息以改善子宫胎盘血液循环,定时间断吸氧(3 次/d,30min/次)以提高胎儿血氧供应,密切观察每日出血量,密切监护胎儿宫内情况。

2.纠正贫血

给予补血药物如力蜚能口服,当患者血红蛋白<80g/L 或血细胞比容<30%,应适当输血以维持正常血容量。

3.抑制宫缩

在期待过程中应用宫缩抑制剂可赢得时间,为促胎肺成熟创造条件,争取延长妊娠 24~72h。可选用的药物包括硫酸镁、利托君等。

4.促胎肺成熟

若妊娠<34 周,可应用糖皮质激素促胎肺成熟。常用地塞米松 5~10mg,肌内注射,2 次/d,连用 2d。紧急情况下,可羊膜腔内注入地塞米松 10mg。糖皮质激素最佳作用时间为用药后 24h 到 1 周,即使用药后不足 24h 分娩,也能一定程度地减少新生儿肺透明膜病、早产儿脑室出血的发生率并降低新生儿死亡率。

### (二)终止妊娠

保守治疗成功后,应考虑适时终止妊娠。研究表明,与自然临产或大出血时紧急终止妊娠相比,在充分准备下择期终止妊娠的母儿患病率和病死率明显降低。

1.终止妊娠指征

孕周达 36 周以上,且各项检查提示胎儿成熟者;孕周未达 36 周,但出现胎儿窘迫征象者,孕妇反复发生多量出血甚至休克者,无论胎儿是否成熟,为保证母亲安全均应终止妊娠。

2.剖宫产

所有前置胎盘的孕妇都应该剖宫产终止妊娠,除非边沿性前置胎盘产程进展顺利,胎头下降压迫胎盘没有活动性出血者。如果病情稳定则在孕 35~36 周羊膜腔穿刺提示胎肺已成熟情况下可行择期剖宫产。

(1)术前准备:应做好一切抢救产妇和新生儿的人员和物质准备,向家属交代病情,准备好大量的液体和血液,至少建立 2 条畅通的静脉通道。

(2)切口选择:子宫切口的选择应根据胎盘附着部位而定,若胎盘附着于子宫后壁,选子宫下段横切口;附着于侧壁,选偏向对侧的子宫下段横切口;附着于前壁,根据胎盘边缘位置,选择子宫体部或子宫下段纵切口。无论选择哪种切口均应尽量避开胎盘。

(3)止血措施:①胎儿娩出后,立即从静脉和子宫肌壁注射缩宫素各 10U,高危患者可选用欣母沛 250μg 肌内注射或子宫肌壁注射。②如果无活动性出血,可等待胎盘自然剥离;如有较多的活动性出血,应迅速徒手剥离胎盘,并按摩子宫促进宫缩,以减少出血量。③胎盘附着部位局限性出血可以加用可吸收缝线局部"8"字缝合或者用止血纱布压迫;如果仍然出血,子宫收缩乏力,宫腔血窦开放,则需要用热盐水纱布填塞宫腔压迫止血。1989 年 Druzin 报道子宫下段宫腔填塞纱布能够有效止血,纱布在填塞12h后自阴道取出。采用此办法亦可收到良好疗效。④对少部分浅层植入、创面不能缝扎止血者,应迅速缝合子宫切口以恢复子宫的完整性和正常的解剖位置,促进宫缩。⑤活动性出血严重,采用上述方法均不能止血者,可行子宫动脉或髂内动脉结扎;对肉眼可见的大面积胎盘植入无法剥离者,应该当机立断行子宫切除术。

### 3.阴道分娩

边缘性前置胎盘和低置胎盘、枕先露、阴道流血不多、估计在短时间内能结束分娩者,可以试产。可行人工破膜,让胎头下降压迫胎盘前置部分止血,并可促进子宫收缩加快产程。若破膜后胎头下降不理想、产程进展不良或仍然出血者,应立即改行剖宫产。阴道分娩时如果胎盘娩出困难禁止强行剥离。

### (三)胎盘植入和凶险型前置胎盘

#### 1.胎盘植入

胎盘植入是由于子宫底蜕膜发育不良,胎盘绒毛侵入或穿透子宫肌层所致的一种异常的胎盘种植。按植入程度不同,可分为侵入性胎盘:胎盘绒毛进入蜕膜基底层;植入性胎盘:胎盘绒毛侵入子宫肌层;穿透性胎盘:胎盘组织侵入邻近器官。按胎盘植入面积不同,可分为完全性和部分性植入。文献报道胎盘植入的发生率0.001%~0.9%,发生率的变化取决于胎盘植入的诊断标准(临床或者组织病理学的诊断)和所研究人群。与之前报道的数据相比,近年来胎盘植入的发生率增加了将近10倍,原因可能由于剖宫产率的增加。

胎盘植入的风险因子包括孕妇年龄≥35岁、子宫瘢痕、黏膜下肌瘤、宫腔粘连综合征、剖宫产再次妊娠间隔时间短和胎儿性别。前置胎盘并发胎盘植入的概率为1.18%~9.3%。胎盘植入的一些风险因子和并发症可能导致两者共存。

由于胎盘植入可发生致命性大出血,危及产妇生命,所以对胎盘植入的关键是控制出血。方法包括子宫切除和保留子宫的保守治疗方法。

#### 2.凶险型前置胎盘

有学者首先将前次剖宫产,此次为前置胎盘者定义为凶险型前置胎盘。凶险型前置胎盘可包括以下几种情况:①有剖宫产史的中央性前置胎盘,且胎盘主体在子宫前壁;②年龄>35岁,有多次流产史,彩超高度怀疑胎盘植入者;③超声显示胎盘面积较大,胎盘"端坐"子宫颈口上方,附着于子宫下段前后左右壁,宫颈管消失者;④剖宫产术中见子宫下段饱满,整个子宫下段前壁及两侧壁血管怒张明显者。凶险型前置胎盘产前出血量与普通型前置胎盘无差别,但产后出血量及子宫切除率却大大增加。据报道其剖宫产术中平均出血量高达3000mL,甚至可达10 000mL以上,子宫切除率也高达50%以上。

凶险型前置胎盘在终止妊娠时要注意:①安排有丰富经验的产科医生上台手术,并有优秀的麻醉医生在场;②要有良好的医疗监护设备,建立两条以上畅通的静脉通道及配备大量的血源(至少3000mL);③此类孕妇多数要行子宫切除术,医患双方要有思想准备,术前应向孕妇及家属充分告知风险;④当出现不可控制的大出血时,子宫切除的抉择应当机立断。

## 九、预防

采取积极有效的避孕措施,减少子宫内膜损伤和子宫内膜炎的发生;避免多产、多次刮宫或引产以及剖宫产,预防感染,宣传妊娠期保健知识,养成良好的生活习惯,计划妊娠妇女应戒烟、戒毒,避免被动吸烟;加强妊娠期管理,按时产前检查及正确的妊娠期指导,发生妊娠期反复发作无痛性阴道流血,及时到医院就诊,早期确诊前置胎盘并做出正确处理。

# 第二节 胎盘早剥

胎盘早剥定义为:孕 20 周以后,正常位置的胎盘在胎儿娩出前部分或全部从宫壁剥离。以腹痛、阴道出血为主要临床表现,常并发胎儿窘迫、胎死宫内、产妇凝血功能障碍、肾衰竭等危及母儿生命。分娩方式有阴道分娩及剖宫产,甚至子宫切除。胎盘早剥的严重程度取决于出现临床症状到诊断的时间,临床上往往因胎盘后血肿,不能对出血量做出正确判断而耽误病情。胎盘早剥的早期诊断和正确处理具有重要的临床意义。

胎盘早剥国外发病率为 1%～2%,国内为 0.46%～2.1%。妊娠晚期发生阴道流血者 30% 存在着胎盘早剥,胎盘早剥占所有出生的 1%。发生率高低与分娩后是否仔细检查胎盘有关。

## 一、危险因素及发病机制

胎盘早剥的发病机制尚未完全阐明,其发病可能与以下因素有关。

### (一)年龄增加和产次

国内外有文献报道,年龄增加及产次增加均可增加胎盘早剥发病的风险,35 岁以上者发生胎盘早剥的风险增加。

### (二)孕妇血管病变

子痫前期、子痫、慢性高血压合并妊娠等妊娠高血压疾病均可以导致胎盘早剥;妊娠高血压疾病者胎盘微血管发生广泛的痉挛,当底蜕膜螺旋小动脉痉挛或硬化,引起远端毛细血管缺血坏死以致破裂出血,血液流至底蜕膜层形成血肿,导致胎盘自子宫壁剥离。

### (三)胎膜早破

有资料记载,胎膜早破并发胎盘早剥者占全部胎盘早剥的 28.6%,胎膜早破并发胎盘早剥的发生率为 2.77%,间断腰痛、血性羊水、胎心异常为常见的临床表现。胎膜早破并发胎盘早剥时围产儿的死亡率为 12.5%。

### (四)吸烟

国外有学者报道,吸烟是胎盘早剥的独立危险因素,妊娠妇女如果戒烟,则可将胎盘早剥的风险降低 7%。

### (五)孕前低体重

国外文献表明,孕前体重指数(BMI)与胎盘早剥的发生有关,BMI<18.5 的低体重者,妊娠中并发胎盘早剥的风险增加 20%～30%。相反,也有文献报道,孕前肥胖者,只要在妊娠期间体重均匀增加,其发生胎盘早剥的风险却降低。

### （六）血栓形成倾向

妊娠发生静脉血栓形成的危险度比正常状态高出 2～4 倍,如果妊娠的妇女携带有与易栓症相关的血栓形成因子,发生静脉血栓形成的危险度更会加剧。血栓形成倾向这一高凝状态可能损害胎盘的血液循环,更容易有血栓形成,严重的会有胎盘梗死,从而导致各种病理情况发生:胎盘早剥、流产、先兆子痫与胎儿宫内发育迟缓等。

### （七）先前妊娠发生的早剥

前次妊娠有发生胎盘早剥病史者,该次妊娠再次发生胎盘早剥的风险增加;但是临床上对于胎盘早剥者再发风险的发生率不清。

### （八）子宫肌瘤

子宫肌瘤合并妊娠者,在妊娠期间肌瘤可增大,并导致胎盘早剥等不良结局。

### （九）创伤（如车祸）

外伤后,胎盘局部底蜕膜血管破裂,出血后形成血肿,如果血肿持续扩大,导致胎盘自附着的母体面剥离。

### （十）男胎儿者发生胎盘早剥的时间较早

芬兰有学者报道,男胎儿者较女胎儿者发生胎盘早剥的时间更早,但是具体机制未明。

### （十一）子宫静脉压突然升高

妊娠晚期或临产后,孕产妇长时间取仰卧位时,可发生仰卧位低血压综合征。此时由于巨大的妊娠子宫压迫下腔静脉,回心血量减少,血压下降,而子宫静脉淤血,静脉压升高,导致蜕膜静脉床淤血或破裂,导致部分或全部胎盘自子宫壁剥离。

### （十二）宫腔内压力骤减

双胎分娩时第一胎儿娩出过速,羊水过多时人工破膜后羊水流出过快,均可使宫腔内压力骤然降低而发生胎盘早剥。

## 二、病　理

胎盘早剥分为显性剥离、隐性剥离及混合性 3 种类型。胎盘早剥的主要病理变化是底蜕膜出血,形成血肿,使胎盘自附着处剥离。

### （一）显性剥离

若剥离面小,血液很快凝固,临床多无症状;若剥离面大,继续出血,形成胎盘后血肿,使胎盘的剥离部分不断扩大,出血逐渐增多,当血液冲开胎盘边缘,沿胎膜与子宫壁之间经宫颈管向外流出,即为显性剥离或外出血。

### （二）隐性剥离

若胎盘边缘仍附着于子宫壁上,胎膜与子宫壁未分离或胎头已固定于骨盆入口,均能使胎盘后血液不能外流,而积聚于胎盘与子宫壁之间,即为隐性剥离或内出血。由于血液不能外流,胎盘后积血越积越多,宫底随之升高。

### （三）混合性出血

当内出血过多时,血液仍可冲开胎盘边缘与胎膜,经宫颈管外流,形成混合性出血。偶有出血穿破羊膜而溢入羊水中,使羊水成为血性羊水。

### (四)子宫胎盘卒中

胎盘早剥发生内出血时,血液积聚于胎盘与子宫壁之间,由于局部压力逐渐增大,使血液侵入子宫肌层,引起肌纤维分离,甚至断裂、变性。当血液浸及子宫浆膜层时,子宫表面呈蓝紫色瘀斑,尤其在胎盘附着处更明显,称为子宫胎盘卒中。此时,由于肌纤维受血液浸润,收缩力减弱。有时血液渗入阔韧带以及输卵管系膜,甚至可能经输卵管流入腹腔。

## 三、临床表现

以阴道流血、腹痛或腰痛,胎心音变化,胎位不清,子宫板硬,血性羊水等为主要临床表现。

### (一)轻型

1.以外出血为主的症状

胎盘剥离面通常不超过胎盘的1/3,多见于分娩期。主要症状为阴道流血,出血量一般较多,色暗红,可伴有轻度腹痛或腹痛不明显,贫血体征不显著。若发生于分娩期则产程进展较快。

2.腹部检查

子宫软,宫缩有间歇,子宫大小与妊娠周数相符,胎位清楚,胎心率多正常,若出血量多则胎心率可有改变,压痛不明显或仅有轻度局部(胎盘早剥处)压痛。

3.产后检查胎盘

可见胎盘母体面上有凝血块及压迹。有时症状与体征均不明显,只在产后检查胎盘时,胎盘母体面有凝血块及压迹,才发现胎盘早剥。

### (二)重型

1.以内出血为主要症状

胎盘剥离面超过胎盘的1/3,同时有较大的胎盘后血肿,多见于重度妊高征。主要症状为突然发生的持续性腹痛和(或)腰酸、腰痛,其程度因剥离面大小及胎盘后积血多少而不同,积血越多疼痛越剧烈。严重时可出现恶心、呕吐,甚至面色苍白、出汗、脉弱及血压下降等休克征象。可无阴道流血或仅有少量阴道流血,贫血程度与外出血量不相符。

2.腹部检查

触诊子宫硬如板状,有压痛,尤以胎盘附着处最明显。若胎盘附着于子宫后壁,则子宫压痛多不明显。子宫比妊娠周数大,且随胎盘后血肿的不断增大,宫底随之升高,压痛也更明显。胎盘后血肿穿破胎膜溢入羊水中成为血性羊水,是胎盘早剥的一个重要体征,因此一旦出现血性羊水应高度怀疑胎盘早剥。偶见宫缩,子宫处于高张状态,间歇期不能很好放松,因此胎位触不清楚。若胎盘剥离面超过胎盘的1/2,胎儿多因严重缺氧而死亡,故重型患者的胎心多已消失。

发生子宫胎盘卒中者,多有血管病变或外伤史,且早产、新生儿窒息、产后出血的发生率显著增高,严重威胁母儿生命。

## 四、诊断

主要根据病史、临床症状及体征。有腹部外伤史、妊娠高血压疾病病史者，出现子宫变硬，无间歇期，典型者呈板状腹，胎心音听不清，胎位扪不清。结合以下的辅助检查，即可以诊断。

辅助检查的方法有：

### (一)B超检查

B超是诊断胎盘早剥的最敏感的方法。轻型胎盘早剥由于症状与体征不够典型，诊断往往有一定困难，应仔细观察与分析，并借B型超声检查来确定。文献报道B超的诊断符合率为46.7%～95%，敏感性为24%，特异性为96%，阳性预测值为88%，阴性预测值为53%。妊娠20周左右胎盘厚2～2.5cm，一般不超过3cm，晚期妊娠可为3～4cm，一般不超过5cm。

对剥离面积小尤其显性剥离或胎盘边缘部分剥离而无腹痛表现、诊断有难度者应采用每隔20min超声动态观察，若发现：①胎盘厚度增厚，回声增强不均匀；②胎盘与宫壁之间的低回声或强回声区扩大；③羊水内出现强回声光点或低回声团块；④胎心减慢至70～100次/min。若有胎盘后血肿，超声声像图显示胎盘与子宫壁之间出现液性暗区，边界不太清楚。对可疑及轻型有较大帮助。重型患者的B超声像图则更加明显，除胎盘与宫壁间的液性暗区外，还可见到暗区内有时出现光点反射(积血机化)、胎盘绒毛板向羊膜腔凸出以及胎儿的状态(有无胎动及胎心搏动)。

### (二)胎心监测

胎心监测仪发现胎心率出现基线无变异等缺氧表现，且探及无间歇期的宫缩波，强直收缩等，均提示有胎盘早剥的可能。

### (三)胎儿脐血流S/D值升高

对提示轻型胎盘早剥的存在有较好的敏感性。

### (四)化验检查

主要了解患者贫血程度及凝血功能。

1.血尿常规检查

了解患者贫血程度；尿常规了解肾功能情况，必要时尚应作血尿素氮、尿酸及二氧化碳结合力等检查。

2.血浆清蛋白水平

有报道血浆清蛋白水平降低可导致血管内胶体渗透压降低，血管内液渗出至组织间隙，导致组织水肿，可能诱发胎盘早剥。

3.DIC的筛选试验及纤溶确诊试验

严重的胎盘早剥可能发生凝血功能障碍，主要是由于从剥离处的胎盘绒毛和蜕膜中释放大量的组织凝血活酶(Ⅲ因子)进入母体循环内，激活凝血系统，导致弥散性血管内凝血(DIC)。应进行有关实验室检查，包括DIC的筛选试验(如血小板计数、凝血酶原时间、纤维蛋白原测定和3P试验)以及纤溶确诊试验(如Fi试验即FDP免疫试验、凝血酶时间及优球蛋白溶解时间等)。

试管法：取 2~5mL 血液放入小试管内，将试管倾斜，若血液在 6min 内不凝固或凝固不稳定于 1h 内又溶化，提示血凝异常。若血液在 6min 凝固，其体内的血纤维蛋白原含量通常在 1.5g/L 以上；血液凝固时间超过 6min，且血凝块不稳定，其体内的血纤维蛋白原含量通常在 1~1.5g/L；血液超过 30min 仍不凝，其体内的血纤维蛋白原含量通常少于 1g/L，仅适用于基层医院。

## 五、鉴别诊断

妊娠晚期出血，除胎盘早剥外，尚有前置胎盘、子宫破裂及宫颈病变出血等，应加以鉴别，尤其应与前置胎盘及子宫破裂进行鉴别。

### （一）前置胎盘

轻型胎盘早剥，也可为无痛性阴道出血，体征不明显，行 B 型超声检查确定胎盘下缘，即可确诊。子宫后壁的胎盘早剥，腹部体征不明显，不易与前置胎盘区别，B 超检查亦可鉴别。重型胎盘早剥的临床表现极典型，不难与前置胎盘相鉴别。

### （二）先兆子宫破裂

先兆子宫破裂往往发生在分娩过程中，出现强烈宫缩、下腹疼痛拒按、烦躁不安、少量阴道流血、有胎儿窘迫征象等。以上临床表现与重型胎盘早剥较难区别。但先兆子宫破裂多有头盆不称、分娩梗阻或剖宫产史，检查可发现子宫病理缩复环，导尿有肉眼血尿等，而胎盘早剥常是重度妊高征患者，检查子宫呈板样硬。

## 六、并发症

### （一）DIC 与凝血功能障碍

重型胎盘早剥，特别是胎死宫内的患者可能发生 DIC 与凝血功能障碍。临床表现为皮下、黏膜或注射部位出血，子宫出血不凝或仅有较软的凝血块，有时尚可发生尿血、咯血及呕血等现象。对胎盘早剥患者从入院到产后均应密切观察，结合化验结果，注意 DIC 的发生及凝血功能障碍的出现，并给予积极防治。

### （二）产后出血

胎盘早剥对子宫肌层的影响及发生 DIC 而致的凝血功能障碍，发生产后出血的可能性大且严重。必须提高警惕。

### （三）急性肾衰竭

重型胎盘早剥大多伴有妊高征，在此基础上加上失血过多、休克时间长及 DIC 等因素，均严重影响肾的血流量，造成双侧肾皮质或肾小管缺血坏死，出现急性肾衰竭。

### （四）羊水栓塞

胎盘早剥时，羊水可以经过剥离面开放的子宫血管，进入母血循环，羊水中促凝物质和有形成分会造成凝血功能障碍和肺血管栓塞，导致羊水栓塞。

## 七、治疗

治疗原则：一经诊断，尽快终止妊娠；纠正休克及凝血功能障碍，防止并发症。

## （一）纠正休克

患者入院时，情况危重、处于休克状态者，应积极补充血容量，纠正休克，尽快改善患者状况。输血必须及时，输浓缩红细胞、血浆、血小板、纤维蛋白原等。当血红蛋白（HB）＜7g/L及血细胞比容（HCT）＜25％时，需要输入浓缩红细胞。

## （二）及时终止妊娠

胎盘早剥危及母儿的生命安全。母儿的预后与处理是否及时有密切关系。胎儿未娩出前，胎盘可能继续剥离，难以控制出血，持续时间越长，病情越严重，并发凝血功能障碍等并发症的可能性也越大。因此，一旦确诊，必须及时终止妊娠。终止妊娠的方法根据胎次、早剥的严重程度，胎儿宫内状况及宫口开大等情况而定。

## （三）分娩方式

1.经阴道分娩

经产妇一般情况较好，出血以显性为主，宫口已开大，估计短时间内能迅速分娩者，可经阴道分娩，先行破膜，使羊水缓慢流出，缩减子宫容积。破膜后用腹带包裹腹部，压迫胎盘使之不再继续剥离，并可促进子宫收缩，必要时配合静脉滴注催产素缩短产程。分娩过程中，密切观察患者的血压、脉搏、宫底高度、宫缩情况及胎心等的变化。有条件者可用胎儿电子监测仪进行监护，更能早期发现宫缩及胎心的异常情况。

2.剖宫产

重型胎盘早剥，特别是初产妇不能在短时间内结束分娩者；胎盘早剥虽属轻型，但有胎儿窘迫征象，需抢救胎儿者；重型胎盘早剥，胎儿已死，产妇病情恶化，处于危险之中又不能立即分娩者；破膜引产后，产程无进展者，均应及时行剖宫产术避免DIC和产后出血的发生。一般认为胎盘剥离的时间超过6h发生DIC的机会明显增加。术中取出胎儿、胎盘后，应及时行宫体肌内注射宫缩剂、按摩子宫，一般均可使子宫收缩良好，控制出血。若发现为子宫胎盘卒中，同样经注射宫缩剂及按摩等积极处理后，宫缩多可好转，出血亦可得到控制。

3.剖宫产术后全子宫切除术

若子宫仍不收缩，出血多且血液不凝，出血不能控制时，则应在输入新鲜血的同时行子宫切除术。对于胎盘早剥引起的产后大出血、DIC、子宫胎盘卒中是否切除子宫，应持慎重态度，尤其对无存活孩子的年轻妇女。子宫切除术仅适用于经多种措施积极处理后，子宫持续不收缩，出血多且不凝，为预防和治疗DIC，一般行阴道上子宫切除术，保留双侧附件。

4.胎盘早剥合并胎死宫内者的分娩方式探讨

有人认为，若胎儿已死宫内，如行剖宫产术对再次妊娠不利，可在宫颈上注射阿托品，徒手进入宫腔取胎盘和胎儿。此法并不比剖宫产引起的出血多，同时可减少宫腔或腹腔感染机会。

## （四）子宫胎盘卒中的处理

（1）应用缩宫素等收缩子宫类药物，促使子宫收缩。

（2）按摩子宫，直接刺激子宫收缩。

（3）$PGF_{2\alpha}$ 0.5～1.0mg，宫体注射，勿注入血管内，以防止血压急剧升高。

（4）结扎子宫动脉上行支，减少子宫血流，达到减少出血或止血的目的。缝合时注意缝合子宫肌层，一方面可以减少子宫血流，避免损伤结扎的血管，另一方面多缝一些肌层止血效果好。

（5）经过以上处理，子宫仍然不能有效收缩者，并出血不止，则果断切除子宫。

### （五）防止产后出血

胎盘早剥患者容易发生产后出血，故在分娩后应及时应用子宫收缩剂如催产素、欣母沛等，并按摩子宫。若经各种措施仍不能控制出血，子宫收缩不佳时，须及时做子宫切除术。若大量出血且无凝血块，应考虑为凝血功能障碍，并按凝血功能障碍处理。产后 24h 内每 15～30min 严密观察并记录患者意识、皮肤颜色、宫底高度、子宫收缩情况、阴道流血量及有无不凝血，监测并记录血压、脉搏、呼吸、尿量，观察全身贫血状态及体征。

### （六）凝血功能障碍的处理

1.输纤维蛋白原

若血纤维蛋白原低，同时伴有活动出血，且血不凝，经输入新鲜血等效果不佳时，可输纤维蛋白原 3g，将纤维蛋白原溶于注射用水 100mL 中静脉滴注。通常给予 3～6g 纤维蛋白原即可收到较好效果。每 4g 纤维蛋白原可提高血纤维蛋白原 1g/L。

2.输新鲜血浆

新鲜冰冻血浆疗效仅次于新鲜血，尽管缺少红细胞，但含有凝血因子，一般 1L 新鲜冰冻血浆中含纤维蛋白原 3g，且可将 V、Ⅷ 因子提高到最低有效水平。因此，在无法及时得到新鲜血时，可选用新鲜冰冻血浆作应急措施。

3.肝素

肝素有较强的抗凝作用，适用于 DIC 高凝阶段及不能直接去除病因者。胎盘早剥患者 DIC 的处理主要是终止妊娠以中断凝血活酶继续进入血内。对于处于凝血障碍的活动性出血阶段，应用肝素可加重出血，故一般不主张应用肝素治疗。

4.抗纤溶剂

6-氨基己酸等能抑制纤溶系统的活动，若仍有进行性血管内凝血时，用此类药物可加重血管内凝血，故不宜使用。目前临床已经较少使用抗纤溶类药物。

### （七）监测尿量

预防肾衰竭在处理过程中，应随时注意尿量，若每小时尿量少于 30mL，应及时补充血容量；少于 17mL 或无尿时，应考虑有肾衰竭的可能，可用 20％甘露醇 250mL 快速静脉滴注或速尿 40mg 静脉推注，必要时可重复使用，一般多能于 1～2d 内恢复。经处理尿量在短期内不见增加，血尿素氮、肌酐、血钾等明显增高，二氧化碳结合力下降，提示肾衰竭情况严重，出现尿毒症，此时应进行透析疗法，以抢救产妇生命。

## 八、预 防

加强产前检查，积极预防与治疗妊高征；对合并高血压病、慢性肾炎等高危妊娠应加强管理；妊娠晚期避免仰卧位及腹部外伤；胎位异常行外倒转术纠正胎位时，操作必须轻柔；处理羊水过多或双胎分娩时，避免宫腔内压骤然降低。要严密观察产程，选择宫缩间歇时人工破膜，缓慢放出羊水，防止宫内压骤降。对有产前出血的患者，在排除见红、前置胎盘等因素外，要高度怀疑胎盘早剥,尽快确诊,及时手术,防止 DIC 发生,确保母婴生命安全。

# 第三节 胎膜早破

临产前胎膜自然破裂称为胎膜早破(PROM)。妊娠达到及超过 37 周发生者称足月胎膜早破;未达到 37 周发生者称未足月胎膜早破(PPROM)。足月单胎 PROM 发生率为 8%;单胎妊娠 PPROM 发生率为 2%~4%,双胎妊娠 PPROM 发生率为 7%~20%。未足月胎膜早破是早产的主要原因之一,胎膜早破孕周越小,围产儿预后越差。

## 一、病因

胎膜早破是威胁母婴健康的一个常见产科并发症,要减少母婴并发症,防止胎膜早破的发生至关重要。只有熟悉胎膜早破的原因,才能采取适当的措施有效地预防其发生。目前胎膜早破的确切病因尚未完全明确,对其病因的研究多倾向于多种因素相互作用的结果。胎膜张力及弹性回缩力下降、胎膜变薄或者宫腔内压力异常增高时均可发生胎膜早破。

### (一)胎膜本身因素

胎膜由羊膜及绒毛膜组成,由细胞外基质相连。细胞外基质由纤维状蛋白质通过多糖凝胶植入形成羊膜绒毛膜的结构支架。胎膜的弹性与组成细胞外基质的胶原成分有关。细胞外基质通过持续地滑动调节来适应随妊娠进展不断发生的容量和张力变化。正常情况下,妊娠中期以后胎膜停止生长,到妊娠晚期变薄。有学者通过对早破胎膜的病理形态、厚度、张力、弹性变异度和免疫组织化学进行研究,发现胎膜早破孕妇的胎膜和绒毛膜的胶原纤维、基底膜和成纤维细胞等发育不良、老化及胎膜变薄,使其抗张性及弹性变性能力下降。

机体内缺乏某些微量元素的缺乏可以导致上述情况发生。如维生素 C 缺乏时可使胎膜中胶原酶的浓度及其活性增加;铜元素缺乏或含量不足时,可导致胶原纤维和弹性纤维合成发生障碍,羊膜变薄,使胎膜弹性及韧性下降而易发生破裂。锌参与核酸、蛋白质代谢及纤维细胞增殖和胶原纤维合成,缺锌或锌含量不足导致了胶原纤维合成减少,使胎膜变脆、变薄而易发生破裂。

### (二)感染

感染导致胎膜早破主要从两条路径实现:一是减少胎膜韧性;二是增加前列腺素释放。细菌感染后,炎症细胞能够产生膜蛋白水解酶,水解胎膜的细胞外物质,而使其抗张强度下降,白细胞弹性蛋白酶释放致羊膜中胶原纤维受损,使胎膜脆性增高。此外,感染可以激活多种细胞因子,如白细胞介素-1、6、8,TNF-α 等作用于前列腺素合成酶基因启动子,调节基因表达,使前列腺素合成增加;另一途径是刺激磷脂酶、环氧化酶的释放,使花生四烯酸、前列腺素合成增加,引发子宫收缩,宫腔压力增大,使胎膜易于破损。

### (三)宫腔内压力异常

在正常妊娠中,随孕龄增加,宫腔内压力与胎膜强度也增大并维持一定平衡。当子宫内压力过高,超过胎膜所能承受的强度时即可能发生胎膜早破。在多胎妊娠、巨大胎、羊水过多等的情况下,羊膜腔内容物体积增加较快,胎膜长期处于紧张状态而使其伸张性减弱,加之子宫内压升高,容易发生胎膜早破。当骨盆狭窄、头盆不称时易导致胎先露不入盆或衔接不良,引起胎位异常,头盆之间形成间隙,当宫内压力发生变化或受外加压力时,这种压力通过间隙作用在前羊膜囊上,致使前羊膜囊所受压力不均,加上某些产妇宫颈口部的胎膜发育不良、感染、张力及弹性回缩力下降,胎膜则难以承受宫腔局部增加的压力,导致胎膜早破。此外,剧烈咳嗽、劳累、排便用力等,也可造成宫腔内压力急剧增高导致胎膜早破。

### (四)宫颈功能不全

正常的宫颈具有一种类似括约肌的作用,能够承受妊娠子宫逐渐增加的压力而处于关闭状态,直到妊娠足月。而宫颈功能不全是指由于宫颈内口形态、结构和功能异常而引起的非分娩状态下宫颈病理性松弛和扩张,不能维持妊娠至足月的现象。宫颈功能不全患者至妊娠中期后,宫颈内口即不能承受妊娠子宫内容物的压力而被动扩张,胎膜失去宫颈的支持作用,加之子宫内容物重力的作用,胎膜逐渐突向宫颈口方向,当其承受压力达到一定程度时即出现胎膜破裂。此外,突向宫颈外口的胎膜与阴道内多种细菌直接接触,当阴道内存在致病菌时容易导致感染而发生胎膜早破。

### (五)创伤

近年来,羊膜穿刺术、诊断性的胎儿镜检查技术广泛用于临床。已证实若多次羊膜穿刺失败或胎儿镜检查技术均有发生胎膜早破的危险。此外,妊娠期腹部受外力猛烈撞击、妊娠晚期性交活动、行盆腔检查、剥膜引产都可能引起胎膜早破。

## 二、并发症

### (一)胎膜早破与早产

发生于未足月的胎膜早破在所有妊娠中的发生率占1%~3%,约占早产的30%~40%。未足月胎膜早破如发生于妊娠中期一般很少能使妊娠延迟至足月分娩,破膜后80%~85%将于1个月内分娩,70%~75%于破膜后2周内分娩,故早产常不可避免。由于早产儿各系统器官发育不成熟,死亡率高达15%。

未足月胎膜早破在安胎过程中,大量羊水流出使羊水量减少,胎儿可发生相关并发症:羊水为胃肠道黏膜生长的重要因素,破膜后羊水减少,此作用消失;因羊水过少致肺发育不良常发生在妊娠17~26周,往往与破膜早晚并持续至分娩潜在时期长短及羊水过少程度有关。此外,羊水过少胎儿宫内受压,活动受限,出生时可见骨骼及软组织变形,其程度与羊水过少持续至分娩的时间及羊水量有关,如有多处变形者,常提示宫内受压,活动受限时间较长。除变形外还可见到肢体的姿势异常,有时双髋部可呈痉挛屈曲及下肢过度伸直现象,髋脱位亦可由此而增加。当婴儿离开限制性环境后多数变形会自发性好转,远期预后良好,但亦偶见有肢体生长受影响者。

### (二)胎膜早破与难产

临床上胎膜早破与难产常互为因果。产道及胎儿异常是胎膜早破的常见诱因;而胎膜早破可导致宫内感染及羊水减少,出现宫缩乏力及产程延长、胎儿宫内窘迫,致使难产及手术分娩概率增加。

(1)有难产因素存在时易发生胎膜早破:如骨盆狭窄、胎位异常、头盆不称时可使胎先露与骨盆间有更多的间隙,宫腔压力增加时,压力可通过骨盆间的空隙传递到前羊水囊,使胎膜发生早破。

(2)胎膜早破使难产率及手术分娩发生率增加:胎膜早破时,大量羊水流出使羊水量减少,容易发生不协调宫缩,阻碍胎先露下降及旋转,不能完成分娩机转;破膜羊水减少后,脐带受宫壁及宫体双方挤压可致脐带血液循环障碍,胎儿缺氧而致胎儿宫内窘迫,使手术率增加;另外,胎膜早破使阴道、宫颈的感染上行蔓延,出现宫内感染炎性反应,子宫肌纤维水肿变性,子宫收缩乏力,产程延长,导致难产。胎膜早破后产妇和家属过度紧张,产妇恐惧及精神紧张使大脑皮质功能紊乱,导致宫缩乏力而出现难产。故胎膜早破被视作难产的一个信号。

### (三)胎膜早破与母胎并发症

#### 1.母胎感染

胎膜早破后丧失了屏障保护功能,病原菌自阴道上行至子宫腔导致绒毛膜羊膜炎、子宫内膜炎,甚至盆腔腹膜炎及败血症等一系列感染症状,严重时甚至危及孕产妇生命;有绒毛膜羊膜炎的新生儿发病率也增加,胎儿经吸入、吞入污染的羊水或血行感染后使新生儿获得感染。

#### 2.胎儿宫内窘迫

胎膜破裂后,羊水外溢,宫内羊水过少而失去缓冲作用,可使脐带受压,进一步影响胎儿循环,容易造成胎儿宫内缺氧。胎膜早破并发难产时,也可因胎头受压时间过长导致胎儿宫内缺氧。

#### 3.脐带脱垂

若胎头先露未衔接入盆或胎位不正突然破膜时,脐带可沿胎先露与骨盆壁之缝隙滑出宫颈甚至阴道外,造成脐带脱垂,胎儿可在短期内死亡。

## 三、处理

一旦发生胎膜早破,确定孕周十分重要。不同孕周发生的胎膜早破其处理原则不同:对于足月后胎膜早破,胎儿已经成熟,原则上应尽快终止妊娠;对于未足月胎膜早破则要根据孕周、胎儿成熟度及有无母胎并发症的发生来决定进一步处理措施。

### (一)足月胎膜早破的处理

足月后发生胎膜早破,应给予卧床休息,保持外阴清洁;应积极寻找原因,包括检查胎位、胎儿大小、胎先露的衔接情况,还要仔细检查骨盆。如无明确剖宫产指征,则宜在破膜后 2～12h 内积极引产。目前最常使用的引产方法是采用缩宫素持续性静脉滴注:缩宫素 2.5IU 加入 5% 葡萄糖 500mL,从每分钟 8～10 滴(即 2.5mIU/min)开始,根据宫缩强弱进行调整,维持宫缩时宫腔压力达到 50～60mmHg,宫缩间隔 2～3min,维持 40～60s。缩宫素用于引产时,应有专人监护,剂量由低到高调整。产程中应注意监测孕产妇脉搏、体温、血常规变化,有感染者及早抗感染治疗,无感染者如胎膜早破超过12h,也应常规予抗生素预防感染。

### (二)未足月胎膜早破的处理

根据胎儿成熟度、产后生存能力及相应孕周将未足月胎膜早破分为:无生机的 PPROM(<24 孕周)、远离足月的 PPROM(24～31$^{+6}$ 孕周的 PROM)及接近足月的 PPROM(32～36 孕周的 PROM)。PPROM 是采取期待治疗还是考虑终止妊娠,取决于孕周、胎儿成熟度及有无宫内感染。

1.不同孕周 PPROM 的处理

(1)接近足月(32～36$^{+6}$ 孕周)的 PPROM 患者如证实胎肺已成熟,可考虑终止妊娠。如胎肺没有成熟,应积极予宫缩抑制剂延长孕周,联合糖皮质激素促胎肺成熟,并用抗生素预防感染或延长至 34 周可考虑终止妊娠。

(2)妊娠<32 周的早产儿出现严重并发症和病死率仍很高,应积极期待治疗。期待治疗包括:①一般治疗(卧床休息等)。②抗生素的应用:一般根据阴道分泌物培养的结果来选择抗生素的种类,在结果未出前或阴道培养阴性者,给予广谱抗生素预防性的应用。③宫缩抑制剂的应用:由于 PPROM 发生后,宫缩常不可避免,应尽早使用宫缩抑制剂,而不应等到出现宫缩后才使用。目前临床一线药物是 $\beta_2$ 肾上腺素能受体激动剂(盐酸利托君),如果对其有禁忌证可选用缩宫素受体拮抗剂(阿托西班)。④糖皮质激素的使用:多个前瞻性随机研究表明:单个疗程产前用药临床效果肯定,长期随访未见有任何不良反应。糖皮质激素促进胎肺成熟的机制是它能与肺Ⅱ型细胞的特异性受体结合,产生多种糖皮质相关性蛋白,然后作用于肺泡Ⅱ型细胞,促进肺表面活性物质的合成与释放并贮存在肺泡Ⅱ型细胞的板层体中,降低肺内毛细血管渗透压,减少肺水肿,从而降低呼吸窘迫综合征发生。⑤产前糖皮质激素治疗方案有:地塞米松 6mg,每 12h 1 次共 4 次。紧急情况下可经羊膜腔穿刺术向羊膜腔内注射地塞米松10mg,并行羊水成熟度检查。⑥连续监测中出现临产、绒毛膜羊膜炎、胎盘早剥、胎儿窘迫的征象,无论孕周大小,均应终止妊娠。

(3)对于<24 孕周的胎膜早破,期待治疗过程中母胎并发症多,感染概率大,远期并发症多,目前医疗条件不足,费用巨大,故不宜继续妊娠,建议引产终止妊娠。

2.PPROM 伴有绒毛膜羊膜炎(CAM)的诊断及处理

目前学者们公认 PPROM 与 CAM 密切相关:CAM 可诱发 PPROM,而 PPROM 发生后,孕妇在期待治疗的过程中又极易并发 CAM。由于 CAM 可导致母胎的严重并发症,如母亲败血症、感染性休克、宫内死胎、新生儿肺炎、缺血缺氧性脑病等,故发生 PPROM 时必须先排除CAM 方可进一步期待治疗。

CAM 的诊断主要根据临床症状及实验室检查。临床如出现:孕妇体温≥37.8℃;母亲或胎儿心动过速(孕妇心率≥100 次/min,胎心率≥160 次/min);子宫激惹;子宫压痛;阴道分泌物呈脓性或者有恶臭味,应考虑临床绒毛膜羊膜炎。如无明显临床表现,仅出现以下实验室指标异常:孕妇血 WBC≥15×10$^9$/L(中性粒细胞≥90%),CRP 升高,血沉加快,IL-6 升高,则考虑亚临床绒毛膜羊膜炎。羊膜腔穿刺进行羊水培养是诊断宫内感染的金标准,但缺陷是获得培养结果的时间较长。目前多数 CAM 呈现亚临床表现,不容易做出早期诊断,而出现明显临床征象时往往已是宫内感染的晚期。宫内感染时间越长,发生母胎严重并发症的可能性就越大。因此,发生 PPROM 时及进一步期待治疗过程中,CAM 的严密监测是重点也是难点。

一旦确诊 CAM，无论孕周大小，应在给予广谱抗生素的同时尽快结束妊娠。对于分娩方式的选择，CAM 并不是剖宫产的指征，如果产程顺利，估计短时间内可以结束分娩者，可选择经阴道分娩。但由于 CAM 常伴发宫缩乏力，容易导致产程延长，使剖宫率及产后出血的风险明显增加。因此，CAM 诊断后，其分娩方式应综合评估母胎情形而定，并积极预防产妇宫缩乏力性产后出血及产褥感染，积极预防新生儿感染及缺血缺氧性脑病。

# 第四节　胎盘植入

胎盘植入是指胎盘绒毛不同程度侵入子宫肌层。依据胎盘植入子宫肌层深度以及是否侵入子宫毗邻器官分为胎盘粘连、胎盘植入以及穿透性胎盘植入；依据植入的面积可分为部分性胎盘植入和完全性胎盘植入。

## 一、病因

子宫内膜损伤，底蜕膜发育不良；有剖宫产史者发生胎盘植入的风险是无剖宫产史者的35 倍；如胎盘附着于子宫下段、子宫峡部及子宫角部、黏膜下子宫肌瘤局部黏膜萎缩，因此处内膜菲薄，有利于绒毛侵入宫壁肌层；生育过多的经产妇子宫内膜损伤及发生炎症的机会较多，进而易引起蜕膜发育不良而发生胎盘植入，胎盘植入在初产妇中的发生率非常低，而随着生育次数的增加，发生率逐渐提高。另外，滋养细胞的侵袭力强也是原因之一。

## 二、分类

按照胎盘附着部位不同，胎盘植入可以分为胎盘附着部位正常的胎盘植入和前置胎盘并胎盘植入。两种情况的临床处理大不相同。

根据胎盘植入的深度可以分成三种。粘连性胎盘：胎盘绒毛附着于子宫肌层，不能自行剥离排出；植入性胎盘：胎盘绒毛侵入到子宫肌层；穿透性胎盘：胎盘绒毛穿透子宫肌层达浆膜面，可致子宫破裂。

根据胎盘小叶与子宫接触面的大小，分为完全性与部分性胎盘植入两种。

## 三、诊断

### (一)临床表现

正常位置的胎盘植入在妊娠期可无任何临床表现，少数至中晚期妊娠发生自发性子宫穿孔或破裂，出现急腹症症状；胎儿娩出后 30min 胎盘仍不剥离且无出血或虽然胎儿娩出不久伴有大量出血，用手探查宫内发现宫壁与胎盘之间没有分离（完全植入）或胎盘与宫壁之间牢固粘连而部分胎盘已剥离（部分植入），试图剥离胎盘失败。有子宫内膜致病因素史者，也应高度怀疑本病。

对于前置胎盘并植入的孕妇，可表现为前置胎盘导致的产前出血、胎头浮动、胎位异常、胎儿生长受限等。孕期无出血者完全性胎盘植入可能性更大,胎盘植入穿入膀胱者,可能表现有血尿。

### (二)辅助检查

#### 1.超声检查

妊娠期超声检查可明确胎盘位置,灰阶超声可见胎盘后低回声区消失或者不规则,胎盘和子宫肌层边界不清,附着处肌层菲薄甚至消失;植入部位子宫肌层界面缺失和连续性中断,局部团块突向膀胱;胎盘中出现瑞士干酪样低回声区(血窦和血管湖)。膀胱子宫浆膜交界面出现过多血管;胎盘周围血管明显扩张;由于植入胎盘的血管位于胎盘下方,使胎盘悬浮于扩张的血管和血窦之上,而胎盘下方有明显的静脉丛或血流信号区域。阴道超声检查优于腹部超声,两者诊断植入胎盘的敏感性、特异性分别为77%和96%,阳性和阴性预测值分别为65%和98%。

三维超声可以更形象地观测植入胎盘整体以及与周围组织器官的关系,正在尝试临床应用。

当有剖宫产史的妇女妊娠后,早期评估妊娠囊的位置十分重要,以期早期发现凶险型前置胎盘。早孕期超声表现为:宫腔和颈管空虚,孕囊位于子宫前壁剖宫产瘢痕处;膀胱与孕囊之间的肌壁变薄,孕囊周围的肌壁中断;孕囊周围有高速低阻血流。

#### 2.磁共振检查

子宫下段膨大,胎盘不均匀增厚,形态不规则,胎盘内信号强度不均质,多呈 $T_1$ 加权成像低信号、$T_2$ 加权成像胎盘内黑色条带;局部胎盘与子宫壁分界不清,子宫壁局部变薄;胎盘与子宫周围器官(膀胱、直肠、宫颈、输尿管等)组织边界不清。以上影像诊断植入胎盘的敏感性和特异性分别为88%和100%,阳性和阴性预测值分别为100%和82%。妊娠期 MR 检查是安全的,但应尽量避免于早期妊娠进行磁共振检查胎头。

#### 3.膀胱镜

膀胱镜观测胎盘侵蚀膀胱的部位、范围和程度,为手术治疗提供依据,同时放置输尿管支架,防治术中输尿管损伤。

## 四、治疗

胎盘植入若处理不当,可发生棘手的产后大出血,危及产妇生命。子宫切除治疗胎盘植入,可以有效降低产后出血的风险,但对处于生育期的患者会造成生理和心理上的损伤,为保留生育功能,改善患者的生存质量,对于多数正常位置的胎盘植入和部分前置胎盘并植入可采取保守治疗并能获得成功。

### (一)正常附着部位胎盘植入的保守治疗

附着部位正常的胎盘植入,多为胎儿娩出后胎盘不能自行剥离,手取胎盘时发现胎盘部分或全部与子宫壁相连才得以诊断。胎盘部分植入且侵入肌层不深者,强行剥离后部分胎盘组织仍在子宫肌层内,创面的有效止血是处理的重点。对于胎盘全部未剥离或部分剥离后无活动性出血的胎盘植入病例,生命体征稳定者可将胎盘留于原位,继以药物治疗有很高的保守治疗成功率。

1.去除植入胎盘的保守治疗方法

对于植入范围<8cm,植入深度不超过子宫肌层的2/3,植入部位未在宫底者,可采取植入灶局部切除缝合术。沿植入灶楔形切除胎盘组织,修剪胎盘组织至子宫壁肌层。用可吸收线行局部"8"字或间断环状缝合出血面。植入灶去除后的创面止血较困难,在应用药物加强宫缩的同时,可以试行以下方法保守治疗:

子宫动脉上行支结扎简单易行,应作为首选的保守性手术方法。以1-0可吸收线于剖宫产子宫切口稍下方将针从前向后距子宫侧缘2～3cm处穿过子宫肌层,再由后向前穿过阔韧带无血管区出针打结,缝合时尽量多缝些子宫肌层,以利止血,且不易损伤宫旁的血管而导致血肿的发生。从前向后进针时,助手协助将肠管向上推,防止刺到肠管。在第一针控制出血不佳或持续子宫下段出血的病例,可行第二针缝合。充分下推膀胱后,第二针结扎在第一针下方3～5cm处,可缝扎大部分供应子宫下段的血管及一支供应宫颈的分支。

子宫压迫缝合术包括很多方法:B-Lynch缝合法、Cho四边形缝合法等。B-Lynch术式无法完全解决胎盘剥离面局部出血活跃的问题。而Cho四边形缝合法采用了子宫前后壁对缝的方式,在出血较活跃的局部将前后壁相互压迫在一起以止血。但是这可能会干预子宫复旧的生理过程及导致宫腔引流不畅,增加了宫腔粘连和感染的潜在威胁。在临床实践中,将两种术式结合使用,治疗植入胎盘去除后的创面出血效果更好。

对于胎盘植入表浅,胎盘剥离后附着面渗血者,可以选择纱布条或宫腔水囊压迫止血,但纱布条吸血,当我们意识到继续出血时为时已晚,不易立即判断治疗是否有效,其临床应用尚有争议。双侧髂内动脉结扎术以及腹主动脉阻断术可以控制盆腔出血,但是手术难度对于产科医师较大,不宜轻易采用。

2.胎盘留于原位的保守治疗

(1)全身用药:常用的药物有氨甲蝶呤、米非司酮、氟尿嘧啶、天花粉及中药等。

氨甲蝶呤是一种叶酸拮抗剂,对滋养细胞高度敏感。传统的MTX应用一般为全身性应用。用药方案:1mg/kg单次给药;20mg/d连续5～7d或序贯疗法(第1、3、5、7d给氨甲蝶呤1mg/kg肌内注射,第2、4、6、8d各给予四氢叶酸0.1mg/kg)。

米非司酮为孕激素拮抗剂,能阻断孕酮的生理活性,使底蜕膜变性坏死;抑制绒毛增殖,诱发和促进其凋亡发生,抑制绒毛增长,增加绒毛和蜕膜的纤溶活性,促进细胞外基质的水解,有利于剥脱。米非司酮50mg,每12h 1次。根据随访情况决定用药的时间。联合使用米非司酮及氨甲蝶呤,有疗效相加的作用,两药合用是治疗胎盘植入较安全有效的方法。

(2)动脉化疗栓塞术:随着介入治疗的广泛应用,超选择性子宫动脉灌注氨甲蝶呤及子宫动脉栓塞术(UAE)成为治疗胎盘植入的重要方法。UAE术前经子宫动脉局部注入氨甲蝶呤,可使药物直接进入靶血管,输入到植入的胎盘组织内,避免首过效应,提高局部血液中的药物浓度,提高疗效。栓塞子宫动脉,阻断了胎盘的血供来源,使胎盘组织局部在较长时间内保持药物高浓度,使绒毛组织在短时间内变性、坏死,停止浸润性生长,显著提高氨甲蝶呤的化疗疗效。

动脉栓塞术治疗可能在栓塞术后2～3d因子宫局部或者周围组织缺血、坏死而引起非炎症反应,表现为局部疼痛、发热、恶心呕吐等。由于栓塞范围较为广泛,致使该区域神经的营养供血发生障碍,可引起下肢麻木、乏力及感觉异常,甚至广泛性麻痹或下肢瘫痪的合并症。远期并发症有月经减少、闭经或卵巢功能减退。

(3)超声引导下MTX局部注射:2002年开始我们尝试在超声引导下向植入的胎盘组织内注射氨甲蝶呤,并配以中药等治疗,监测hCG下降情况、残留胎盘血流和胎盘附着部位子宫肌层厚度,现已治疗100多例,子宫切除率<3%。

适应证为:产后胎盘全部或部分不能娩出,超声检查胎盘附着处肌层变薄,血流丰富,超声诊断为胎盘植入;产后阴道流血少于月经量,生命体征平稳;体温正常,恶露无异味,子宫无明显压痛或曾有宫腔内感染,但经抗生素治疗已控制;血象及肝肾功能正常,无化疗药物的使用禁忌证;产妇及家属知情同意,有保留子宫的强烈愿望。

操作步骤:患者排空膀胱后平卧于手术台上。B超仔细检查宫内情况,对胎盘植入的位置、植入深度和残留胎盘大小进行判断。下腹部常规消毒铺巾后,在超声引导下,于耻骨联合上以23GPTC针经腹壁刺入子宫内胎盘组织中,分3～4点均匀注入氨甲蝶呤溶液10～15mL(50～75mg),注入时注意回抽观察有无回血。术后观察患者情况,尤其是体温、腹痛、阴道流血以及有无胎盘组织物的排出。监测hCG下降情况、残留胎盘血流和胎盘附着部位子宫肌层厚度。一周后复查血hCG,下降缓慢时(<50%),复查血象及肝肾功能正常者,可多次间隔一周注射MTX。同时用中药生化汤加味,生化汤可以活血化瘀、补血养血,促进残留部分胎盘组织排出。

当血hCG降至正常,残留胎盘及附着处无明显血流,附着部位肌层变厚,可口服米索600μg,观察是否有胎盘组织排出。残留胎盘组织完全自然排出,阴道流血不多,超声检查宫内无残留,无需处理。残留胎盘组织大部分自然排出,超声检查宫内仍有少量残留者,行清宫术。胎盘组织未排出或大部分未排出,但出现大量流血或感染者,做好开腹准备,在超声引导下行清宫术。hCG降至正常后继续中药治疗,多数可自然排除,1～3个月仍不能自然排出者,在超声引导下行钳刮术或宫腔镜电切。治疗过程中,出现大量阴道流血或有明显感染,保守治疗无效,需行子宫切除术。

超声引导下局部治疗MTX治疗胎盘植入,操作简单、安全、并发症少,是治疗胎盘植入的一种有效方法。具有hCG下降快、胎盘组织排出快、全身不良反应小、子宫保留率高、产后出血少的特点。在治疗成功率和不良反应方面都优于全身应用MTX和动脉化疗栓塞术。

### (二)前置胎盘伴胎盘植入处理

前置胎盘并胎盘植入,尤其是植入到剖宫产瘢痕位置者,是产科医师的梦魇,术中处理十分棘手,更应重视的是术前的充分评估和准备。随着产前保健对高风险孕妇的重视及辅助检查水平的提高,大多数前置胎盘并植入患者能在产前发现,但胎盘植入程度的评估和术中处理仍较困难。

1.产前管理

妊娠35周之前,如无阴道流血和腹痛,可在家休养,确保全天有一成人陪同,具备出血、腹痛或宫缩时能够立即住院的条件。入院后给予糖皮质激素促进胎肺成熟,流血时间长者酌情使用抗生素预防感染,子宫敏感者使用宫缩抑制剂,改善患者营养状况、尽力纠正贫血,关注胎儿生长发育状况,告知孕妇长期卧床导致血栓的风险。明显宫缩或流血多于月经量且不止者,尽快行剖宫产手术。

2.分娩时机

终止妊娠时机应考虑孕妇及胎儿两方面利益。由于前置胎盘并植入的紧急剖宫产母亲严重不良后果的发生率高,因此在胎儿成熟后早产分娩是合理的。推荐个体化处理。如无紧急剖宫产指征,推荐在35～37周择期手术,之所以如此宽泛的分娩时机,主要是选择医院人力物力最佳的时间。当然,对于这样的患者,应有急诊手术的处理预案。

3.术前评估和准备

术前详细的超声、磁共振和膀胱镜检查,对于评估胎盘的宫内位置和形态、植入的范围和程度以及周围脏器的受累情况非常重要,以做好手术方案、人员、设备和血液制品的准备,估计患者的预后。

患者应在有良好医疗救护设备的三级医疗中心救治,术前进行产科、介入、妇瘤科、泌尿科、麻醉、手术室、血库、新生儿科的多学科会诊,加强多学科团队协作,术中加强生命体征检测,建立畅通的静脉通道,制订大量输血方案,准备足够的血源,向孕妇及家属交代手术风险,可能子宫切除,术后进重症监护室。

4.胎儿娩出前处理

(1)腹部切口选择:无论前次手术是何切口,对于前置胎盘并植入的剖宫产手术均应选择腹部纵切口,以利于下一步手术操作的进行。遇到子宫下段与腹壁粘连严重,子宫下段不能暴露,不要盲目分离,以免损伤胎盘附着部位的粗大血管而导致严重出血。应向上寻找游离的腹膜,切开后进入腹腔。

(2)膀胱处理:膀胱是前置胎盘并植入最常侵犯的器官,膀胱受累显著增减了术中出血和并发症的发病率。即使没有侵犯膀胱,由于子宫下段前壁多有增生迂曲血管的粗大血管,且膀胱与子宫下段常紧密粘连、边界不清,下推膀胱时极易损伤而大量出血,而胎儿未娩出时根本无法采取有效的止血措施。因此,在胎儿娩出前切勿处理膀胱。待胎儿娩出后再行处理。

(3)子宫切口选择:术前手术者应亲自参与超声检查、认真阅读磁共振图像,以了解胎盘的具体位置,确保术中子宫切口避开胎盘附着位置,特别是胎盘植入部位。当胎盘附着于整个子宫前壁时,可以将腹壁切口延长至脐上,把子宫移出腹腔外,由子宫底垂直切开至子宫后部,以避免切到胎盘,减少出血。如果术前考虑胎盘植入,切忌触动胎盘。对于那些术前没有诊断前置胎盘并植入的病例,若开腹后发现子宫下段血管迂曲怒张、子宫下段膨隆明显增宽时,应引起高度警惕,考虑胎盘植入可能,子宫切口应避开血管迂曲怒张区域,避免切到胎盘,在怒张血管的上方切开子宫。胎儿娩出后轻拉脐带,胎盘不能剥离,即可诊断胎盘植入。在不具备处理凶险型前置胎盘的医疗机构,如果术前没能诊断,而既往有剖宫产史,开腹后发现下段怒张血管时,立即关腹转至三级医疗中心救治也不失为明智之举。

5.胎儿娩出后的处理

胎儿娩出后,立即宫体注射缩宫素和卡前列氨丁三醇注射液,轻拉脐带,如胎盘不能娩出,按胎盘植入处理。

(1)胎盘留在原位:胎儿娩出后不触动胎盘,在无明显出血的情况下,可将胎盘留置于原位,随后进行保守治疗。如此能避免大量出血并保留患者的生育功能,但术后的感染和再出血风险使得对于采用此方法有一定的顾虑。有报告留置胎盘治疗凶险型前置胎盘的个案,但因子宫破裂失败。有文献报道了 3 例,均成功保留患者子宫,没有发生严重并发症。尽管国内也有医院进行了尝试,但感染和出血常使保守治疗失败。选择适合于保守性手术治疗的胎盘植入病例,目前尚无明确标准,但最基本的是生命体征稳定,无继续出血及感染征象。应当遵循个体化的原则,结合患者一般情况、胎盘植入的类型及部位、手术医师的技巧、医疗机构的抢救能力、患者的生育要求等,综合分析,及时做出正确判断。

(2)尝试剥离胎盘:术前超声磁共振评估很重要,若胎盘没有侵犯周围脏器,胎盘植入范围较小下段肌层尚有一定厚度,可谨慎地下推膀胱,结扎子宫动脉上行支,然后在子宫下段尽可能低的位置放置橡胶带进一步压迫子宫血管,尝试手法剥离胎盘,若植入较少胎盘容易剥离,可以考虑保留子宫,常因子宫下段薄弱,松开止血带后出血明显,此时可行子宫下段肌层的 8 字缝合肌层缺如者行修补后再缝合。

关于使用止血带:操作简单,止血迅速可靠,安全易行。在出血汹涌时,止血带的使用可使术者有时间考虑下一步处理或等待会诊医师。但胎盘植入到膀胱、子宫下段周围广泛粘连、子宫下段明显膨大增粗不适合使用止血带。

(3)子宫下段压迫缝合:胎盘剥离后,此时肌层很薄甚至只存有浆膜层,"8"字缝合效果欠佳,此时可行 Cho 四边形前后壁压迫缝合。此种情况下,往往子宫下段后壁较少受累,肌层较厚,前后壁压迫时可以利用较厚的后壁作为缝合的支撑以压迫前壁止血,一般缝两个四边形即可,两个四边形相距 1cm 的间距,以保证宫腔积血排出。低位的 B-Lynch 缝合也有一定的效果,尤其是宫体收缩欠佳者。也有的医师采用宫腔填塞纱布或球囊的方法止血,但应警惕发现纱布吸血造成的血止假象。处理无效或胎盘大面积植入者果断行子宫切除术。

(4)子宫切除术:目前仍然是治疗包括胎盘植入在内的难治性产后出血的有效方法。对于胎盘植入面积大、子宫壁薄、子宫收缩差、短时间内出血量多的病例,保守治疗无效时,应果断地行子宫切除术。凶险型前置胎盘的子宫切除是困难的。

6.侵犯膀胱时的处理

术前评估有膀胱侵犯时,应直接考虑行子宫切除,因为此种情况下多是胎盘植入面积大,植入得也更深。决定子宫切除后不要触动胎盘,缝合子宫切口后开始子宫切除。先将子宫卵巢血管、圆韧带和宫旁切断后再处理膀胱。当胎盘侵入膀胱时,子宫与膀胱粘连严重,之间常有粗大的血管,也就是超声多普勒显示的下段和膀胱间的丰富血流,此时强行分离膀胱将导致难以控制的大量出血。此时可由泌尿外科医师协助切开膀胱,切除与子宫下段的粘连部分后再修补膀胱。必要时尚可利用膀胱切口,放入输尿管支架,预防子宫切除时输尿管受伤。有的医师遇到此种情况时先由子宫后方入手,即先切断骶韧带进入阴道后,再沿阴道周围向前分离膀胱,出血会较少,亦可分清子宫颈、阴道及膀胱的界线。

7.血管阻断

(1)髂内动脉栓塞:对于胎儿不能存活者可以考虑剖宫产子宫全切除手术前,先将髂内动脉或子宫动脉栓塞,可以减少子宫切除时的失血。

(2)预防性髂内动脉球囊栓塞:剖宫产手术前将血管栓塞球囊置入髂内动脉,暂不充盈。

娩出胎儿,暂不剥离胎盘,先将球囊膨胀以阻断髂内动脉,此可减少动脉压力85％,此时再行全子宫切除,可减少手术时出血。双侧髂内动脉球囊阻断或双侧子宫动脉球囊阻断虽可以减少术中出血量,但部分子宫存在异位供血,如卵巢动脉和(或)髂外动脉参与供血,单纯阻断双侧子宫动脉或双侧髂内动脉的止血效果理论上较阻断腹主动脉差。阻断双侧子宫动脉或双侧髂内动脉需要超选择插管,耗时长,所受射线暴露剂量增加,胎儿虽经保护,仍将遭受辐射影响。

(3)术中髂内动脉结扎:髂内动脉结扎的作用有争议,有研究认为双侧髂内动脉结扎以后其侧支循环立即开放,且随时间推移侧支循环开放数目逐渐增多,超过50％的失败率。

(4)术中低位腹主动脉阻断技术:止血效果显著。此方法适用于出血迅速且大量的病例。有经验的手术者,可以使用血管压迫装置进行压迫止血效果好。但当出血汹涌不能采用此装置时,可以采用指压法压迫阻断腹主动脉下段,暂时控制出血,迅速行子宫切除或部分膀胱切除修补术,去除出血灶,也有一定的效果。

(5)腹主动脉球囊阻断:某医院开展凶险型前置胎盘的目前处理是,术前两小时行介入放置腹主动脉球囊,胎儿娩出后充盈球囊阻断腹主动脉,然后剥离胎盘,胎盘剥离后根据子宫下段肌壁情况决定手术方式。每次阻断时间不超过40min。放空球囊10min后可以再次充盈阻断。应用宫缩剂、子宫动脉上行支结扎、"8"字缝合、Cho四边形缝合、B-Lynch缝合,保留子宫。即使不能行子宫切除,此时胎盘剥离后下段变小,且血流阻断,手术容易,出血较少。放置球囊可能的并发症有肾动脉阻断及急性肾衰竭、血压不稳定、动脉血栓形成和血管损伤。

# 参考文献

[1]郎景和.妇产科学新进展(2020)[M].北京:中华医学电子音像出版社,2020.

[2]马丁.妇产科疾病诊疗指南(第3版)[M].北京:科学出版社,2020.

[3]石一复.实用妇产科诊断和治疗技术(第2版)[M].北京:人民卫生出版社,2020.

[4]刘丽丽,李伟红.生殖系统[M].北京:人民卫生出版社,2020.

[5]谭红莲,罗煜.妇产科护理查房[M].北京:化学工业出版社,2020.

[6]邢幸,孔北华,段涛.妇产科学(第9版)[M].北京:人民卫生出版社,2019.

[7]徐大宝,冯力民.宫腔镜手术技巧及并发症防治[M].北京:人民卫生出版社,2019.

[8]姜梅.妇产科疾病护理常规[M].北京:科学出版社,2019.

[9]王芬,于蕾,陈芬.妇产科护理[M].武汉:华中科技大学出版社,2019.

[10]蒋莉,蔡晓红.妇产科护理学[M].北京:中国医药科技出版社,2019.

[11]夏海鸥.妇产科护理学(第4版)[M].北京:人民卫生出版社,2019.

[12]陈少红,王燕,宁雁.实用妇产科护理手册[M].北京:化学工业出版社,2019.

[13]卢淮武,陈勃.妇科肿瘤诊治流程[M].北京:人民卫生出版社,2019.

[14]刘兴会,漆洪波.难产[M].北京:人民卫生出版社,2018.

[15]李光仪.实用妇科腹腔镜手术学[M].北京:人民卫生出版社,2018.

[16]徐丽.妇产科疾病诊断与临床治疗[M].西安:西安交通大学出版社,2018.

[17]冯晓玲,韩凤娟.妇科疾病辩治思路与方法[M].北京:科学出版社,2018.

[18]田秦杰,葛秦生.实用女性生殖内分泌学(第2版)[M].北京:人民卫生出版社,2018.

[19]曹利萍.中医妇科常见病临床诊疗实用手册[M].北京:科学技术文献出版社,2017.

[20]夏恩兰.宫腔镜手术操作及精选实例[M].沈阳:辽宁科学技术出版社,2018.

[21]严滨.妇产科急危重症[M].北京:中国协和医科大学出版社,2018.

[22]徐丛剑,华克勤.实用妇产科学(第4版)[M].北京:人民卫生出版社,2018.

[23]贾晓玲,宋立峰,林森淼.妇产科疾病临床诊疗技术[M].北京:中国医药科技出版社,2017.

[24]魏丽惠.妇产科临床思维[M].北京:科学出版社,2017.

[25]郁琦,罗颂平.异常子宫出血的诊治[M].北京:人民卫生出版社,2017.

[26]李耀军.高级助产学[M].北京:科学出版社.2017.

[27]苗晓玲,周靖.中医妇科学[M].北京:科学出版社,2017.

[28]贝新法.中医妇科病治疗心法[M].北京:人民卫生出版社,2016.

[29]谈勇.中医妇科学[M].北京:中国中医药出版社,2016.

[30]陈倩.妇产科疾病超声诊断路径[M].北京:北京大学医学出版社,2016.

[31]林保良,杨清,王玉译.宫腔镜的临床应用[M].沈阳:辽宁科学技术出版社,2017.

[32]陈荣华,赵正言,刘湘云.儿童保健学[M].南京:江苏凤凰科学技术出版社,2017.

[33]孙东霞,任立新,郝亚宁.产科基础知识[M].江苏:江苏大学出版社,2016.

[34]向阳,郎景.协和妇产科查房手册[M].北京:人民卫生出版社,2016.

[35]华克勤,丰有吉.实用妇产科学(第3版)[M].北京:人民卫生出版社,2015.

[36]徐明娟.妇产科临床指南[M].北京:金盾出版社,2015.

[37]郎景和.子宫肌瘤[M].北京:人民卫生出版社,2014.

[38]沈铿,马丁.妇产科学(第3版)[M].北京:人民卫生出版社,2015.

[39]郑勤田,刘慧姝.妇产科手册[M].北京:人民卫生出版社,2015.

[40]薛敏.实用妇科内分泌诊疗手册(第3版)[M].北京:人民卫生出版社,2015.

[41]沈铿,马丁.妇产科学[M].北京:人民卫生出版社,2015.

[42]李旭,徐丛剑.女性生殖系统疾病[M].北京:人民卫生出版社,2015.

[43]冯琼,廖灿.妇产科疾病诊疗流程[M].北京:人民军医出版社,2014.

[44]关怀,尚丽新.妊娠期糖尿病流行现状[J].中国实用妇科与产科杂志,2015,31(1):91-94.

[45]田一梅,郭静娟,丁树荣,等.女性不孕不育的相关因素及针对性健康教育研究进展[J].临床合理用药杂志,2015,8(4):179-180.

[46]陈霞,许剑.孕期保健对高龄产妇并发症及妊娠结局的影响[J].中国妇幼保健,2015,30(4):536-538.